REGULA TU ESTRÉS,
ENCUENTRA TU EQUILIBRIO

DRA. VALENTINA STAMATI

REGULA TU ESTRÉS,

ENCUENTRA TU EQUILIBRIO

**MANTÉN A RAYA EL CORTISOL
PARA VIVIR EN CALMA**

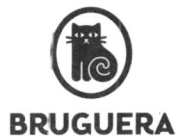

BRUGUERA

Papel certificado por el Forest Stewardship Council®

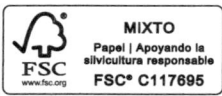

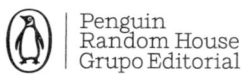

Primera edición: octubre de 2025

© 2025, Valentina Stamati
© 2025, Penguin Random House Grupo Editorial, S. A. U.
Travessera de Gràcia, 47-49. 08021 Barcelona
Imágenes de interior: iStock

Penguin Random House Grupo Editorial apoya la protección de la propiedad intelectual. La propiedad intelectual estimula la creatividad, defiende la diversidad en el ámbito de las ideas y el conocimiento, promueve la libre expresión y favorece una cultura viva. Gracias por comprar una edición autorizada de este libro y por respetar las leyes de propiedad intelectual al no reproducir ni distribuir ninguna parte de esta obra por ningún medio sin permiso. Al hacerlo está respaldando a los autores y permitiendo que PRHGE continúe publicando libros para todos los lectores. Ninguna parte de este libro puede ser utilizada o reproducida con el propósito de entrenar tecnologías o sistemas de inteligencia artificial. PRHGE se reserva expresamente la reproducción, la extracción y el uso de esta obra y de cualquiera de sus elementos para fines de minería de textos y datos y el uso a medios de lectura mecánica u otros medios que resulten adecuados (art. 67.3 del Real Decreto Ley 24/2021). Diríjase a CEDRO (Centro Español de Derechos Reprográficos, http://www.cedro.org) si necesita reproducir algún fragmento de esta obra. En caso de necesidad, contacte con: seguridadproductos@penguinrandomhouse.com

Printed in Spain – Impreso en España

ISBN: 978-84-02-43052-6
Depósito legal: B-14.524-2025

Compuesto en Comptex & Ass., S. L.
Impreso en Black Print CPI Ibérica
Sant Andreu de la Barca (Barcelona)

BG 30526

*A mis padres y a mi hermano,
pilares incondicionales en mi vida.
Sin su amor, su presencia y su apoyo,
nunca habría podido sanar mi pasado
ni caminar con confianza hacia esta etapa
de expansión y transformación.*

Gracias por sostenerme incluso cuando yo no podía

ÍNDICE

Introducción	9
1. La máquina perfecta en el mundo equivocado	24
2. El cortisol no es tu enemigo	50
3. ¿Qué es realmente el estrés?	67
4. La inflamación	88
5. Tu cuerpo no habla, pero da señales	104
6. Fatiga adrenal	137
7. Tu salud empieza en el intestino	163
8. ¿Es el cortisol o son tus hormonas?	194
9. Estrés, su reflejo en la piel y en la longevidad	227
10. Tu mente y el cortisol	257
11. ¡Recupera tu equilibrio!	269
Epílogo. Volver al origen: desde el cortisol al equilibrio	313
Bibliografía	317
Agradecimientos	347

INTRODUCCIÓN

Querido lector, si tienes este libro en las manos probablemente es porque sientes que tus niveles de cortisol, tu autoexigencia y la vida ajetreada que llevas te están sobrepasando. Es posible que esperes de mí una receta mágica para calmar tus niveles de ansiedad y reducir tu cortisol de hoy para mañana. Sin embargo, quiero advertirte antes de empezar de que ese no es mi objetivo. Lo que quiero, en cambio, es que entiendas qué es el cortisol, que tengas toda la información sobre él desde la perspectiva de la medicina funcional y, sobre todo, mi gran objetivo es que dejes de verlo como el principal enemigo y te unas a él. Para ello, aprender a gestionar y a regular los niveles de cortisol, la «famosa» hormona del estrés, es clave.

Pero hay mucho más que eso. Esto es solo el principio. Te animo a adentrarte en este libro con paciencia, con calma, con un *matcha* en una mano y un bolígrafo en la otra, para poder escribir todo lo que pase por tu mente. Puede ser, en cierto modo, un ritual para comprender tu cuerpo, para escucharte y conseguir cambiar poco a poco los pequeños hábitos que te harán ganar salud y años de calidad. Para los que no me conocen, soy Valentina Stamati Bongiorno, médico funcional e integral. Mi objetivo no es solo sanar el cuerpo físico, sino conseguir una sanación 360, es decir, en todos los aspectos de tu vida, tanto en tu parte física como en la mental y la emocional. Porque, al fin y al cabo, somos un todo. Así pues, sin olvidar nunca esto tan importante, te invito a comenzar este viaje juntos. Ojalá en estas páginas sea capaz de transmitirte todo lo que he sentido al escribirlas.

Antes de seguir, quiero compartir contigo un dato impactante: según la Organización Mundial de la Salud (OMS), **los trastornos de ansiedad son los trastornos mentales más comunes del mundo**. De hecho, sus datos muestran que en 2019 afectó a más de trescientos un millones de personas. Y ahora te preguntarás:

¿Por qué la autora comparte estos datos sobre la ansiedad y qué tienen que ver con el cortisol?

No te preocupes, iremos hablado de esto a lo largo de estas páginas y verás rápidamente la relación. Sin embargo, te puedo adelantar que diversos estudios, como el de A. Fiksdal y sus colaboradores, han evidenciado que una **exposición crónica y sostenida a niveles altos de cortisol** puede «provocar cambios estructurales en las regiones cerebrales responsables de modular la respuesta al estrés (por ejemplo, el hipocampo) y contribuir a la aparición de ansiedad y de trastornos del estado de ánimo».

No obstante, si crees, querido lector, que este libro será la solución a todos tus problemas y te ayudará a reducir a cero tu cortisol, lamento decirte que **no será así**.

El cortisol es necesario para vivir, por lo que reducirlo a cero no es posible. Además, tampoco existe una fórmula mágica que nos permita eliminar el estrés de nuestro día a día.

Pero lo que sí que quiero que te lleves de esta lectura es una **visión completa del cortisol**, del que tanto escuchas hablar hoy en día, y **herramientas para poder gestionarlo de la mejor forma posible**. Al final, se trata de esto, de vivir la vida y transitarla tan bien como podamos, y de sacar lo mejor de cada momento. Creo firmemente que cada situación que la vida te pone delante tiene un porqué y un para qué, y te aseguro que, si lo ves de este modo, afrontarás los baches del camino de un modo muy diferente y conseguirás sacar algo bueno de cada uno de ellos.

Aunque sea desalentador, varios estudios afirman que **el consumo de ansiolíticos y antidepresivos ha aumentado de manera considerable** en los últimos años con respecto a generaciones anteriores. Según la Base de Datos Clínicos de Atención Primaria del Ministerio de Sanidad de España, «el problema de salud mental más frecuentemente registrado en las historias clínicas es el trastorno de ansiedad, que afecta al 6,7 por ciento de la población», seguido del «trastorno depresivo, que aparece en el 4,1 por ciento de la población y se va incrementando con la edad» y cuyo «síntoma más frecuente es el trastorno del sueño, que afecta al 5,4 por ciento de la población».

¿A qué se debe este asombroso número, tanto en los diagnósticos como en el consumo de fármacos ansiolíticos y antidepresivos? **¿Será que estamos viviendo una vida que no podemos controlar?**

Sin mente sana no hay cuerpo sano

Hay procesos psicológicos que pueden provocar enfermedades. Cuando las demandas ambientales exceden la capacidad del individuo de afrontarlas —o sea, cuando una situación te supera—, se puede generar una predisposición a enfermedades «inespecíficas», como la fatiga crónica, la fibromialgia, el síndrome del colon irritable, los dolores crónicos, las enfermedades autoinmunes… Sin embargo, durante mucho tiempo, la medicina tradicional no reconocía que **la**

presencia de estresores mentales puede repercutir a nivel físico en el resto del cuerpo.

Por suerte, actualmente cada vez más profesionales se abren al **estudio del paciente de forma funcional e integral**. En esta línea, encontramos disciplinas en auge, como la psiconeuroinmunoendocrinología, que ahonda en la relación y la integración de los factores psicológicos, neuronales, hormonales e inmunológicos, y también en cómo el contexto (es decir, los factores externos) afecta al estado interno de la persona, y analiza, asimismo, la **relación mente-cuerpo como una unidad inseparable**. Es decir, desde esta disciplina, se estudia cómo la mente, los pensamientos y las emociones tienen un **efecto directo** sobre todos los órganos, ya que estimulan áreas cerebrales **capaces de activar o inhibir hormonas y sustancias químicas** (neurotransmisores) que tienen consecuencias directas sobre el comportamiento y las funciones del resto del cuerpo. Pero no te agobies si suena complicado. En este libro te explicaré cómo funciona esta conexión mente-cuerpo y verás que es mucho más sencillo de lo que parece.

> **Solo cuando entendemos a las personas como un todo podemos tratar desde el origen los problemas que nos afectan.**

La relación mente-cuerpo no es ninguna novedad. De manera intuitiva, hemos aceptado que el cuerpo y la mente son inseparables. «Tengo mariposas en el estómago» o «Siento un nudo en el estómago» son frases que solemos utilizar —y que es muy probable que ya usaban nuestros abuelos—, sin pensar en que inconscientemente, con ellas evidenciamos la conexión intestino-cerebro. En realidad, hace siglos que se habla de esta conexión tan real y tan popular hoy en día. Lo decían incluso los romanos:

«Mens sana in corpore sano».

El problema es que, por desgracia, la vida moderna trajo consigo una disociación entre el cuerpo, la mente y el espíritu, y se pasó a entenderlos a cada uno por separado, como si nada tuvieran que ver los unos con los otros. Sin embargo, siempre he creído, y cada vez está más asentado, que no es así. En realidad, existe una conexión bidireccional que hace que todo aquello que piensas afecte a tu cuerpo y que todo aquello que pasa en tu cuerpo afecte a tu mente.

Y es justamente desde esta perspectiva desde donde quiero ayudarte a mejorar tu calidad de vida, a prevenir cualquier tipo de enfermedad y, lo más importante, a que vivas en paz.

El cortisol no es tu enemigo; su descontrol, sí

A lo largo de este libro, quiero brindarte toda la información que tenemos actualmente sobre **el cortisol (la mal llamada «hormona del estrés»)**: sus beneficios, sus consecuencias cuando está desequilibrado y **cómo tu mente influye en tu estado de salud**, para que seas tú quien elija la vida que quiere vivir y cómo vivirla.

Parece muy motivacional, pero te prometo que es real. **Si aprendes a controlar tu mente, a gestionar tu cortisol y a identificar todo aquello que te altera, estoy segura de que podrás afrontar la vida de manera diferente.** Conseguirás relacionarte mejor con los demás, ser más eficiente en tu trabajo, estar más presente en cada acción de tu día y disfrutar de cada momento, sin somatizar y sin dolores ni preocupaciones.

Eres capaz de cambiar tu vida.

Para que lo logres, quiero proporcionarte todas aquellas **herramientas que te permiten reconocer tus niveles de estrés actuales y gestionar** las situaciones, momentos o dificultades que se presentan en tu día a día y que son los que en realidad originan un alto nivel de ansiedad y nerviosismo o, como mejor lo conocemos, «estrés».

Vivimos en una sociedad estresada. Es más, esto del estrés parece una moda. ¿Conoces a alguien que no esté estresado, que no viva corriendo, sin tiempo, acelerado, que no tenga ansiedad o ataques de pánico? Hoy en día, es difícil hablar con alguien que viva en la ciudad y cuyo día a día no sea frenético, ¿verdad?

Hace unos meses, tuve el placer de asistir en México a las sesiones de HIT (Human Innovative Thinking), un programa de transformación personal y liderazgo consciente que me cambió la vida, pues me ayudó a evaluar las situaciones cotidianas desde una perspectiva diferente y me llevé conmigo varios aprendizajes. Entre ellos, hay uno en especial que me gustaría compartir contigo: culturalmente, creemos que debemos «hacer» cosas todo el tiempo y que, si no estamos «produciendo», estamos perdiendo el tiempo. Es decir, **medimos el valor y el éxito de una persona según el hacer y no el ser**.

Pero, si realmente quieres mejorar tu salud mental y física, debes cambiar esta mentalidad. Es necesario, por tanto, potenciar el **ser, sentirte suficiente simplemente por ser quien eres**, y no por lo que haces ni por lo que lograste. Porque, cuando le das **más peso al tener que al ser**, te estás desvalorizando e infravalorando. Es decir, **crees que, sin lo que logras, posees o consigues, no tienes valor**.

Estamos todos muy equivocados. ¿¿Cómo que sin la medalla, sin el trabajo o sin el título no vales?? Esto es un disparate. ¿Hasta dónde vamos a llegar? En este sentido, en mi consulta cada vez es más evidente el aumento de las patologías actuales, como las intolerancias alimentarias, la fatiga crónica o el colon irritable, lo que nos demuestra que esto no es calidad de vida y que vamos en contra de la longevidad. A pesar de eso, en nuestra sociedad predomina esta idea, la necesidad imperiosa de hacer, hacer y hacer continuamente con el objetivo de sentirnos valorados. Pero, sin darnos cuenta, entramos en una «rueda de hámster» en la que vivimos deprisa, lo hacemos todo rápido, queremos más y más…, pero ¿para qué? ¿Para hacer lo que el otro espera de nosotros?

Y el estrés no solo es dañino a nivel emocional, sino que —como ya hemos mencionado— afecta a tu cuerpo y a tu estado de salud. Así, tener el cortisol en sangre elevado de forma sostenida y sin que haya momentos de recuperación tiene consecuencias en tu cuerpo (te explicaré cómo y cada detalle en los próximos capítulos). Pero lo más grave, desde mi punto de vista, es que llegamos hasta el punto de que, **cuando tenemos tiempo libre, nos falta energía, sufrimos insomnio, o no somos capaces de disfrutar de las cosas pequeñas** porque nada parece ser suficiente… Y **eso no es vida**.

> **Vivir no consiste en buscar la perfección, porque… ¿qué es la perfección? Vivir consiste en conocerte, aceptarte y avanzar tratando de ser cada día mejor que ayer.**

Si deseas la perfección, experimentarás una constante insatisfacción, porque siempre habrá algo más por hacer y por lograr, para «sentirte perfecta». Así que te invito a comenzar este libro con ganas de aprender, de hacer un cambio y de **encontrar qué es aquello que te incomoda** o estresa. Deseo, en definitiva, que observes hacia dónde estás enfocando tu vida para que así puedas **cambiar tu mentalidad, gestionar tus emociones y reducir tus niveles de cortisol**.

¿Y quién soy yo para contarte todo esto?

A lo largo de mis veintinueve años de vida, he pasado por muchas etapas diferentes, por cambios, mudanzas de país y situaciones personales que me llevaron a cambiar por completo mi forma de pensar. Nací en Barcelona, ciudad donde resido actualmente, y a mis dieciséis añitos me mudé a Argentina, el país de origen de mis padres, donde estudié Medicina y donde viví durante diez años.

Como te puedes imaginar, fue un momento de transición en más de un sentido, ya que un cambio de país en plena adolescencia no fue fácil de gestionar. Fue entonces cuando comenzaron a aparecer síntomas que nunca antes había experimentado: el famoso colon irritable, distensión abdominal, digestiones lentas, intolerancias, ansiedad, nerviosismo, llanto incontrolable, angustia, enojo, y hasta cambios de humor en la personalidad. Con el tiempo, logré que muchos mejoraran, pero otros duraron años. De hecho, cuando estoy «estresada», alguno aún asoma por ahí. No obstante, ya he aprendido que **son señales que mi cuerpo me envía para pedirme que haga un cambio, que lo escuche**.

Un tiempo después, mientras estudiaba la carrera, me di cuenta de que **la medicina tradicional no era capaz de llegar a la raíz de la sintomatología**. A pesar de ir de médico en médico y de tomar una cantidad ingente de pastillas, mi barriga seguía hinchada, mis subidas y bajadas de peso continuaban, y sentía que mis emociones estaban desequilibradas. En realidad, todos esos síntomas no eran más que el resultado de una microbiota alterada y estresada, un acúmulo de emociones reprimidas y **una mente que tenía mucho por procesar, por aprender y por cambiar**.

Gracias al apoyo incondicional de mi familia, de mis padres y mi hermano, que me guiaron y me acompañaron durante todos esos años, y que me llevaron a todo tipo de profesionales —médicos, acupuntores, canalizaciones, psicólogos, psiquiatras, medicina ayurvédica, memoria celular…—, al final comencé a abrir la mente. Acepté que había otra rama de la medicina que podía ser útil, pues **observa no solo el cuerpo físico, sino también el cuerpo mental y espiritual, y los entiende como un todo. Buscando siempre la raíz y el origen del síntoma.**

Me di cuenta entonces de que, aunque me sometiera a todo tipo de tratamientos médicos, cambiara de hábitos alimentarios o hiciera ejercicio casi a diario —es decir, hiciera todo lo que supuestamente es correcto—, **si mis pensamientos y mis emociones no estaban alineados, nunca podría sanar de verdad**. Ahí, algo en mí hizo clic, y comencé a trabajar mi mente. Pero no te creas que lo sé todo, porque **es todo un proceso**, y aún sigo aprendiendo.

La inteligencia emocional es una de las más olvidadas, a pesar de que es la que más deberíamos potenciar y ejercitar.

Tanto es así que creo que en el colegio debería haber una asignatura sobre el tema, **para desaprender comportamientos y conexiones neuronales que nos dañan y, en cambio, aprender otros que nos ayuden a gestionar las emociones y situaciones de nuestro día a día**. Estoy segura de que se reducirían en gran medida las enfermedades, los síntomas y las patologías que muchos de nosotros sufrimos.

Como decía, estudié Medicina en Argentina, en la Universidad Nacional de Rosario, donde el plan de estudios es muy diferente al del resto de las universidades de Medicina. En esta universidad, el plan es integral, de modo que no se imparte Anatomía, Fisiología o Biología como asignaturas independientes, sino que se integran en temáticas más generales. Así, por ejemplo, en la asignatura Crecimiento y Desarrollo se estudia el aparato locomotor y, en Trabajo y

Tiempo Libre, el aparato respiratorio y cardiaco, y dentro de ellas se tratan las submaterias de cada sistema, como anatomía, fisiología, biología… Ese planteamiento, junto con una evaluación basada en exámenes orales, nos ayudaba a asimilar mejor los conceptos y, en mi caso, me permitió **ver al paciente como un todo desde el principio de mi formación**.

En esos años, también estudié **medicina ayurvédica**, ya que me llamaba mucho la atención y, además, pensaba que me ayudaría a curarme. Cuando me mudé a Barcelona, en 2020, profundicé asimismo en la **medicina funcional** y me especialicé en psiconeuroinmunología clínica y **medicina estética regenerativa**. Así, fui adquiriendo conocimientos cada vez más sólidos sobre los distintos enfoques de la medicina, para poder llegar donde estoy hoy en día. Y, aunque sigo en formación constante, siento que mi visión ha ido cambiando, mejorando y, sobre todo, que he integrado conceptos clave para una sanación real y completa.

Medicina ayurvédica: es un sistema de medicina tradicional originario de la India que postula que el cuerpo se compone a partir de la combinación y el equilibrio de tres energías vitales llamadas *doshas* (*vata*, *pitta* y *kapha*). Estos *doshas*, que representan combinaciones de los cinco elementos (agua, fuego, tierra, éter y aire), deben mantenerse equilibrados para asegurar un buen estado de salud. Su objetivo principal es el tratamiento y la prevención de enfermedades mediante una alimentación adecuada, ejercicio, prácticas como la meditación y el uso de hierbas o suplementos que ayuden a restaurar ese equilibrio.

Medicina funcional: es un enfoque de la práctica médica centrado en comprender y tratar la raíz de las enfermedades y, especialmente, la disfunción. Desde esta perspectiva, no hay que esperar a estar enfermos, sino que promueve cambios proactivos para prevenir su aparición. Un ejemplo es el abordaje de la disfunción celular, cuyo objetivo es restaurar el óptimo funcionamiento celular. Por ello, se considera que, para que el cuerpo funcione adecuadamente, debe encontrarse en unos **rangos óptimos funcionales**, los cuales en general no coinciden con los umbrales considerados «normales» por la medicina convencional. En definitiva, este enfoque nos invita a ver más allá de los rangos de «normalidad» y a tener en cuenta los rangos de riesgo y los de funcionalidad óptima.

Medicina estética regenerativa: es una rama de la medicina estética que utiliza los propios recursos del cuerpo para rejuvenecernos o evitar un envejecimiento prematuro. A pesar de que parte de la premisa de que tarde o temprano todos envejeceremos, pues es un proceso fisiológico inevitable, busca que este proceso se desarrolle de la mejor manera posible. Este objetivo es alcanzable, y depende, en gran medida, del estado celular interno, que se trata desde la medicina funcional, y también del estado externo. Para este, se requieren tratamientos más acordes a la biología individual, como el plasma rico en plaquetas (PRP), los exosomas, los polinucleótidos u otros procedimientos para optimizar la regeneración celular.

Gracias a todos esos conocimientos, en mis consultas, tanto presenciales como virtuales, siempre he adoptado un abordaje funcional y una visión integral. Los años de experiencia y de formación continua, junto con los resultados obtenidos por mis pacientes, me han mostrado **la necesidad de analizarlos desde esta nueva perspectiva. De este modo, en mi práctica médica no solo aplico una visión tradicional, que pone parches con pastillas, sino que incluyo el enfoque funcional**.

El cuerpo es una máquina perfecta, que funciona estupendamente siempre y cuando tenga las vitaminas y los minerales, nutrientes necesarios, en rangos óptimos y se encuentre en **equilibrio**. Por ello, si no funciona de un modo adecuado, hay que **buscar el desequilibrio** y resolverlo.

Al escribir este libro, parece que esté al otro lado, dándote información, herramientas y consejos. Sin embargo, quiero que sepas que mi sistema nervioso también vive en alerta, que es un tema muy presente en mi día a día y que, justamente por eso, escribir estas páginas ha sido un gran reto. Hoy en día, dedico la mayor parte de mi tiempo a mi trabajo y, aunque lo hago con amor y pasión, sin duda me genera cierto grado de adrenalina y estrés. Ese que algunos llaman el «estrés bueno», el que te motiva a avanzar, a hacer, a estudiar...

Pero ¿existe realmente un estrés bueno y uno malo?

No te lo negaré: yo también me centraba en el **hacer, hacer y hacer**, hasta que hace poco, en terapia, una frase me hizo detenerme a pensar:

«Valentina, no encontrarás nunca la satisfacción en esta vida si sigues buscando el éxito en el hacer y en el tener».

En mi caso, el tener económico no es el que me preocupa. Por el contrario, para mí, son muy importantes los estudios, los títulos, el trabajo, sentirme querida y reconocida por los demás... Sin embargo, mi terapeuta me dijo:

«Céntrate en el ser, no en el hacer».

Tenía razón: **con el hacer, estás tapando el problema para no sentir lo que realmente te afecta** y no estás dando espacio en tu vida a nuevas personas, situaciones u oportunidades.

Precisamente una de esas grandes oportunidades llegó cuando contactaron conmigo para escribir un libro. Lo primero que experimenté fue una sensación de alegría e ilusión. Por supuesto, no podía dejar pasar una propuesta así, pero, por otro lado, notaba un profundo miedo e incertidumbre por todo lo que conllevaba. ¿Cómo iba a compaginar mi trabajo actual y el poco tiempo disponible con este gran proyecto al cual quería dedicarle todas las horas de calidad que fueran necesarias?

En solo cinco minutos, me pasaron por la cabeza miles de pensamientos y experimenté muchas sensaciones corporales. Entre ellos, no puedo negar que, hasta que tomé la decisión, sentí **ansiedad y nervios**. De hecho, en ese momento, ¡eran casi lo único que sentía! Mi cuerpo percibía todo eso gracias a una hormona específica: el cortisol.

> **¿Qué provoca el dichoso cortisol?**
> **El cortisol genera en tu cuerpo cambios fisiológicos reales.**
>
> Para hacer frente a una situación de alerta, la adrenalina, noradrenalina y el cortisol se elevan. Estos, como decía, desencadenan cambios fisiológicos en el cuerpo, como **la aceleración del ritmo cardiaco, el aumento de la frecuencia respiratoria o la redistribución del flujo sanguíneo** —se aporta más sangre a las extremidades para poder salir corriendo y reducir el funcionamiento del sistema digestivo—. Por ello, en momentos así puedes sentirte con **más energía** y **sin apetito**, unas sensaciones intensas y palpables.
>
> Este es un **mecanismo de protección** que se activa en tu organismo ante situaciones de alerta para ejecutar la conocida **respuesta de lucha o huida**, una reacción instintiva que todos poseemos y que seguramente has experimentado alguna vez.

En efecto, cuando me propusieron escribir este libro, experimenté precisamente este instinto de luchar o huir. Tenía, sin duda, el cortisol altísimo, como si me persiguiera un león. Pero, como conozco muy bien la **ansiedad y el estrés**, así como sus efectos en mi cuerpo, cuando me ofrecieron esta oportunidad, supe que no podía desaprovecharla. Tratar el tema del cortisol y cómo este se relaciona con nuestros pensamientos y emociones me parecía muy necesario e interesante. Además, suponía un reto y un trabajo personal que estaba segura de que me ayudarían en muchos aspectos de mi vida en los que emocionalmente aún cojeo. **Como tú y el resto de los lectores, me queda un largo camino por recorrer y en el que aprender.**

Como te decía al principio, mi objetivo con este libro no es darte una fórmula mágica, ni tampoco una clase teórica sobre el estrés o todo lo que hacemos mal como sociedad. Por el contrario, mi propósito es **que seas consciente de la vida que llevamos, de la sociedad estresada en la que vivimos y de cómo nuestro día a día afecta a nuestro estado de salud**. Una vez que lo entiendas, quiero invitarte a comenzar una transformación integral, con **consejos, herramientas y todo aquello que a mí también me ha funcionado**, para que puedas conocerte mejor y puedas cambiar tu diálogo interno y tus hábitos hacia una vida más plena.

De todos modos, **el cortisol no es el culpable de todo, en absoluto**. No obstante, **es cierto que el estrés está detrás de muchas enfermedades actuales** —como la diabetes, la hipertensión o los infartos cardiovasculares—, y también de síntomas comunes con base inflamatoria —como gastritis u otros problemas digestivos, intolerancias alimentarias, alteraciones en la piel, eccemas, dermatitis, alergias, enfermedades autoinmunes o disfunciones corporales—. Por tanto, si aspiras a avanzar, es un pilar que sin duda tienes que trabajar. En este sentido, un estudio de Yun-Zi Liu y sus colaboradores destaca que **entre el 75 y el 90 por ciento de las enfermedades humanas están relacionadas con la activación del sistema de estrés. Así, a pesar de que se puede debatir sobre la vía y el proceso por el cual este se pone en marcha, artículos como el de L. Zuo y sus colaboradores han demostrado que **la inflamación es un componente esencial y crítico en el desarrollo de las enfermedades** relacionadas con el estrés.

Así pues, te animo a emprender este recorrido de conocimiento, apertura y cambio de mentalidad para que logres realmente que **tu cuerpo físico, mental y espiritual sanen y encuentren el equilibrio**.

> **Porque de nada sirve comer los mejores alimentos, tomar cinco suplementos al día, hacer ejercicio y creer que lo tienes todo «controlado» si tus pensamientos y tu mente no están en sintonía.**

1
La máquina perfecta en el mundo equivocado

¿Realmente hemos avanzado...?

Parece que vivimos en un mundo idílico; al menos, si lo comparamos con aquel en el que crecieron nuestros abuelos. **Nos complace pensar que vivimos en una era de progreso** en la que hemos cubierto nuestras necesidades básicas gracias a la ayuda de la tecnología. Hoy en día, ni siquiera hace falta levantarse del sofá para conseguir comida. Con un simple clic, la comida llega a la puerta de tu casa a la hora que quieras. Diríamos que es el futuro con el que nuestros abuelos solo podían soñar, ¿verdad?

Pero ¿hemos avanzado realmente... o no es más que una trampa disfrazada de comodidad? ¿Y si estamos viviendo en contra de nuestra naturaleza?

Al mismo tiempo que las pantallas nos mantienen «conectados» al mundo, también nos desconectan de nosotros mismos. Pasamos días enteros encerrados bajo luz artificial, alargando las jornadas para así producir más; vivimos atrapados en rutinas sobrecargadas; comemos a toda prisa, sin siquiera saborear ni disfrutar. En definitiva, **vivimos acelerados**, pero ¿hacia dónde corremos? **¿Cuándo fue la última vez en que te detuviste, respiraste y disfrutaste del momento?**

> Vamos a hacer un ejercicio de reflexión. Piensa en **cuántos de estos síntomas has experimentado en algún momento**:
> - Cansancio y fatiga sin motivo aparente.
> - Dificultad para concentrarte.
> - Síntomas digestivos, como acidez, reflujo o ardor en la boca del estómago, distensión abdominal...
> - Cambios en el hábito intestinal, como diarrea, estreñimiento o una alternancia entre ambos.
> - Problemas de la piel, como eccemas, acné, rojeces, dermatitis, picores...
> - Insomnio, despertares nocturnos o dificultad para conciliar el sueño.
> - Fuertes dolores menstruales, falta menstrual (amenorrea), síndrome del ovario poliquístico...
> - Caída del cabello.
> - Fluctuaciones en el peso sin razón aparente, a pesar de no cambiar los hábitos alimentarios.

Si este es el mundo ideal que imaginamos, ¿por qué cada vez nos sentimos más agotados, más solos y más desconectados? **Es momento, pues, de cuestionarnos sobre si estamos viviendo... o tan solo sobreviviendo.**

Tú tienes el control sobre tu salud.

Cuando vienen pacientes a consulta y me dicen: «Mi madre tiene Hashimoto, de modo que yo también» o «Resulta que mi padre es diabético, así que yo tengo tendencia a una elevación de la glucemia y terminaré desarrollando diabetes en algún momento», me dan ganas de gritar:

¡Por favor! ¡La genética no tiene la culpa de todo!

Aunque no podemos negar que **la genética condiciona la predisposición a desarrollar algunas enfermedades**, hoy en día se sabe que no es lo único que influye en nuestra salud. Así, por ejemplo, estudios como el de B. T. Heijmans y sus colaboradores demuestran que las condiciones ambientales durante el embarazo y las primeras etapas de la vida pueden provocar cambios epigenéticos en las personas que persistirán toda la vida.

> **Epigenética**: es el estudio de los mecanismos que tienen la capacidad de modular o silenciar la expresión de nuestros genes, al margen de la genética heredada. Hay infinidad de factores que pueden influir y determinar el desarrollo de una enfermedad, como la alimentación, el estilo de vida, la exposición a tóxicos en el vientre materno y un largo etcétera.

Cada vez más estudios muestran **la capacidad que tenemos de modular la expresión genética a través de nuestro estilo de vida**, que es, de hecho, el campo de estudio de la **epigenética**. Por ejemplo, un estudio publicado en la revista *Epigenomics* en 2011 lo describe así: «Se han identificado varios factores del estilo de vida que podrían modificar los patrones epigenéticos, como la dieta, la obesidad, la actividad física, el tabaquismo, el consumo de alcohol, los contaminantes ambientales, el estrés psicológico y el trabajo en turnos nocturnos».

Así pues, los síntomas que enumeré en la sección anterior **podrían ser producto de una alteración hormonal**. Esta, a su vez, suele deberse a una mala adaptación del organismo a **un estilo de vida para el cual no estamos biológicamente preparados**.

Al hablar de genética, no podemos perder de vista que nuestro estilo de vida actual va en contra de nuestra biología.

Si te pregunto: «¿Vive el ser humano en consonancia con la condición genética y biológica que posee?», la respuesta es claramente que no.

Nuestra genética es ancestral, y la respuesta automática del cuerpo ante el peligro se desarrolló en nuestros antepasados. Para ellos, que vivían en un entorno más salvaje y hostil, el estrés era una ventaja, un **mecanismo de protección** frente a depredadores y otras amenazas; la famosa respuesta de lucha o huida. Esta alarma activa una pequeña región en la base del cerebro, **el hipotálamo, la cual desencadena una serie de cambios fisiológicos**: inunda el cuerpo de hormonas, como la adrenalina, noradrenalina y cortisol; acelera el ritmo cardiaco, aumenta la presión arterial y redistribuye el flujo sanguíneo. De este modo, produce energía **con el objetivo de preparar al organismo para afrontar el «peligro» inminente**.

Hoy en día, en cambio, **vivimos en un entorno relativamente «nuevo»**. Por un lado, los grandes peligros que ponían en riesgo nuestras vidas han desaparecido y, como te decía al principio de este capítulo, casi todas nuestras necesidades básicas están cubiertas. Sin embargo, nuestro entorno está cargado de tóxicos, de disruptores endocrinos, de sedentarismo, de pantallas, de horas en soledad encerrados entre cuatro paredes y de un exceso de exigencias, todo lo cual nos somete a elevados niveles de estrés. Por si fuera poco, en las últimas décadas, la sociedad del consumismo y la inmediatez ha hecho **desaparecer la tolerancia a la frustración y nos ha acostumbrado a estímulos constantes de dopamina**; en otras palabras, nos hemos vuelto adictos a la satisfacción inmediata.

> **Disruptores endocrinos:** son sustancias químicas que, una vez dentro del organismo, pueden alterar la función hormonal normal. Principalmente, pueden unirse a los receptores de las hormonas e imitar su función o incluso potenciarla, así como bloquearla. Es decir, estas sustancias interfieren en la acción fisiológica de nuestras hormonas.

> ¿Has oído hablar del **ayuno de dopamina** y sus beneficios? Te hablaré de ello en otro apartado del libro.

Sin embargo, **nuestros genes, moldeados durante millones de años, aún no se han adaptado a este cambio**, pues la evolución genética es un proceso mucho más lento que las transformaciones culturales y tecnológicas. Así, al intentar aclimatarse y aplicar sus respuestas naturales a este nuevo mundo, se ha producido una disonancia. Por ello, lo más probable es que tus miedos no sean que te coma un león, pero estoy segura de que determinadas situaciones cotidianas —conflictos en el trabajo, preocupaciones económicas, discusiones con tu pareja o con tus hijos…— **llevan a tu organismo a reaccionar de la misma manera**.

¿Te has encontrado con las manos sudorosas en una primera

cita? ¿Has sentido que tu corazón latía con fuerza antes de comunicarle algo importante a tu jefe? ¿Te has quedado en blanco y bloqueado ante un examen? Si has respondido que sí, entonces sabes cómo se siente, tanto en el cuerpo como en la mente, este tipo de estrés agudo.

En resumen, vivimos en una sociedad enferma, para la que nuestro cuerpo no está preparado, y estamos rodeados de **estímulos negativos y perjudiciales para nuestra salud y nuestras hormonas**, como los siguientes:

- **Tóxicos ambientales**, como disruptores endocrinos, los cuales provocan disfunciones hormonales y en la mitocondria (que es el principal motor de las células, pues les permite producir energía), lo que sin duda afecta a nuestro estado de salud. Estos van desde pesticidas, plásticos, aditivos alimentarios, textiles o pinturas del hogar hasta productos de limpieza o cosmética, así como campos electromagnéticos, como las redes 5G o el wifi.
- **Maltrato al tubo digestivo.** Hemos normalizado la ingesta de alimentos relativamente «nuevos» para nuestros genes ancestrales. Es el caso de la mayoría de los productos industrializados envasados e hiperprocesados que encontramos en los supermercados, que nos llevan a la adicción y son la causa de alteraciones y patologías.

  En esta línea, un estudio de 2007 de N. M. Avena y sus colaboradores demostró que **las vías cerebrales que responden a las recompensas naturales también se activan por las drogas adictivas**. Una de ellas es el azúcar, que podemos considerar la «droga moderna» por su capacidad de liberar opioides y dopamina, lo que explica su potencial adictivo.
- **Rompemos el ritmo circadiano,** que funciona como un reloj

> biológico interno capaz de sincronizar nuestro funcionamiento químico, hormonal, metabólico e inmunológico. Aunque es propio y único de cada persona, algunas variables generales, como el ciclo de luz y oscuridad, permiten ponerlo en hora.
>
> Al alterar nuestro ritmo circadiano se produce un desajuste hormonal, falta de melatonina, déficit de dopamina y aumento de cortisol. Como consecuencia, el envejecimiento se acelera y aparecen enfermedades autoinmunes e inflamatorias.

> Habrás visto que uso términos algo técnicos y, aunque no estés familiarizado con ellos, no quiero que te asustes. He empezado a introducirlos para que te suenen, pero los iré desarrollando y profundizando en ellos a lo largo del libro. Por ahora, solo quiero que tomes conciencia de lo que estamos generando como sociedad.

Nuestro estilo de vida moderno nos lleva, pues, por mal camino, ya que provoca **inflamación crónica de bajo grado y disfunción mitocondrial**. Todo esto nos predispone a la aparición de enfermedades y, al mismo tiempo, afecta también a la longevidad.

Pero ¿qué pinta el cortisol en todo esto? Como ya he comentado, el cortisol es una hormona que, cuando está **equilibrada y ejerce su función de forma correcta y limitada, nos permite hacer frente a situaciones estresantes. Así pues, controla la inflamación, interviene en el funcionamiento del sistema inmunológico y regula el metabolismo** de proteínas, grasas e hidratos de carbono al mantener los niveles de azúcar en sangre constantes.

En su justa medida, el cortisol es bueno, ya que nos permite enfrentarnos a todo tipo de situaciones cotidianas o a enfermedades.

Sin embargo, cuando los niveles de cortisol se mantienen elevados y sostenidos durante un tiempo prolongado, aparece lo que conocemos como **estrés crónico o distrés**. A continuación, profundizaremos en la importancia del equilibrio para lograr que el funcionamiento del organismo sea óptimo.

Tu cuerpo es una máquina perfecta

Como explica la Asociación Estadounidense de Psicología en un artículo de 2024, **el estrés afecta a todos los sistemas del cuerpo**, incluido el sistema musculoesquelético, el respiratorio, el digestivo, el cardiovascular, el endocrino, el nervioso y el reproductivo.

Tu cuerpo es una máquina perfecta; cuando se da algún desequilibrio, de forma automática se activan mecanismos para regresar a la homeostasis (equilibrio).

El sistema operativo de eje adrenal

Nuestro cuerpo tiene un sistema de comunicación interno muy sofisticado que nos permite manejar de manera adecuada el estrés y mantener el equilibrio. Este conoce como el **eje HPA (hipotalámico-hipofisario-adrenal)** y es un sistema neuroendocrino que regula e influye en todas las funciones de nuestro organismo. Así, determina el funcionamiento de la digestión y el metabolismo, del sistema inmunitario y el endocrino e interviene también en el eje tiroideo y el gonadal (es decir, el sexual), así como en el estado de ánimo y las emociones.

Como su nombre indica, el eje HPA está formado por tres estructuras clave —el hipotálamo, la hipófisis y las glándulas suprarrenales— y las interacciones entre ellas, y a continuación te explico su funcionamiento paso a paso:

1. Todo comienza en el cerebro, en una zona llamada **hipotálamo** que actúa como un **centro de control**. Ahí, unas neuronas especiales liberan una hormona llamada CRH que funciona como un «mensajero», pues es una señal clave para activar nuestra respuesta al estrés.

   El hipotálamo controla todas **las funciones relacionadas con lo que nuestro cuerpo necesita para mantenerse con vida**: los ciclos de sueño, la frecuencia cardiaca, el hambre, la sed, la temperatura corporal... Por ello, se considera que forma parte del **cerebro primitivo**, ya que es una estructura evolutivamente antigua. Este control lo ejerce a través de dos sistemas:
   - Sistema nervioso simpático: tiene una **función excitatoria o estimulante**. En el contexto del eje adrenal, actúa sobre las glándulas suprarrenales —de las que hablaré a continuación— para aumentar la liberación de adrenalina y noradrenalina. Esta activación provoca varias respuestas en el cuerpo, como el aumento de la frecuencia cardiaca y de la presión arterial, la aceleración de la respiración, la dilatación de las pupilas, el incremento de la sudoración por las glándulas sudoríparas, y hasta es la causa de la piel de gallina. Si te fijas, estos cambios fisiológicos corresponden a **todo lo que sientes cuando estás nervioso**.
   - Sistema nervioso parasimpático: es la parte del sistema nervioso que **actúa como un freno natural. Su función es inhibitoria** y se activa en momentos de calma y

recuperación. Gracias a él, el cuerpo puede hacer la digestión (al estimular el movimiento del intestino, el denominado peristaltismo), dilatar los vasos sanguíneos, disminuir la frecuencia cardiaca y ahorrar energía. En conjunto, todo esto favorece un descanso adecuado y la relajación.

2. Entonces, la señal CRH del hipotálamo viaja hasta la **hipófisis**. Esta glándula cerebral es como una «torre de control» para muchas funciones corporales, e influye en varios órganos y sistemas:
   - Páncreas: este órgano libera insulina para regular los niveles de glucosa.
   - Riñones: responden a la hormona antidiurética, que es liberada por la hipófisis y que controla la retención de líquidos.
   - Tiroides: influenciadas por la hipófisis, producen hormonas que regulan el metabolismo.
   - Ovarios y testículos: también por influencia de la hipófisis, producen las hormonas sexuales, responsables de los caracteres masculinos o femeninos.
   - Glándulas suprarrenales: como veremos a continuación, la hipófisis las estimula para que produzcan cortisol, clave en la respuesta al estrés. Además, para responder a este también pueden liberar adrenalina cuando el sistema nervioso simpático se activa.

   Cuando la hipófisis recibe el mensaje del hipotálamo, responde liberando, a su vez, otra hormona mensajera: la ACTH.

3. A continuación, la ACTH, la nueva hormona mensajera, viaja hasta **las glándulas suprarrenales**, ubicadas sobre los riñones para estimularlas. Esta activación hace que produzcan determinadas sustancias importantes para nuestro cuerpo, como el cortisol, que nos ayuda a reaccionar ante el estrés.

El eje HPA es como un sistema de comunicación interna que mantiene nuestro cuerpo en equilibrio y listo para enfrentar los desafíos diarios.

Las glándulas suprarrenales: el motor de nuestro cuerpo

Vamos a detenernos en estas glándulas pequeñas pero poderosas y a profundizar en las dos partes que las componen:

- La **médula suprarrenal** (parte interna) está conectada al sistema nervioso y libera **adrenalina y noradrenalina**, las hormonas que preparan nuestro cuerpo para **reaccionar rápidamente en situaciones de estrés**. Su efecto **no dura más que unos minutos**, pero es suficiente para preparar al cuerpo mientras se activa la **oleada hormonal, en la que el cortisol es el protagonista.**
- La **corteza suprarrenal** (parte externa) produce tres tipos principales de **hormonas**:
  - Mineralocorticoides, como la aldosterona, los cuales **regulan el equilibrio de minerales** como el sodio y el potasio, esenciales para mantener la presión arterial estable.
  - Glucocorticoides, como el cortisol, los cuales **ayudan a controlar la inflamación**, los niveles de azúcar en la sangre y la respuesta al estrés. Así, al aumentar la glucosa en sangre, el cerebro y los músculos obtienen la energía necesaria para reaccionar con rapidez en una situación de alerta, ya se tome la **decisión de lucha o huida**. En momentos así, tanto el cerebro como los músculos son los que consumen más energía.
  - Andrógenos, que son hormonas similares a la testosterona y tienen un papel en el **desarrollo y el mantenimiento**

de las características sexuales, entre otras muchas funciones, como el desarrollo de la masa muscular.

En definitiva, es importante ser conscientes de que un buen equilibrio del eje adrenal es clave para el correcto funcionamiento del organismo y para que seamos capaces de responder en todo momento, tanto en situaciones desafiantes y estresantes como en las tareas cotidianas del día a día.

El cortisol: el freno natural del cuerpo

Cuando en el cuerpo ya hay **suficiente cortisol**, se activa un mecanismo de «retroalimentación negativa»: el hipotálamo y la hipófisis **detectan que ya no se necesita más** y disminuyen la producción de CRH y ACTH. Este actúa, entonces, como un termostato natural que **evita que los niveles de cortisol se disparen más de lo necesario.**

De este modo, sin que seamos conscientes de ello, nuestro cuerpo **regula de forma automática muchas funciones vitales para mantenernos en equilibrio.**

¡Un sistema perfecto en acción!

Por todo ello, como ves, aunque el cortisol se lleve todo el protagonismo, **son varias las hormonas que interactúan cada vez que se activa la alarma en tu cuerpo.**

Como anticipé en la introducción, a pesar de su mala reputación, **el cortisol es indispensable; de hecho, es necesario para la vida.** No obstante, impera la falsa creencia de que el cortisol es nuestro enemigo. Pero te aseguro que, si consigues mantener el cortisol en niveles adecuados, **no tienes motivo para tenerle miedo**.

¿Y cómo puedes saber si tus niveles de cortisol son adecuados? ¿Eso cómo se mide? Antes de nada, quiero señalar que el cortisol no circula libre en el plasma, sino que en su mayoría se encuentra en la sangre, unido a una proteína transportadora. Pero una pequeña parte de esta hormona sí que circula libremente, y **es esta la que se puede medir** en sangre, orina y saliva. Más adelante veremos cómo medir de forma adecuada los niveles de cortisol, pero antes hablaremos de cómo **el cortisol varía a lo largo del día**.

Ritmo circadiano del cortisol

Nuestro **reloj interno**, a cargo de regular las funciones fisiológicas del cuerpo asociadas con el sueño y la vigilia, genera ritmos naturales que duran veinticuatro horas, conocidos como ciclos circadianos. **Estos ritmos afectan a todas las células, los tejidos y los órganos del cuerpo.** Los ciclos circadianos están controlados por **señales que llegan a nuestro cerebro**, como, por ejemplo, por la luz y la oscuridad, así como por la temperatura. De este modo, nuestro cuerpo **sabe cuándo debe estar despierto o durmiendo y se sincroniza con el ritmo del día y la noche**.

En este sentido, nuestros ojos no solo nos permiten ver, sino que también funcionan como sensores de luz para nuestro cerebro. Así, perciben si hay luz u oscuridad y envían esta información a una zona cerebral clave: el **núcleo supraquiasmático, el «reloj maestro» del cuerpo**. De este modo, nuestro cuerpo sabe cuándo es hora de estar despierto o de descansar. Sin embargo, hay en juego **más estímulos**, como la luz artificial, el ruido, los hábitos de alimentación y actividad, el ejercicio, las hormonas… Y son estos factores los que pueden llevar al descontrol.

Desde antes de nacer, nuestro cuerpo empieza a ajustar su reloj biológico. Durante el embarazo, el bebé no solo recibe nutrientes de la madre, sino también **señales hormonales que regu-**

lan su desarrollo. Tanto es así que algunas de estas hormonas, como la **melatonina** (que regula el sueño) y la **corticosterona** (relacionada con el estrés), influyen en su formación e incluso pueden afectar el desarrollo del embarazo.

El estrés materno juega un papel clave en este proceso, por lo que los cambios en el metabolismo, la exposición a la luz en horarios irregulares (como el caso de embarazadas que trabajan de noche) o niveles altos de estrés pueden modificar el ritmo circadiano del bebé. Todo esto puede llevar a varias complicaciones, como un parto prematuro o alteraciones en el desarrollo del recién nacido.

En resumen, desde el vientre materno, **nuestro cuerpo ya empieza a sincronizarse con el día y la noche, aprendiendo a regular sus ciclos**. Pero, cuando estos ritmos se **alteran**, ya sea por estrés o por cambios en la exposición a la luz, pueden producirse desequilibrios que nos afectan **incluso antes de llegar al mundo**.

La **cronobiología**, por lo tanto, regula absolutamente todo nuestro cuerpo y está **influenciada por conductas y ritmos sociales**, como el ejercicio o los patrones de sueño. Además, no solo afecta a nuestra neurobiología, sino que juega un papel importante en la regulación de la salud cardiovascular y respiratoria, en la función metabólica del hígado, la gastrointestinal, la termorreguladora y la reproductiva.

Un ritmo circadiano muy conocido es el del cortisol, una hormona que participa en la activación del organismo. Por ese motivo, por la mañana la concentración es mayor, puesto que ayuda a enfrentarse a la actividad matutina. Por la noche, en cambio, las concentraciones de corticoides disminuyen. Además del cortisol, **a lo largo del día, la concentración en el organismo de otras muchas sustancias químicas va cambiando**. Esta **variación se produce de forma rítmica** en hormonas implicadas en el sueño, como la melatonina, o en la sensación hambre-saciedad, como la leptina o la grelina. De ahí que un desequilibrio en sus ciclos pueda provocar problemas como el insomnio o contribuir a la obesidad.

La alteración de estos ritmos provoca resistencia a la insulina, insomnio y un aumento de los marcadores inflamatorios.

> **Marcadores inflamatorios:** son valores que podemos solicitar en exámenes complementarios, como en una analítica de sangre. Algunos de ellos son la velocidad de sedimentación, la ferritina, la PCR ultrasensible o el ácido úrico. Si estos valores se encuentran fuera del rango de funcionalidad, puede ser un indicio o hacernos sospechar de la presencia de inflamación. No obstante, siempre deben ir acompañados de síntomas compatibles.

Un ejemplo de cómo afectan los hábitos a nuestros ritmos circadianos es el horario de comidas. En España, por ejemplo, los jóvenes tienden a saltarse comidas y, en cambio, a comer por la noche. Estudios realizados en estudiantes universitarios japoneses han demostrado que aquellos con un **estilo de vida nocturno** acostumbran a tener **niveles altos de insulina durante la noche**, de modo que esta pierde la correlación con la glucemia, lo que favorece la aparición de la resistencia a la insulina. Y, como recogen M. Garaulet y J. Madrid en su artículo de 2009, los trabajadores a turnos también enfrentan problemas similares, ya que **la falta de sueño o el retraso en las comidas durante la noche pueden aumentar el riesgo de obesidad y de síndrome metabólico**. Así, en comparación con los trabajadores diurnos, los nocturnos pueden tener hipertensión, su presión arterial puede no descender de modo natural durante la noche, niveles más altos de LDL y triglicéridos, y más bajos de HDL, menor tolerancia a la glucosa y resistencia a la insulina.

Como ya he mencionado, nuestro reloj biológico interno está sincronizado con el ciclo de luz y oscuridad, el cual regula funciones clave como el sueño, la digestión y la producción de hormonas. En este sentido, tu cuerpo está programado para comer durante las horas de luz y hacer reposo digestivo por la noche. Por eso, los hábitos alimentarios y los horarios de sueño afectan tanto a nuestra salud.

Tu cuerpo es sabio, y ajusta sus funciones según la luz del día. Por tanto, alterar estos ritmos debido a horarios irregulares o a la falta de sueño puede generar estrés.

Como ya hemos visto, pues, **el cortisol no es una hormona que se libere de forma homogénea durante el día**, sino que está dirigida por nuestro reloj biológico. Así pues, **el ritmo circadiano de la CRH** (la hormona mensajera, ¿recuerdas?) **y el del cortisol van en paralelo: ambas hormonas siguen un ritmo natural y biológico durante el día.** Su punto máximo es en general a las ocho de la mañana y su nivel va bajando durante el día, hasta llegar al nivel más bajo, casi indetectable, durante el sueño. Entonces, ya sin la luz del sol, la melatonina (es decir, la hormona de sueño) aumenta.

Ritmos circadianos del cortisol y la melatonina

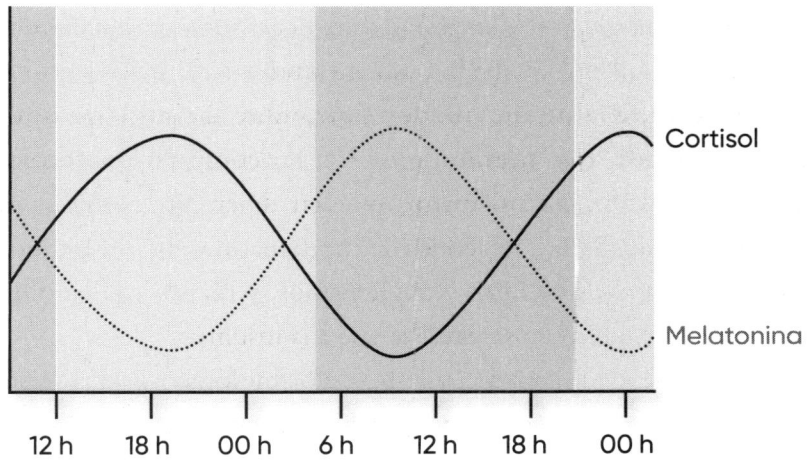

Sin embargo, hay varios factores de nuestro día a día que pueden **alterar los ritmos circadianos**, como la exposición a pantallas, tabletas o móviles antes de dormir. Además, estos ritmos, y por consiguiente también la liberación fisiológica de hormonas como la melatonina y el cortisol, pueden verse afectados por estresores físicos y psíquicos.

Es tanta la importancia de estos ritmos que, como recogió L. Fuentes en su primer discurso como académica de Academia de Farmacia Reino de Aragón, «en 2017 se otorgó el Premio Nobel de Fisiología y Medicina a Jeffrey C. Hall, Michael Rosbash y Michael W. Young por su investigación sobre los **mecanismos moleculares que controlan los ritmos biológicos**. Sus hallazgos han contribuido significativamente a la comprensión del funcionamiento interno del cuerpo y de cómo el reloj interno afecta al comportamiento, al estado de ánimo y a la salud en general».

Restablece tus ritmos circadianos

Los ritmos circadianos son nuestros ciclos bioquímicos internos (de hormonas, neurotransmisores, etcétera), y se regulan y sincronizan gracias a su relación con el ciclo externo de luz y oscuridad. Estos ritmos **se encargan de regular múltiples procesos internos**, como nuestra energía, los patrones de sueño, el hambre y la saciedad, la activación de procesos de regeneración celular y la depuración del hígado. Estudios como el publicado en la revista *Sleep* en 2017 muestran que **la desregulación circadiana de los hábitos de sueño altera los niveles de energía y se relaciona con la calidad y la funcionalidad de nuestras mitocondrias**. En este estudio, se compararon gemelos genéticamente idénticos con distintos hábitos de sueño y se vio que el gemelo que dormía menos de siete horas nocturnas tenía más riesgo de enfermedad metabólica, cardiovascular e inflamatoria.

Otro estudio realizado en Turquía en 2017 encontró que la alteración del ritmo circadiano también puede llevar a **alteraciones metabólicas, como la obesidad, debido a la desregulación de**

los patrones de hambre y saciedad en el hipotálamo. Asimismo, también observó alteraciones hormonales.

De hecho, **cada hormona tiene su propio ritmo circadiano**. Por ejemplo, como hemos comentado en este capítulo, el cortisol tiene un pico por la mañana y desciende a lo largo del día. Algo parecido ocurre con la hormona tiroidea, que controla el metabolismo, la regulación de la temperatura y el hábito evacuatorio, entre otros; en este caso, hay una menor producción de esta hormona durante el día y, en cambio, aumenta por la noche.

> **Piénsalo bien: si tu reloj interno está desregulado, ¿cómo crees que estarán tus hormonas?**

Uno de los mayores problemas hoy en día es que **vivimos desajustados respecto a nuestro ritmo circadiano biológico**. Pasamos la mayor parte del día bajo luces artificiales y alargamos la jornada laboral, comemos de noche y muchas veces nos levantamos también de noche. Sin embargo, nuestro cuerpo está diseñado para despertarnos con el amanecer, comer de día, y regenerarse y repararse por la noche. A pesar de eso, la mayoría de nosotros no le damos al cuerpo el tiempo necesario durante la noche para que cumpla sus funciones de regeneración celular y depuración, así como de mitofagia.

La **mitofagia** es un proceso que tiene lugar mientras duermes por el cual **se eliminan las mitocondrias disfuncionales y se promueve la formación de otras nuevas** —lo que se llama mitogénesis—. Esto permite que no se acumulen mitocondrias que no sirven y no son capaces de generar energía. Por eso, cuando no duermes lo suficiente, este proceso se altera: no se da la necesaria destrucción y formación de mitocondrias nuevas —que podríamos denominar limpieza mitocondrial—, lo que provoca que te despiertes al día siguiente con unas mitocondrias que no serán capaces de proporcionarte la energía necesaria para que estés al cien por cien. Así, si la privación del sueño se prolonga en el tiempo, esto puede llevar a que el déficit energético se cronifique.

Para tener un ritmo circadiano adecuado, además de mantener una buena higiene del sueño, **en su regulación es fundamental el papel de la nutrición**. De hecho, es tan importante que incluso hay una ciencia encargada de estudiar esta relación: la **crononutrición**. Según esta, no es tan importante qué comes, sino cuándo o con qué frecuencia. Hoy en día estamos inundados de información sobre la nutrición, sobre todo a través de redes sociales. En general, se nos muestran dietas muy restrictivas, que lo único que nos provocan es un **exceso de control, mayor ansiedad y alteraciones nutricionales** que, en definitiva, fomentan una relación inadecuada con la comida.

Así que ¿qué te parece si, en vez de comer desde que te levantas, a las siete de la mañana, hasta que te acuestas, a las once de la noche, te centras en **comer según la biología, en seguir los patrones para los que tus genes están diseñados**?

El concepto de crononutrición, popularizado por el doctor Alain Delabos, se basa en la idea de **adaptar nuestra alimentación a nuestro reloj biológico** y a los cambios que sufre el metabolismo a lo largo del día. Varios estudios, como el realizado en Italia en 2023, han mostrado los efectos beneficiosos de limitar la ingesta de alimentos a una ventana de tiempo específica cada día. Así, sugieren que estas estrategias pueden **retrasar y, en ocasiones, incluso revertir síntomas metabólicos** como la resistencia a la insulina y mejorar la tolerancia a la glucosa.

En un patrón alimentario de este tipo —conocido como alimentación restringida en el tiempo—, la ventana de ingesta diaria, es decir, el tiempo en el que puedes comer suele ser de unas diez horas o menos, lo que implica un ayuno diario de catorce horas o más. Además, la crononutrición también propone una **mayor ingesta de calorías e hidratos de carbono en las primeras horas del día y en el almuerzo, mientras que recomienda evitar un consumo excesivo de alimentos por la tarde y la noche.**

Según encontró un estudio realizado en Brasil en 2021, al limitar la ingesta de alimentos y al comer menos horas al día, **el ritmo circadiano se optimiza, lo que favorece, en consecuencia, tu metabolismo, tus mitocondrias y tu producción de energía**. El estudio mostró, pues, que, si restringes tu ingesta alimentaria a solo de seis a diez horas al día, **mejora tu sensibilidad a la insulina y la regulación de glucosa en sangre, disminuye el estrés oxidativo y tus mitocondrias funcionan de un modo más adecuado**.

En mi opinión, **para que nuestro cortisol esté equilibrado y no generemos un estrés extra al organismo** —como ocurre en situaciones de ayuno prolongado—, esta es la estrategia por la que deberíamos optar. Si quieres ponerlo en práctica, te propongo que **elijas una ventana horaria que se adecúe a tus horarios y que no te provoque más estrés**; si no, no estarás consiguiendo los efectos beneficiosos de la alimentación restringida en el tiempo.

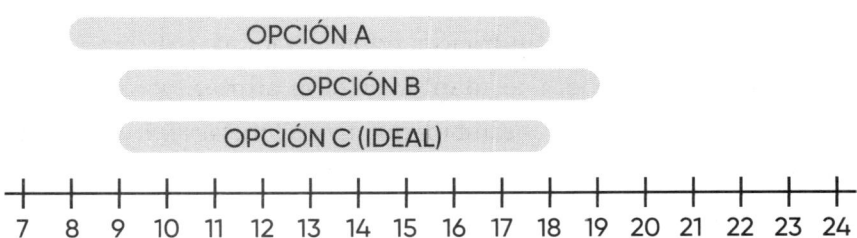

Estas suelen ser las ventanas horarias que mis pacientes mejor toleran. Dentro de ese horario, puedes comer dos o tres veces al día, o incluso cuatro si lo necesitas, ya que no afectará a los resultados.

Además de reducir las horas del día en las que comes, también es importante tener en cuenta los siguientes factores:

- **Consumir la mayor cantidad de alimentos y calorías durante el desayuno y el almuerzo, y reducir la ingesta en la cena.** Un estudio realizado en 2019 en la Universidad de Alabama en Birmingham demostró que, en comparación con

una ingesta más uniforme a lo largo del día, un mayor consumo de calorías en las primeras horas del día mejora el ritmo circadiano del cortisol, además de tener efectos en el control glucémico, la disminución de la grasa hepática, la mejora de los marcadores inflamatorios y el aumento de la esperanza de vida.
- **Tener un horario de comidas estable.** El cuerpo se acostumbra a recibir alimentos a determinadas horas y se prepara para ellos. Es decir, ajusta sus respuestas metabólicas y hormonales a esos horarios. Por eso, por ejemplo, si sueles comer a las dos del mediodía y un día se te hacen las dos y media y aún no has tomado nada, probablemente tus tripas empiecen a rugir.
- **Intenta acostarte todos los días** (incluso el fin de semana) aproximadamente **a la misma hora**, idealmente entre las diez y las once de la noche.
- **Exponerse a la luz del sol al despertar.** Si tus ojos reciben luz solar, enviarán una señal al cerebro para activar todo el sistema hormonal y comenzar el día con más energía.

No hace falta que hagas todo a la vez. Elige una acción y comienza de una en una hasta completar la lista entera. **El secreto es conseguir que se transforme en un hábito**, por lo que no se trata de buscar un resultado rápido sino uno duradero, y aprender y vivir el proceso. Nada sucede de la noche a la mañana y todo lleva esfuerzo, pero te aseguro que, si te centras en conseguirlo, notarás los resultados.

Necesitas una píldora de cortisol en tu día a día

Como ya he comentado en más de una ocasión, **sin cortisol no hay vida**. Necesitamos el cortisol para sobrevivir y para hacer frente a nuestro día a día. ¿Por qué crees que el pico más alto de esta hormona es a las ocho de la mañana? La respuesta es clara: porque el cerebro recibe señales de que es de día y **esta hormona nos ayuda a despertarnos, activar el organismo y enfrentar el día.**

**El cortisol es necesario para tu cuerpo.
La clave es la dosis y el tiempo.**

Sin embargo, como ya he avanzado, puede haber **variaciones en la secreción de esta hormona por circunstancias tanto fisiológicas como patológicas**, lo que lleva a déficit o exceso de glucocorticoides.

Como explica Thierry Hertoghe, médico especialista en hormonas, en su libro *The Hormone Handbook*, la concentración libre de cortisol en adultos sanos a las ocho o nueve de la mañana debería estar en el rango funcional entre 10-30 ng/ml (el óptimo es de 20 ng/ml), mientras que a las cuatro de la tarde debería estar entre 2-20 ng/ml (el óptimo es de 10-12 ng/ml). Así, conociendo las variaciones fisiológicas, la medición del cortisol, además de una buena anamnesis e historia clínica del paciente —que tenga en cuenta su estilo de vida, hábitos y contexto—, puede servir de guía y ser de mucha utilidad para la psiconeuroinmunoendocrinología.

> **Psiconeuroinmunoendocrinología**: esta disciplina valora al paciente desde una visión más general que la medicina convencional, pues considera cómo el contexto afecta a su estado de salud. Contempla, pues, la psique (la mente), los neurotransmisores y su relación con el resto del organismo (el eje intestino-cerebro), las hormonas (es decir, el sistema endocrino) y el sistema inmune, así como la relación entre todos ellos. De este modo, su objetivo es unificar y relacionar cada sistema con los demás y no verlos por separado, sino como un todo.

Por tanto, si desde la psiconeuroinmunoendocrinología se sospecha una insuficiencia suprarrenal, se medirá el cortisol en sangre: si a las ocho de la mañana es mayor de 10 ng/ml, la insuficiencia es poco probable, mientras que, si es inferior a 3, es un diagnóstico posible.

Prueba	Hora	Óptimo[1]	Prob. deficiente[1]	Referencias	Utilidad
Cortisol total	8-9 de la mañana	180	0-130	100-250 ng/mL*	Baja
		550	0-360	276-690 nmol/L	
Cortisol libre[3]		20	0-13	10-30 ng/ml	Media
		55	0-36	28-83 nmol/L	
Cortisol total[4]	4-8 de la tarde	>45	0-45	30-100 ng/ml*	Baja
		>125	0-125	80-275 nmol/l*	
Cortisol libre[4]		10-12	0-7	2-20 ng/ml	Medio
		30	0-20	5,5-55 nmol/l	
Cortisol total[4,5]	15-60 min tras la estimulación con ACTH-CRF	Aumento ≥2x del cortisol basal	Menos del 100% de aumento sobre valores basales	Superior a los valores basales	Media
Cortisol total					Baja
ACTH		Aumento			Baja
ACTH	7-9 de la mañana	45	Alto >70 Bajo <25	20-80 mg/l	Baja
Transcortina (CBG)	Cualquier hora	30	>40	20-50 mg/l	Media

Notas: [1] «Prob. deficiente» significa «probablemente deficiente». Se refiere a niveles en los que los pacientes en general no presentan síntomas ni signos de deficiencia de cortisol.

[3] El valor de cortisol libre se determina de forma más fiable mediante el cálculo de una fórmula basada en el cortisol total y la CBG (transcortina), en lugar de medirlo directamente. Esto se debe a que los niveles de cortisol libre fluctúan mucho, mientras que el cortisol total y la CBG son más estables.

[4] Cuando no es posible realizar una recolección de orina de veinticuatro horas, se pueden tomar como alternativa dos o tres muestras de sangre (mañana, tarde y noche) para medir el cortisol total, la transcortina y el cortisol libre, o realizar una prueba de estimulación con ACTH. No obstante, este método es menos preciso que combinar los valores de cortisol en suero por la mañana con los de cortisol en orina de veinticuatro horas y los corticosteroides totales.

[5] Según estudios recientes, la cantidad de ACTH que inyectar debe ser de 1 microgramo (µg), y no 0,5 µg, ni la dosis convencional alta de 250 µg. Para obtener 1 µg a partir de la solución clásica (1 ml con 250 µg de ACTH), se deben inyectar 0,04 ml de esta solución con una jeringa subcutánea en 10 ml de suero fisiológico esterilizado. A continuación, se extrae 1 ml de esta nueva mezcla para inyectarlo por vía intravenosa al paciente.

¿Cómo medimos el cortisol?

Esta es una de las preguntas más habituales en consulta para valorar los niveles de estrés. Por ello, quiero explicarte **cómo se puede medir el cortisol, si es realmente necesario y qué pruebas existen** hoy en día para hacerlo.

En cuanto a las pruebas, **hay varias que nos permiten valorar los niveles de cortisol**, cada una de las cuales tiene ventajas y también limitaciones. Aunque no puedo exponerlas todas en este libro, sí que te haré un breve resumen. En concreto, para evaluar el funcionamiento completo del eje hipotalámico-hipofisario-adrenal, es decir, para valorar de forma correcta dónde se encuentra el desequilibrio, se emplean principalmente dos tipos:

- **Pruebas estáticas**, como la concentración de cortisol basal en sangre, saliva u orina en un momento específico.
- **Pruebas dinámicas**, como la medición de cortisol tras la administración de determinados fármacos. Estas pruebas nos ofrecen información más precisa, ya que permiten evaluar los distintos niveles de cortisol a lo largo del día.

El cortisol, por tanto, puede medirse de diferentes maneras, aunque no todas son igual de precisas. Veámoslo:

- **Cortisol en sangre:** no es un valor muy fiable, ya que es muy variable. Lo que se mide en sangre es el cortisol total, no el que va unido a las proteínas. Esta medida cambia según tu ritmo circadiano, los desvelos, el nivel de melatonina, la toma de medicamentos con corticoides, la actividad física, una

enfermedad aguda... Por ello, debe medirse de forma adecuada: idealmente, levantarte a las seis de la mañana, llegar al laboratorio a las siete y extraer sangre a las ocho.
- **Cortisol en saliva:** es una prueba sencilla que mide el cortisol total, el libre y el unido a proteínas. Aunque es útil, no es del todo específica, ya que existe otra hormona con una estructura similar que puede generar falsos positivos.
- **Cortisol en orina de veinticuatro horas:** es la prueba más fiable cuando queremos evaluar con precisión cómo se libera el cortisol a lo largo del día. Esta mide solo el cortisol libre, lo que nos ofrece un panorama más completo de su producción. Sin embargo, antes de interpretarla, es fundamental asegurarse de que los riñones del paciente funcionen correctamente, ya que son los encargados de filtrar y excretar esta hormona.

En condiciones normales, menos del 1 por ciento del cortisol se elimina sin cambios por la orina. Pero, cuando el cuerpo produce demasiado, el sistema de transporte se satura, lo que se traduce en una mayor eliminación en la orina.

Conclusión: si queremos una visión rápida, la saliva puede darnos una pista. No obstante, si buscamos precisión y un análisis más profundo del estrés y la función suprarrenal, la medición en orina de veinticuatro horas es la mejor opción.

Pero ¿qué significan los resultados?

Simplificando, se puede decir que un nivel de cortisol libre en orina tres veces por encima del valor superior normal es indicativo de **hipercortisolismo**, mientras que un nivel inferior sugiere una **insuficiencia suprarrenal**.

A pesar de eso, en general, **tener niveles altos o bajos de cortisol**

no es suficiente para ofrecer un diagnóstico completo ni para conocer la causa de ese desequilibrio. Así pues, si tus valores están alejados del rango de normalidad, mi recomendación es que tu médico te haga los exámenes necesarios para encontrar el origen del desequilibrio. Así, aunque no es frecuente, en el caso de hipercortisolismo hay que descartar el síndrome de Cushing, y en el caso de unos niveles de cortisol muy por debajo de lo normal (o incluso inexistentes), hay que descartar la enfermedad de Addison o la insuficiencia suprarrenal.

Por otro lado, hay pacientes que se encuentran en un territorio gris, es decir, tienen el cortisol libre elevado en orina, pero no llega a triplicar el límite normal. En estos casos, se los considera pseudo-Cushing o con hipercortisolismo fisiológico, y son pacientes que, debido a ciertas situaciones —como depresión, síndrome del ovario poliquístico, obesidad…—, **pueden presentar síntomas compatibles con niveles elevados de cortisol.**

Por su parte, los siguientes síntomas **pueden indicar unos niveles de cortisol inferiores a la normalidad**: fatiga, sentirse distraído, tener lesiones inflamatorias en piel (irritación, eccemas, psoriasis), ataques de hambre incontrolables, antojo de dulce, tendencia a enfermedades inflamatorias (alergias, artritis reumatoide, enfermedades del tejido conectivo…), infecciones recurrentes o problemas digestivos (diarrea, hinchazón abdominal, gastritis, digestiones lentas y pesadas). Así pues, si tienes alguno de estos síntomas, **es recomendable que te hagas una revisión** antes de que la situación empeore.

Sin embargo, varios estudios —como el realizado en Argentina en 2019 o el de la India de 2024— han concluido que, además de los marcadores hormonales, hay **otros marcadores biológicos** que pueden mejorar significativamente la comprensión del estrés.

Pero no te asustes, aún estás a tiempo. Tan solo son señales que tu cuerpo te está enviando, y debes escucharlo.

2
El cortisol no es tu enemigo

Adaptarte para sobrevivir

Seguro que muchas veces has escuchado decir a algún amigo, familiar o compañero: «Ay, qué estrés, pero es estrés del bueno…». Retomo, pues, una pregunta que ya te planteé en la introducción:

¿Existe realmente un estrés bueno y uno malo?

Coloquialmente, solemos hablar del **estrés «bueno»** para referirnos al **«eustrés»**, es decir, a la respuesta de nuestro cuerpo cuando nos enfrentamos a una situación **desafiante o emocionante**. Podemos decir, entonces, que es la energía que sentimos en forma de **motivación, ganas, ilusión y nervios**, que podemos somatizarla y sentirla como un cosquilleo en la barriga. A pesar de eso, este tipo de estrés nos vuelve más eficientes y más activos, y nos ayuda a rendir mejor ante el desafío. **Fisiológicamente, tu cuerpo se está preparando para enfrentar una nueva situación de cambio.** Esto se traduce en una liberación significativa de hormonas, lo que en un primer momento aumenta la adrenalina y luego el cortisol.

Tal como indica el médico y fisiólogo Hans Selye, conocido

como el padre del estrés, **«no es el estrés lo que nos mata, es nuestra reacción a él»**.

La importancia del equilibrio y el impacto del estrés en la salud y la enfermedad se conocen desde hace más de dos mil años.

Hipócrates, médico griego a quien actualmente consideramos «el padre de la medicina», fue el primero en rechazar algo que hoy nos parece obvio: la creencia de que la enfermedad era producida por supersticiones, como la posesión por espíritus diabólicos o por dioses. Hipócrates, en cambio, sostenía que la enfermedad tenía una explicación y una razón física y racional. Por ello, aseguraba que el cuerpo debía ser tratado como un todo, buscando la armonía y el equilibrio en el sistema, y no como una serie de partes por separado, algo en lo que también fue pionero.

Durante el Renacimiento, Thomas Sydenham amplió la idea de Hipócrates sobre la enfermedad al **sugerir que la respuesta adaptativa individual podría por sí sola producir cambios patológicos**. Afirmaba, pues, que la forma en que cada persona responde ante el estrés podría desencadenar o evitar la aparición de una enfermedad. En el siglo XIX, Claude Bernard desarrolló el concepto de **armonía** al introducir la idea de un **equilibrio fisiológico interno dinámico**. Así, ya no se concebía como un estado estático, sino como un proceso en constante cambio, basado en secuencias y movimientos químicos (principalmente hormonales) dentro del organismo.

Más adelante, Walter Cannon fue el primero en acuñar el término **homeostasis** para describir el proceso fisiológico coordinado que **mantiene estables las funciones de un organismo**. Es decir, lo que coloquialmente conocemos como **equilibrio**. Cannon también destacó el papel del **sistema nervioso simpático**, que transmite señales desde nuestras neuronas hasta el resto de nuestro cuerpo de forma automática (por ejemplo, para regular la respiración o el funcionamiento del corazón). Según sus investigaciones, este sistema es clave para reparar y corregir los desequilibrios, lo que permite la supervivencia del organismo. En definitiva, mostró que el cerebro es esencial y necesario para equilibrar el resto de las funciones del cuerpo.

Años más tarde, Hans Selye popularizó el concepto de **estrés como una idea científica en el ámbito médico**. Este médico y fisiólogo describió de manera espectacular las reacciones y los cambios fisiológicos que experimenta el cuerpo ante una situación amenazante, que desencadena la **reacción de lucha o huida** de la que ya he hablado. Sin embargo, esta primera definición del estrés dejaba fuera aspectos muy importantes de la respuesta, como la **necesidad de mantener el equilibrio**.

De forma contemporánea a Selye, el neurólogo **Harold G. Wolff** propuso en 1953 una ampliación del concepto de estrés, que definió como un **estado dinámico, activo y de defensa**, resultado de la **adaptación del cuerpo a las demandas cambiantes del entorno**. Además, **destacó el papel fundamental de las emociones**.

Por ejemplo, si es tu primer día de trabajo, es probable que te sientas algo nervioso y en estado de alerta. Se trata de una situación totalmente nueva, por lo que tu ritmo cardiaco se acelera, la respiración es más rápida y menos profunda, y todos tus sentidos se agudizan para intentar ser lo más productivo posible y absorber toda la información nueva. No obstante, a medida que pasan los días, probablemente te sientas más tranquilo y seguro, comiences a manejar mejor la presión de ser nuevo, y poco a poco te vayas adaptando a ese nuevo trabajo y situación.

Así pues, estos autores introdujeron **tres conceptos** muy importantes:

1- El estrés como un **proceso activo**: ante una situación amenazante, el cuerpo pone en marcha un conjunto de mecanismos para hacer frente a la situación y restablecer el equilibrio.
2- El estrés como un **proceso biológico de defensa**: se entiende como el esfuerzo que realiza el cuerpo **para adaptarse y enfrentarse a un estímulo** potencialmente peligroso.
3- El estrés como un **estado dinámico**: es cambiante, es decir, no todos reaccionamos igual ante la misma situación. De hecho, ni siquiera una misma persona tiene la misma respuesta ante una situación que ya haya vivido, pues también depende de las experiencias previas.

Con el tiempo, como bien explica G. A. Elena en su artículo de 2002, diferentes expertos fueron ampliando la definición de estrés e incorporaron nuevos conceptos. Uno de ellos fue el de **estresor, entendido como cualquier estímulo con capacidad para alterar la homeostasis** (es decir, todo lo que nos desequilibra). A partir de ahí, se propuso una clasificación:

- **Estresores físicos:** calor, frío, radiaciones intensas, ruidos...
- **Estresores químicos:** venenos, toxinas...
- **Estresores psicológicos:** eventos, experiencias o situaciones experimentados previamente que afectan a tu forma de actuar ante una situación, y provocan un cambio de conducta que se expresa como ansiedad, miedo o frustración.
- **Estresores sociales:** problemas en tus relaciones, ya sea en el trabajo, con los amigos, la familia...

- **Estresores que desafían la homeostasis cardiovascular o metabólica:** entre ellos, la actividad física, la exposición al calor, una hipoglucemia, una hemorragia...

Por todo esto, debemos entender el concepto de estrés, en el ámbito de la salud y la enfermedad, como un **fenómeno bidireccional**. Así, se recibe un estímulo externo que desencadena en el organismo la necesidad de un ajuste interno —fisiológico, psicológico o conductual— para recuperar el equilibrio. En otras palabras, la presencia de un estresor activa mecanismos que, al potenciar tus capacidades, favorecen la supervivencia.

A este tipo de estrés que nos permite afrontar desafíos de corta duración y aumenta la eficiencia de nuestra respuesta solemos llamarlo estrés bueno.

Hay numerosos ejemplos de ello. Es el caso de las personas que la noche anterior a un examen se quedan estudiando hasta tarde porque **rinden más bajo presión** y son capaces de retener los conceptos más importantes. O también el de los deportistas de élite, quienes, gracias al **estrés agudo de corta duración** durante los entrenamientos, logran optimizar su tiempo de recuperación (o sea, volver antes al equilibrio) y, con ello, tener un mejor rendimiento físico.

Situaciones como esta implican una respuesta de estrés dentro de parámetros saludables, de modo que **el estrés no se convierte en un problema**, pues su función es activar «mecanismos» para mantener la vida frente a una gran exigencia.

Aunque parezca extraño, este estrés sí que es saludable.

En dosis pequeñas o bajas, esta secreción de hormonas glucocorticoides hace que aumenten las conexiones neuronales, lo que **incrementa la capacidad de comprender y resolver problemas, y estimula la generación de nuevas neuronas**.

Un área del cerebro particularmente sensible al estrés es el **hipocampo**, que forma parte del sistema límbico y se encarga de procesar **la memoria temporal o de corto plazo**, así como de identificar y diferenciar la información importante de la que no lo es. Por eso, bajo presión, nuestro cerebro recuerda más términos y conceptos. Y es que este «estrés bueno» facilita que, en un examen, recuerdes mejor lo que has leído en el último minuto.

No obstante, aunque el estrés puede ser muy útil y motivador, no siempre se experimenta como algo agradable. La exigencia o presión a la que te sometes puede generar sensaciones positivas —como la euforia tras un ejercicio intenso o la satisfacción de haber alcanzado una meta—, pero también puede provocar un malestar —como en una discusión, un accidente, una enfermedad o un problema laboral—. La capacidad de cada persona para adaptarse, mantener el bienestar o hacer frente a estas situaciones varía considerablemente, y **cada uno tiene un grado diferente de vulnerabilidad frente a unos mismos hechos**.

Frente a una situación estresante, algunas personas pueden mostrarse más vulnerables —es decir, más frágiles, con mayores dificultades para adaptarse o tolerar la presión—, mientras que otras son más resilientes —es decir, son capaces de afrontar las adversidades y salir fortalecidas—. Esta diferencia depende, en gran medida, de la actitud personal y de los recursos internos con los que cada uno cuenta para enfrentarse a los desafíos.

El problema es el estrés prolongado en el tiempo

Retomando una idea central: más que hablar de un estrés «bueno» o «malo», **hay que entender el estrés como la reacción de tu cuerpo para adaptarse al cambio**.

Cuando esta respuesta adaptativa es **intensa** y consigues «sobrevivir» y **volver a tu estado de equilibrio**, es lo que se denomina **estrés agudo de corta duración**. En este caso, es probable que salgas beneficiado, pues se mantiene dentro de los parámetros saludables. Por este motivo nos referimos a él coloquialmente como el «estrés bueno».

El verdadero problema surge cuando pasamos los límites y **la respuesta adaptativa se prolonga excesivamente en el tiempo. Entonces, comienzan a aparecer síntomas y cambios fisiológicos** que inclinan la balanza hacia la enfermedad. Esto es lo que conocemos como **estrés crónico**.

> Entre otras, **las consecuencias del estrés crónico** pueden ser:
> - Cansancio o fatiga sin causa.
> - Confusión, niebla mental o falta de memoria.
> - Dolores generalizados.
> - Aumento de peso inexplicable o dificultad para perderlo.
> - Problemas gastrointestinales, disbiosis, permeabilidad intestinal o el famoso colon irritable (del que te hablaré más adelante).
> - Alteraciones hormonales.
> - Mayor susceptibilidad a infecciones, como gripes o resfriados frecuentes.

Así, por ejemplo, si durante tus años de carrera universitaria te sobreexiges, vives constantemente estudiando, estresado, preocupado porque no llegas a entregar proyectos y sientes que no te queda tiempo para nada más —ni para el ocio, ni para caminar o practicar ejercicio al aire libre o simplemente desconectar—, es probable que, con el tiempo, aparezcan en tu día a día algunos de estos síntomas, producto de un estrés sostenido y sin descanso.

Necesitas cortisol para sobrevivir

El cortisol, como ya he explicado, cumple una función esencial: nos mantiene con vida gracias a **tres propiedades esenciales y poderosas**:

- Aumenta los niveles de glucosa en sangre y, por tanto, también la energía.
- Incrementa la presión arterial mediante el aumento de frecuencia cardiaca y la redistribución del flujo sanguíneo.
- Neutraliza la inflamación. Gracias a ello, el cuerpo es capaz de adaptarse y hacer frente a situaciones que lo desestabilizan, lo que facilita la activación de la respuesta de lucha o huida. Precisamente por esta propiedad antiinflamatoria los médicos a veces recetan corticoides (fármacos derivados del cortisol) a personas con enfermedades autoinmunes o procesos inflamatorios agudos con el fin de controlar esta inflamación.

Estas tres capacidades fundamentales del cortisol se manifiestan en una serie de funciones vitales más específicas que desempeña en nuestro organismo para asegurar la supervivencia y la adaptación:

- Regula la presión arterial y el ritmo cardiaco.
- Controla la acción de la insulina para mantener niveles estables de azúcar en sangre.
- Redirige el flujo sanguíneo hacia los músculos y el corazón en momentos de necesidad, y lo disminuye en sistemas menos prioritarios, como el digestivo.
- Regula el sistema inmunológico.
- Ayuda a controlar y responder de forma eficaz al estrés o a las situaciones que el cuerpo percibe como desafiantes.
- Permite al cuerpo obtener energía de donde sea necesario y promueve el uso del azúcar y la grasa como combustibles. Además, también almacena la energía para momentos de ayuno prolongado.

En resumen, esta hormona se produce en nuestro cuerpo como un mecanismo de defensa para ayudarlo a reaccionar en momentos de tensión, tanto física como emocional.

Sin embargo, cuando los niveles de cortisol **se mantienen elevados de manera sostenida y prolongada en el tiempo**, muchas de las funciones beneficiosas de esta hormona se bloquean. Entonces, puede aparecer la **inflamación sistémica y una predisposición a enfermar**.

¿El cortisol es siempre el malo de la película?

La respuesta es NO.

Lo repetiré tantas veces como sea necesario: **todos necesitamos el cortisol; el problema es la cantidad en la que se libera esta hormona**.

Cuando estamos sometidos a mucho estrés, el hipotálamo envía señales de alerta a los sistemas endocrino y nervioso, lo que activa una cadena de reacciones para liberar hormonas y neurotransmisores que nos permiten «sobrevivir» en ese momento y situación. En otras palabras, el **hipotálamo** es como el «centro de control» del cerebro, y por eso se encarga de **regular funciones vitales**, como la temperatura corporal, el hambre, la sed, los impulsos sexuales y las emociones. **Funciona, por tanto, como un puente entre el cerebro y tu sistema hormonal.**

Como ya he comentado, **para comenzar el día se necesita una pequeña dosis de cortisol en sangre**. En este sentido, los factores que estimulan la liberación de cortisol durante el día son la actividad física, las emociones y la luz solar, en especial por la mañana. **Durante la noche, en cambio, no son necesarios unos niveles tan elevados de cortisol.** Por ello, en este momento, las hormonas que principalmente circulan por nuestro cuerpo son la melatonina y la hormona del crecimiento, cuyo objetivo es facilitar e inducir el descanso nocturno, la regeneración celular y el crecimiento de tejidos y estructuras. Este es, pues, el ciclo del cortisol.

Cuando este ciclo hormonal **se altera y el nivel de cortisol se mantiene elevado** durante la noche o con picos nocturnos, aparece el tan temido **insomnio**, que todos queremos evitar, aunque es probable que te hayas encontrado con él en algún momento de tu vida. Este es el que provoca que pasemos una mala noche, tengamos despertares nocturnos y el sueño no sea reparador. Esto lleva, como es obvio, a sentirnos sin energía al día siguiente y de mal humor, y entramos en un círculo vicioso del que cuesta mucho salir.

La hiperactividad del eje adrenal (esto es, la alteración del ritmo natural del cortisol) puede estar producida por varios factores. No obstante, en la actualidad suele ser nuestra mente la que nos juega una mala jugada y comienza a sobrepensar —ya sea en problemas laborales, temas pendientes u otras preocupaciones—, lo que altera la calidad del sueño.

A continuación, te explicaré de qué forma nuestro cerebro reconoce una situación estresante y cómo se pone en marcha el mecanismo de respuesta a ella.

El estrés crónico

Como ya te conté en el capítulo 1, el estrés depende de un eje (el eje hipotalámico-hipofisario-adrenal) que le indica al cuerpo que debe generar hormonas específicas para hacer frente a determinadas situaciones. En síntesis, ante un **estresor**, se desencadena un **efecto dominó** en todo tu organismo que **provoca cambios fisiológicos** en el organismo y activa la respuesta de lucha o huida.

Así, cuando **percibimos una amenaza a través de nuestros sentidos**, como la vista, el oído o el tacto, esta información llega en primer lugar al **tálamo**. Este actúa como un «filtro» y envía las señales recibidas a otras áreas del cerebro para que las analicen.

Una de esas áreas es la **amígdala**, una pequeña estructura dentro del sistema límbico cuya tarea principal es **recibir información y compararla con experiencias previas**. Esto le permite decidir si es una situación **familiar** y conocida o si realmente puede **ponerte en peligro**. Una vez que la información pasa a través de este segundo filtro, si se trata de una posible amenaza, se envían las señales al **hipotálamo** (el que envía los «mensajes», ¿recuerdas?) para comenzar, ahora sí, con la secreción hormonal de la que te he hablado y activar el eje hipotalámico-hipofisario-adrenal.

> **Tálamo:** se puede comparar con un «filtro» del cerebro que distribuye la información a otras áreas, como si fuera un escáner de todo lo que percibimos a través de los sentidos. Es, por tanto, el que decide si los estímulos que recibes son importantes o no.
> **Amígdala:** es el área del cerebro que nos permite actuar de manera rápida y sin pensar, y está relacionada con emociones como el miedo, la ira o la ansiedad. Para protegernos, nos lleva a reaccionar ante ellas de inmediato, sin dar tiempo a que la información sea procesada por el área prefrontal, que es nuestra parte racional.

La amígdala, pues, siempre trata de buscar otros momentos o situaciones similares que ya hayas vivido para ayudarte a lidiar con el suceso al que te enfrentas en el presente. Tras este proceso, que se hace en milésimas de segundo, la amígdala puede generar una emoción intensa si **el contexto actual le recuerda un hecho pasado que se parezca**. Esto nos permite entender por qué a veces reaccionamos exageradamente ante ciertos eventos o por qué en algunos momentos nos invade la tristeza o la angustia sin que sepamos bien por qué. Así, por ejemplo, si has vivido una mala experiencia con una pareja tóxica y tiempo después conoces a alguien que tiene una estética o gustos similares, es posible que te genere rechazo. Quizá esta persona no tenga la misma actitud tóxica, pero, aun así, tu cerebro, que recuerda la relación anterior, intenta protegerse.

Además, la amígdala **no solo reconoce si algo es conocido o desconocido, sino que también asigna una emoción a cada situación vivida**, lo que influye en cómo reaccionamos y en cómo nuestro cuerpo se adapta al entorno. No obstante, este efecto dominó no se produce siempre. Depende de factores relacionados con el estresor, como su intensidad y persistencia, así como de la vulnerabilidad del individuo frente a ese hecho.

En consecuencia, el estrés protege, pero también puede dañar. Todo depende de la **cantidad y la calidad del estresor y de la capacidad del individuo para superarlo y adaptarse** en función de sus experiencias previas.

> **Como dice la sabiduría popular:
> «El veneno está en la dosis».**

¿Cuándo sospecho que estoy por encima de la dosis necesaria de cortisol?

Un indicador habitual para saber que nuestros niveles de cortisol están elevados es la ansiedad. Por ello, este tipo de pensamientos podrían llevarnos a sospecharlo:

- Me preocupo por lo que vendrá o pasará.
- Estoy constantemente pensando en el futuro o recordando situaciones del pasado.
- No sé escuchar a los demás.
- No escucho ni hago caso a mi cuerpo.
- Vivo acelerado, corriendo, y los días pasan de forma acelerada.
- Tengo dolores generalizados, cansancio, fatiga o síntomas en la piel o en el sistema digestivo.
- Me siento cansado todo el día.
- No tengo tiempo para mí ni tampoco lo busco.
- No consigo concentrarme en mis tareas diarias.

El exceso de cortisol, además de afectar de modo negativo a tu salud y a tu vida, genera un gasto energético enorme. Así, estos síntomas pueden llevarnos a pensar que sufrimos un estrés crónico y sostenido que provoca unos niveles elevados de cortisol.

Atención: tener niveles bajos de cortisol no implica que no estemos estresados.

A diferencia de lo que muchas personas creen, tener niveles bajos de cortisol **tampoco significa que nuestro estado de salud sea óptimo**. Cuando el cortisol se encuentra por debajo de los rangos de normalidad, suelen aparecer una variedad de síntomas, como los siguientes:

- Fatiga y debilidad muscular.
- Falta de apetito o pérdida de peso.
- Antojos de alimentos dulces.
- Cambios de humor o irritabilidad.
- Dolor articular.
- Falta de concentración y sensación de niebla mental o confusión.
- Dificultad para tomar decisiones.
- Insomnio.
- Azúcar bajo en sangre o baja presión arterial.
- Dificultad para superar enfermedades menores.
- Necesidad de orinar con frecuencia.

En mi consulta, cuando sospecho de una alteración en los niveles de cortisol, siempre me centro en entender qué le ocurre a mi paciente. Para ello, es fundamental, en un primer momento, descartar patologías orgánicas —es decir, aquellas que afectan directamente a un órgano o sistema del cuerpo y tienen una causa física identificable— graves o potencialmente dañinas. No obstante, no debes asustarte, ya que, en la actualidad, **la causa más común del desequilibrio del cortisol no es una patología rara, sino algo más cotidiano: el agotamiento mental y emocional.**

A pesar de eso, me he encontrado más de una vez con pacientes que nunca han sido evaluados ni valorados, por lo que no tienen un buen diagnóstico. Eso explica por qué sus síntomas no mejoraban o empeoraban, hasta incluso poner en peligro sus vidas. De ahí la **importancia de hacer ante todo un buen diagnóstico para descartar patologías orgánicas**, porque, aunque no sea lo más habitual, existen, y generalmente vienen acompañadas de síntomas muy evidentes y característicos. Algunas de estas posibles patologías son:

- **Alteraciones en las glándulas suprarrenales:** como la enfermedad de Addison, que impide que estas glándulas produzcan suficiente cortisol.
- **Panhipopituitarismo:** problemas en la hipófisis que puede afectar a la producción de cortisol.
- **Supresión iatrogénica de la función hormonal:** debido al uso prolongado de corticoides. Cuando se suspende bruscamente la administración de estos fármacos, el cuerpo puede tardar en recuperar la producción normal de cortisol.

En estos casos, suele haber **síntomas muy específicos y llamativos**, como fatiga extrema, mareos, náuseas, pérdida del conocimiento, dolor de espalda y de piernas, niveles elevados de potasio, cambios en la presión arterial o molestias digestivas intensas que pueden llegar a una insuficiencia suprarrenal aguda. **Si ocurre, es importante acudir al médico para una evaluación adecuada.**

Sin embargo, recuerda que **el cortisol es muy sensible a varios factores, como a la alimentación, al ejercicio o incluso al estrés que sientas en el momento de la analítica o la hora a la que te la hagan.** Por eso, a pesar de hacerte la analítica a las ocho de la mañana, en ayunas y sin haber practicado ejercicio, tus valores de cortisol pueden salir alterados. Esto puede deberse a que ese día estabas nerviosa porque se retrasaron y llegabas tarde al trabajo o a que, tras tantas horas en ayuno, tu metabolismo hizo que el nivel de cortisol subiera. En definitiva, **un solo análisis no siempre refleja el nivel real de cortisol a lo largo del día.**

Así, para obtener unos resultados más fiables, es fundamental hacer mediciones de los niveles de cortisol a través de análisis de orina de veinticuatro horas. El motivo es que estos son mucho más representativos que una única medición puntual, como expliqué en el capítulo anterior, para poder valorar de forma adecuada el funcionamiento del eje.

> **Hoy en día, el principal enemigo del equilibrio del cortisol no suele ser ninguna patología, sino el cansancio mental crónico.**

La mayoría de nosotros sentimos cansancio mental y tenemos pensamientos en bucle y un diálogo interno repetitivo y destructivo, lo cual, de manera silenciosa, nos agota y afecta a nuestra capacidad de disfrutar del presente. A pesar de eso, es mucho más difícil de identificar —y más aún de cambiar— que el cansancio físico. Sin embargo, **compartiré contigo las herramientas que más me han ayudado, tanto a nivel personal como profesional.**

Cuando estamos físicamente cansados, dormimos, comemos, buscamos un rato de tranquilidad y recuperamos la energía con rapidez. En cambio, **el cansancio mental es diferente, más sutil.** Puedes sentirte apático, deprimido, perdido, confundido a la hora de tomar decisiones… Es ese **desgaste silencioso** que no se soluciona con un día de descanso ni desaparece después de dormir o comer bien.

No quiero adelantarte demasiado, porque este tema lo abordaré a fondo en el capítulo 10, pero no quiero dejar de mencionarlo, ya que en la actualidad suele ser la causa más frecuente del desequilibrio del cortisol. Nuestra sociedad vive corriendo, trabajando ocho horas al día —¡si no más!—, llenando las agendas hasta reventar, y **no dejamos espacio al descanso, a la desconexión, y dedicamos muy poco tiempo al ocio**. Según mi punto de vista, es justamente esto lo que está provocando que estemos cada vez menos presentes, más conectados a las pantallas y desconectados del mundo real, más ansiosos y, por ende, también más enfermos. Por todo ello, **es importante estar atentos a los síntomas que he mencionado a lo largo del capítulo, prestar atención al cuerpo y saber parar a tiempo**.

3
¿Qué es realmente el estrés?

El estrés, como ya sabemos, no siempre es malo; de hecho, un cierto grado de estrés es parte de la vida. Sin embargo, un exceso puede provocar un trastorno de ansiedad. Por este motivo, en el momento en que nos sobrepasa e interfiere en varias áreas de nuestra vida cotidiana, deberían saltar todas las alarmas.

Como conté en el capítulo anterior, Hans Selye fue el primero en definir en qué consistía el estrés, y, asimismo, **diferenció entre los dos tipos de estrés**, que ya he mencionado anteriormente:

> **Eustrés:** es una forma de estrés necesaria porque nos ayuda a hacer frente a nuevos retos, estímulos y desafíos.
> - Provoca una **activación adecuada y deseable en ciertas situaciones**, por ejemplo, al hablar en público.
> - Es **adaptativo y estimulante**, fundamental para el desarrollo y el bienestar.
> - Es un tipo de estrés «positivo» que se da cuando hay un **aumento de la actividad física** y está relacionado con el **entu-**

> **siasmo y la creatividad.** Un ejemplo sería practicar un deporte que te gusta, o afrontar algún reto o situación que consideras excitante.
>
> **Distrés:** se refiere a la respuesta perjudicial del organismo ante estímulos que se perciben como amenazantes.
> - Es el estrés «negativo», que, al ser sostenido en el tiempo, no deja que el cuerpo se recupere, lo que, en consecuencia, produce daño a nivel mental, emocional y físico.
> - Se vive como una experiencia desagradable que **ocasiona un exceso de esfuerzo y una sensación de incapacidad para adaptarse al cambio**, lo que produce una activación inadecuada, excesiva o desregulada.
> - Es perjudicial, causa **sufrimiento y desgaste personal, y aumenta la predisposición a enfermedades**, además de generar síntomas propios de esta mala adaptación.

En su teoría del estrés, **Selye** describió el distrés como un estrés que nos **consume la energía, nos vuelve irritables, hace que tendamos a aislarnos y provoca cambios en el estado de ánimo**, como explosividad o reacciones atípicas en nosotros.

El estrés forma parte de nuestra vida cotidiana y, por mucho que queramos, las situaciones estresantes no desaparecerán.

No podemos ignorar ni tampoco aceptar el distrés. Debemos, en cambio, aprender a identificarlo y combatirlo o, al menos, ser capaces de **reducirlo a niveles tolerables**. Por eso, mi objetivo con este libro es proporcionarte las **herramientas para que puedas gestionarlo de la mejor forma posible**.

Según datos del Ministerio de Sanidad, 2,5 millones de españoles consumen ansiolíticos o antidepresivos a diario. El motivo es que **buscamos soluciones rápidas, que enmascaren los síntomas**. No obstante, las pastillas no nos sanan ni permiten abordar la raíz del problema. A veces, creo que **no somos suficientemente pacientes para soportar la incomodidad que supone trabajar en el origen, buscar el trauma y ahondar en nuestros sentimientos**. O quizá es demasiado duro y nos conformamos con el camino más fácil.

Está claro que mirar de cara al verdadero origen de nuestro malestar no es cómodo ni agradable. Según la emoción o sensación que estemos enfrentando, puede ser un proceso difícil. A pesar de eso, debemos tomar conciencia de nuestro estado, permitirnos sentir ese malestar y **descubrir así qué nos ocurre en realidad**. Con una pastilla simplemente estás poniéndote un antifaz en los ojos, quieres «continuar» con tu vida como si nada hubiera pasado, pero **no ver los problemas jamás ha hecho que estos desaparezcan**.

Hoy en día, gracias a estudios como el de C. W. T. Miller, sabemos que existe una **relación entre el estrés que sentía el *Homo habilis* hace millones de años atrás y el estrés actual**. A nivel fisiológico, es el mismo mecanismo, pero, a diferencia de nosotros, nuestros antepasados, por norma general, sufrían estrés agudo en un momento determinado y luego **tenían sus instantes de recuperación y renovación**. Al estar en contacto con la naturaleza, conseguían recuperar la homeostasis de modo más rápido y eficaz. Nosotros, en cambio, **activamos la reacción de alarma y no somos capaces de frenarla**.

Además, nuestro sistema nervioso no distingue entre un estresor físico real y uno mental.

A menudo, podemos sentirnos igual de estresados ante un día cargado de trabajo que cuando existe el peligro real de ser atropellados o de ser atacados por un perro. También reaccionamos del mismo modo frente a cualquier situación que consideramos que nos genera fobia, ya sea pensar en un futuro examen o en una exposición en la que tenemos que hablar en público.

Recordemos que, como ya expliqué, los estresores son todas las circunstancias, situaciones o condiciones personales o profesionales que nos sobrevienen y que **nuestro cerebro percibe —ya sea consciente o inconscientemente— como amenazas o dificultades**. En definitiva, es todo aquello que percibimos como negativo o aterrador.

¿Cómo funciona el estrés?

No hay una única respuesta al estrés. Ante el mismo estresor, yo puedo responder de una forma y con una determinada intensidad, y tú de otra completamente diferente. Sin embargo, para la neurociencia, es difícil encontrar la correlación entre el evento ambiental y la respuesta que se genera en el cuerpo frente al estrés, ya que no se puede hacer una definición generalista.

Esta diferencia en la reacción de dos personas a un mismo suceso se debe a sus experiencias previas y a su estado basal en ese momento. Además, la respuesta adaptativa al estrés es dinámica, lo que significa que no solo varía muchísimo entre individuos, sino también en una misma persona en momentos diferentes. Por ejemplo, seguro que conoces a personas a las que los nervios previos a un examen las llevan a no dormir y a que se les cierre el estómago; a otras que, ante la misma situación, tienen un hambre voraz, antojos de dulce y sienten ansiedad por la comida, y a otras que ni siquiera se alteran.

La reacción al estrés está controlada por componentes emocionales, conductuales y fisiológicos derivados de las diferentes hormonas que se liberan.

Es muy probable que, cuando hablamos de la «hormona del estrés», pensemos de inmediato en el cortisol, pero la realidad es que no es la única implicada en este proceso. Como he señalado, la respuesta del cuerpo ante el estrés no es sencilla, sino que se **desencadena una cascada hormonal** en la que colaboran sinérgicamente varias sustancias para hacer frente a la situación.

De hecho, existen **cuatro hormonas principales** relacionadas con el estrés:

- **Adrenalina:** es una de las dos principales catecolaminas, junto con la noradrenalina, las cuales son producidas por las glándulas suprarrenales, como vimos en el primer capítulo. Además de actuar como neurotransmisores, aumentan el ritmo cardiaco y la presión sanguínea, lo que mejora la circulación del oxígeno hacia los músculos. Esto **nos permite movernos con mayor rapidez** y **responder con eficacia** ante un desafío o amenaza. Aunque su efecto es breve —no dura más de cinco minutos—, **es clave para activar el cuerpo antes de que se ponga en marcha el resto de la cascada hormonal**.
- **Cortisol:** es el director y al que más conoces ya. Pero, como ves, no puede hacerlo todo solo. Además, cuando sus niveles comienzan a aumentar, el resto de las hormonas, como la prolactina o la DHEA, también pueden elevarse para contrarrestar su efecto.
- **Prolactina:** aunque esta hormona se asocia comúnmente con el embarazo y la producción de leche materna, es importante saber que unos niveles elevados de prolactina también pueden ser un indicador de estrés —te sorprenderías al ver la cantidad de pacientes que recibo en consulta con estos valores en sus analíticas—. Esta hormona, segre-

gada por la glándula pituitaria en el cerebro, cumple diversas funciones. Si bien su papel en la lactancia es el más conocido, fuera del embarazo sus niveles pueden aumentar debido a varias causas. Una de ellas es la presencia de un adenoma hipofisario (un tumor benigno de crecimiento lento que hay que descartar por resonancia magnética).

Sin embargo, dentro de ciertos rangos, la causa más frecuente es una situación estresante sostenida en el tiempo. Esto puede **generar un aumento de prolactina que, a su vez, puede interferir con el resto de las hormonas sexuales o tiroideas y provocar alteraciones menstruales, como amenorrea** (es decir, falta de menstruación). Hay que destacar que tanto hombres como mujeres pueden presentar niveles elevados en situaciones de estrés prolongado.

- **DHEA:** es una hormona producida en las glándulas suprarrenales a partir del colesterol que sirve de «materia prima para los estrógenos y andrógenos». Según D. M. Campagne, «los niveles normales se reducen desde los veinticinco años de edad y muestran diferencias interindividuales notables». Así pues, «es un indicador biológico de estrés, envejecimiento, trastornos psíquicos como la depresión, trastornos psicosomáticos y otros».

Entre sus propiedades destaca la capacidad de reducir «los niveles de cortisol o, mejor dicho, contrarresta su incidencia negativa». Por eso, en la analítica de cortisol en saliva, en general, además de la medición de cortisol, solicitamos también la de DHEA y melatonina, ya que los niveles de DHEA nos ayudan a identificar en qué fase del estrés se encuentra el paciente.

Cómo sucede esto en tu día a día

Piensa en un día típico: suena la alarma y tu cuerpo se pone en marcha rápidamente gracias a un **pico de cortisol matutino** que probablemente se haya disparado mucho antes de que tu despertador sonara para activar tu metabolismo y prepararte para afrontar el día. Te despiertas, pero, aun así, te cuesta levantarte, por lo que tienes que hacerlo todo deprisa para no llegar tarde al trabajo. Sin que te des cuenta de ello, en ese momento, la **adrenalina** ha inundado tu cuerpo, lo que ha aumentado tu ritmo cardiaco y enviado más oxígeno a los músculos para ayudarte a moverte más rápido.

A lo largo del día, en mayor o menor medida, el **estrés continúa estando presente** bajo distintas formas. Quizá el día no fluye como esperabas, recibes una llamada inesperada, una reunión que te retrasa el resto de la agenda, una noticia que te altera los planes... Y **el cortisol sigue haciendo su trabajo** para garantizar que tengas energía suficiente para regular la presión arterial y para que tu cerebro se mantenga activo.

Si esto ocurre solo un día, no pasa nada. El problema aparece cuando esta situación se da cinco días a la semana, de lunes a viernes, y se alarga sin fin. Cuando, sin saberlo, **vives con altos niveles de cortisol y no hay pausas, por lo que tu cuerpo nunca tiene un momento de descanso o recuperación** que le permita volver al estado de equilibrio.

Comienza entonces un **círculo vicioso** de ansiedad, insomnio, dificultad para dormir, sensación de fatiga constante, sueño no reparador, necesidad de café o de dulce para mantenerte despierto...

> **Todos estos síntomas indican que tu cortisol está elevadísimo.**

Con el tiempo, esto puede empezar a **afectar a otras hormonas**. Como ya he explicado, **la prolactina aumenta en situacio-**

nes de tensión prolongada, y esto puede provocar desajustes hormonales en las mujeres o incluso afectar la función tiroidea. Entonces entra en juego la **DHEA**, una hormona menos conocida, pero que te he presentado en el recuadro anterior. Esta **aumenta para compensar los niveles elevados de cortisol sostenidos en el tiempo**, de modo que ayuda a que sus efectos no sean tan agresivos.

Sin embargo, como ya apunté, **el nivel de DHEA empieza a descender** de manera natural antes de los treinta, lo que, sumado al ritmo de vida que llevamos, hace que la caída de esta hormona sea más acentuada y que, en consecuencia, puedas **sentirte más cansado**. Por eso, hoy en día está en auge la suplementación con DHEA como terapia hormonal bioidéntica. Muchos profesionales médicos, pues, la utilizan para aumentar la energía, mejorar la capacidad de reaccionar ante el estrés y de conseguir un mayor bienestar general. Sin embargo, sus beneficios como suplemento no han sido aún suficientemente estudiados ni comprobados, como se explica en el artículo sobre el DHEA del Manual MSD.

Además de la respuesta fisiológica, es importante tener en cuenta que **la mayor parte de las situaciones consideradas estresantes hoy en día comparten características comunes, que suelen ser**:

- Aparece una realidad nueva que exige un cambio.
- El cambio provoca miedo.
- Sentimos que nos falta información sobre la situación, lo que nos genera estrés.
- Experimentamos incertidumbre. ¿Qué va a ocurrir?
- Cuanta más ambigüedad, más estrés.
- A veces no es la situación en sí la que nos genera estrés, sino el modo en que la interpretamos. Recuerda que la amígdala

> puede relacionarla con experiencias anteriores y que cada uno vive esa situación de una forma determinada. Así, para algunas personas hablar en público puede ser aterrador, mientras que para otras es un disfrute.
> - Cuanto más se prolonga la situación en el tiempo y más crónica es, mayor es nuestro desgaste. A menudo, además, se acumulan responsabilidades, lo que contribuye negativamente, aumenta más la presión o complica aún más el panorama.

El siguiente ejemplo, que quizá has vivido alguna vez, puede ayudarte a entenderlo mejor: ¿recuerdas cuando te llamaron para que te incorporaras a un puesto de trabajo nuevo? Esa mezcla de emociones que sentías: ilusión y a la vez miedo e incertidumbre de no saber con qué te encontrarías. Y también el miedo al qué dirán y el «¿y si me equivoco? ¿Y si no soy capaz?». Seguro que antes de entrar, cuando imaginabas cómo sería, te pasaron miles de pensamientos por la cabeza. Esto sin duda te provocó sudoración, manos frías y nerviosismo y ansiedad. Pero entonces llegó el momento y lo más probable es que no sucediera ni la mitad de lo que imaginaste, ¿verdad? Como ves, en esta experiencia habitual, muchos de los elementos que he mencionado —la novedad, el miedo, la incertidumbre y nuestra propia interpretación— juegan un papel importante en la generación del estrés.

Las tres fases del estrés

Para explicar con más detalle la respuesta del organismo ante un estresor, Hans Selye articuló su teoría del **síndrome general de adaptación, que se desarrolla en tres fases sucesivas**:

Primera fase: reacción de alarma

Imagina que vas caminando por la calle y escuchas un ruido detrás de ti. En ese momento, tu cuerpo ya ha reaccionado automáticamente: ha aumentado el ritmo cardiaco, los músculos están en tensión, estás sudoroso, nervioso, y tu atención está mucho más agudizada. A esta **primera respuesta, rápida e inconsciente**, Selye la llamó la primera fase del estrés, o fase de alarma.

Como ya expliqué, ante un **estresor**, que es percibido a través de nuestros sentidos (oído, tacto, olfato, vista o gusto), se manda una **señal al cerebro**, en concreto, al tálamo, donde se filtra la información recibida. Esta, entonces, continúa por diferentes áreas cerebrales, incluidos el **córtex prefrontal** (implicado en la toma de decisiones, la atención y la memoria a corto plazo) y el **sistema límbico** (relacionado con las emociones). Tras un análisis comparativo entre la nueva situación y nuestros «recuerdos», es decir, **en función de experiencias previas, el organismo responde al estímulo**.

Esta respuesta pone en marcha el eje hipotalámico-hipofisario-adrenal, que activa la **cascada hormonal** que ya mencioné. En los primeros cinco minutos, aumenta la **adrenalina** —que es la que provoca la sequedad de boca, las pupilas dilatadas, la sudoración, la tensión muscular, la taquicardia, el aumento de frecuencia respiratoria, así como de la tensión arterial, entre otros—, que te permite sobrevivir en el momento del peligro. Además, en esta fase aumenta la **actividad psicológica, en especial la capacidad de atención y concentración**, para hacer frente al estresor.

> **Esta fase es de corta duración, por lo que no es perjudicial si el organismo dispone de tiempo para recuperarse.**

Es, pues, el eustrés; un estrés bueno, natural y de corta duración, que también ocurre ante situaciones consideradas positivas, pero que el organismo puede considerar un tanto «amenazantes». Sin embargo, en su justa medida, estas situaciones son beneficiosas. De hecho, **pequeñas dosis de este «estrés bueno» pueden fortalecer el organismo**, como el ejercicio intenso, el ayuno intermitente, la exposición al sol o al frío e, incluso, ciertos desafíos emocionales; todos ellos nos ayudan, en fin, a **adaptarnos y a volvernos más resilientes**.

Pero, **cuando esta fase se prolonga en el tiempo sin que el cuerpo pueda descansar, el estrés comienza a ser dañino**.

Segunda fase: defensa o resistencia

La segunda fase es la de **defensa o resistencia, y ocurre solo si el estrés se mantiene en el tiempo y el organismo no logra una recuperación rápida tras el evento estresante**. Y es en esta fase cuando **entra en juego el famoso cortisol**.

Su papel es, como el de la adrenalina, **mantener la supervivencia**. Para ello, necesita que los niveles de **glucosa en sangre** sean suficientemente altos para nutrir a los músculos, al corazón y al cerebro —que son los órganos indispensables para la respuesta de lucha o huida—, mientras que **disminuye los recursos energéticos de otros órganos menos importantes** en ese momento, como los del sistema digestivo y reproductivo.

Así pues, en un primer momento, la adrenalina suministra **energía de emergencia** y, en segunda instancia, el cortisol **asegura que esta se mantenga**. Para ello, emplea la glucosa almacenada en el hígado y en los músculos, y, además, es capaz de generar nueva a partir de ácidos grasos y proteínas. Esta es **la función catabólica del cortisol, la cual, sostenida en el tiempo, provoca pérdida de masa muscular**.

Retomando el ejemplo anterior de la primera fase, si resulta que solo fue un susto y nadie quería robarte, aun así, tu cuerpo seguirá en alerta durante un tiempo más. Esto ocurre gracias a la **elevación**

puntual de cortisol, que te permitirá tener **combustible suficiente** —aunque hayas salido de casa sin desayunar, porque, como contaba, obtiene la energía de los depósitos de ácidos grasos y proteínas de los músculos— para caminar a paso rápido hasta llegar a un lugar «seguro» donde puedas **tranquilizarte, reponer energías y estabilizar la respiración y la frecuencia cardiaca**.

Este ejemplo de muestra la importancia del cortisol en nuestras vidas.

Tercera fase: agotamiento

Por último, la tercera fase del estrés se da cuando la situación persiste y no tiene fin. Entonces aparecen **cambios hormonales «crónicos» que se mantienen**. Por ello, es probable que, en este momento, tu cuerpo se sienta desbordado e incluso agotado. Poco a poco, **las hormonas son cada vez menos eficaces**; la producción de cortisol empieza a descender y se produce una **incapacidad de modular la respuesta al estrés**, lo que puede provocar la aparición de patologías graves o que afecten a la calidad de vida.

Cuando el cuerpo llega a este punto, los síntomas son muy evidentes. Aparece fatiga extrema, falta de energía, trastornos del sueño —como imposibilidad para dormir o conciliar el sueño a pesar de estar muy cansados—, pensamientos recurrentes y repetitivos, disfunción metabólica y alteración en el metabolismo de la glucosa, desregulación emocional, ansiedad, tristeza, tendencia a la depresión o irritabilidad sin motivo, así como mayor predisposición a enfermar —en concreto, a sufrir enfermedades metabólicas, cardiovasculares o autoinmunes.

El cuerpo humano está diseñado para afrontar situaciones de estrés, pero también necesita periodos de recuperación. La clave para evitar llegar a esta fase es, pues, el **equilibrio**. Debemos permitir que el organismo descanse, se repare y vuelva a la homeostasis antes de que el desgaste sea irreversible.

Para conseguir dar ese descanso a tu cuerpo y permitirle desconectar, en tu día a día puedes aplicar varias herramientas o practicar algunas actividades. Así, por ejemplo, puedes buscar un hobby, algo que te ayude a desplazar el foco de tu rutina o de tus pensamientos, y enfocarte en lo que estás haciendo en cada momento. También puedes practicar deporte al aire libre, quedar con amigos —tómate un café con una amiga y estate presente en la conversación sin pensar en qué harás después.

Salir a caminar en silencio, sin auriculares, durante veinte o treinta minutos dentro de tu jornada laboral, te permitirá estar mucho más enfocada y ser más productiva. En definitiva, debes aprender a poner límites, tanto en el trabajo como en tus relaciones, y buscar un rato para ti. La falta de tiempo no es más que una excusa.

Cada uno debe encontrar su forma de desconectar. Pero, una vez que descubras aquello que te permite desconectar y aislarte o despejarte, tenlo claro: es tu fórmula mágica.

Hoy en día, las fuentes de estrés más habituales no son las que tenían nuestros antepasados, ¡ni siquiera nuestros abuelos! En nuestra sociedad, impera el *overthinking* constante y las exigencias externas y las prisas nos enferman, ya que nos provocan ansiedad y estrés. Entre las causas más frecuentes de estrés en la actualidad se encuentran las siguientes:

- **Falta de sueño** y alteraciones del ritmo circadiano, como despertares nocturnos, sensación de no haber descansado o sueño no reparador.
- **Mente hiperactiva**, que se traduce en miles de pensamientos desordenados que aparecen durante el día en nuestra men-

te y generan ruido mental, desconcentración y nos llevan a perder el foco de lo que estamos haciendo.
- **Infecciones crónicas o inflamación sistémica silente**, como resfriados, anginas de repetición, sensación de falta de energía, retención de líquidos hasta provocar edemas e hinchazón.
- **Sobrecarga de ejercicio** sin la recuperación adecuada, lo que predispone a las lesiones.
- **Alcohol, tabaco u otras drogas.**
- **Mala calidad del agua**, pues el agua que consumimos es pobre en minerales y, muchas veces, está contaminada.
- **Contaminación electromagnética** y exposición prolongada a **pantallas y redes sociales**, ya que, sin saberlo, estamos constantemente expuestos a redes 4G, 5G o wifi.
- **Estrés mental, emocional y psicológico**, como ansiedad, depresión, ira...
- **Exposición a tóxicos ambientales**, como humo, contaminación de los coches, cosmética, utensilios de cocina...
- **Estrés nutricional**, provocado porque comemos deprisa, de pie, sin tiempo, y, además, comida de poco valor nutricional pero alta en azúcares, la cual nos genera una falsa sensación de «energía y dopamina».
- **Estrés financiero** —nos preguntamos: «¿Llegaré a fin de mes?»— y laboral, relacionado con las sobreexigencias y el *multitasking*.
- **El tráfico** y largos periodos de desplazamiento diarios en coche.
- **Preocupaciones por nuestros hijos.**

Por todos estos motivos, aprender a **modular el estrés** es clave para lograr una salud metabólica, hormonal e inmunológica adecuada a largo plazo.

Estrés y enfermedad

Como ya comenté en el anterior capítulo, el cortisol es una hormona que interviene en varias funciones del organismo. Recordémoslas:

- **Metabolismo de los hidratos de carbono, las grasas y la proteína.** Por eso, dependiendo de tus niveles de cortisol, tu cuerpo almacenará como fuente de energía todo aquello que comes o lo utilizará del modo más adecuado. Así, puede aumentar la glucosa en momentos de ayuno prolongado o generar resistencia a la insulina si el estrés se mantiene elevado durante demasiado tiempo.
- **Regula los niveles de inflamación** en tu cuerpo, por lo que funciona muy bien para controlar la inflamación. Por ese motivo, los corticoides son los fármacos más recetados para reducir la inflamación de forma rápida. Sin embargo, también es capaz de generar una inflamación sistémica de bajo grado, silenciosa y con síntomas menos específicos.
- Es capaz de **controlar la presión sanguínea.** Regula la retención de sodio y agua en los riñones para controlar los niveles de presión y dirige el flujo sanguíneo hacia los órganos necesarios en cada momento. No obstante, el cortisol desregulado puede provocar hipertensión, si hay en exceso, o hipotensión y mareos, si está demasiado bajo.
- **Regula los niveles de glucosa en sangre.**
- **Controla tu ciclo de sueño y vigilia.** Como ya he explicado, aumenta a las ocho de la mañana para comenzar el día con energía y disminuye por la tarde, con la caída del sol, de forma natural cuando las condiciones son óptimas.
- **Aumenta tu sensación de energía** en un primer momento para que puedas hacer frente al estresor.
- **Regula los niveles de sal y agua en el cuerpo**, lo que puede generar retención de líquidos.
- **Contribuye a la memoria y a la concentración.**

Pero un **exceso de cortisol** puede alterar todas estas funciones y generar desequilibrios y síntomas molestos y desagradables que, por desgracia, todos hemos experimentado alguna vez. Por ello, puede afectar a varios órganos y sistemas:

- **Sistema inmunológico:** cuanto mayor sea el nivel de cortisol, menos defensas tendrás. Seguro que, en época de exámenes o en momentos muy estresantes a nivel laboral o personal, te ha ocurrido que has sufrido más gripes o refriados o te ha salido un herpes labial.
- **Sistema digestivo:** la digestión y la absorción de los alimentos se altera cuando el cortisol está elevado en sangre, lo que explica la sintomatología típica de hinchazón, gases, reflujo o malestar digestivo. Esto, que tiene sin duda un componente psicológico y de estrés que se debe trabajar y mejorar, ocurre porque el cuerpo no está preparado para digerir en ese momento, ya que el flujo sanguíneo hacia el sistema digestivo es mucho menor. Por ello, puede aparecer indigestión, irritación, inflamación de la mucosa intestinal y, en casos avanzados, hasta úlceras. A pesar de eso, desde mi punto de vista, el estrés no es el único culpable, pues puede deberse a otras causas. De hecho, la microbiota alterada, el intestino permeable e inflamado y otras disfunciones también suelen estar presentes en estos diagnósticos y patologías.
- **Sistema cardiovascular:** el aumento de la presión sanguínea puede provocar enfermedades coronarias del corazón, infartos o problemas cardiacos y cerebrovasculares. Por ese motivo, en personas predispuestas, una mala noticia, momentos de mucho estrés o disgustos muy fuertes pueden ser la causa de infartos.

- **Cerebro:** ocasiona falta de memoria y de concentración, sensación de cansancio, fatiga y niebla mental, falta de foco o insomnio, un círculo vicioso del que es muy difícil salir. Seguro que hay días en que notas tanta ansiedad y nervios, o tienes pensamientos en bucle, que te cuesta poner el foco en el trabajo y eres menos productivo. Luego te vas a dormir y no dejas de pensar, no descansas bien, y ese sueño no reparador hace que te levantes sin energía y de mal humor. ¿Verdad?
- **Metabolismo:** cambios en el peso. Estos pueden manifestarse o bien en un aumento o una incapacidad para bajar de peso o bien en una pérdida, tanto de peso como incluso de masa muscular en fases avanzadas —causada por la activación del catabolismo—. A menudo, me consultan pacientes que comen de forma saludable, o que hasta entran en déficit calórico, y que hacen ejercicio intenso todos los días y, aun así, no consiguen resultados y siguen engordando. En estos casos, está claro que el metabolismo está afectado y que hay un desequilibrio hormonal que solucionar.
- **Piel:** el cortisol tiene receptores en la piel, que responde de manera independiente al sistema nervioso. No es casualidad, pues, que tengas un brote de acné, de rosácea o de psoriasis ante un acontecimiento estresante. Lo comentaremos en detalle en el capítulo sobre el eje intestino-piel.

Cada año que pasa, nuestro ritmo de vida se acelera y tenemos más cosas que hacer en menos tiempo, de modo que nuestro estrés aumenta.

Queremos trabajar **más**, pasar **más** tiempo con nuestros hijos, ganar **más** dinero, vivir **mejor** y hacer cambios para **mejorar**, pero

nuestro cuerpo no siempre es capaz de adaptarse de la mejor manera. Desde mi punto de vista, **el estrés es la epidemia del siglo XXI.** Como ya hemos comentado, su presencia constante nos produce irritación y cambios en el estado de ánimo, nos impide disfrutar de los pequeños momentos, nos causa alteraciones en el sueño, trastoca nuestro ritmo intestinal —lo que se traduce en estreñimiento, diarrea o incluso hinchazón abdominal— y hasta afecta a nuestro sistema inmune, ya que nos predispone a enfermar.

¿Quién no ha sentido alguna vez reflujo, acidez, taquicardia, dolor en el pecho, fatiga o cansancio inexplicable, insomnio, nerviosismo, ganas constantes de orinar, antojos de algo dulce? Por desgracia, no dejo de ver en consulta el estrés reflejado en la salud de mis pacientes.

Hay personas que han cambiado su dieta y practican ejercicio y, aun así, no consiguen bajar de peso; otras que, a pesar de realizar cambios en sus hábitos de sueño, no consiguen un descanso reparador; otras que quieren fortalecer el sistema inmune pero siguen con alergias frecuentes, cándidas de repetición... En todas ellas, **el común denominador es el estrés crónico**, aunque también lo es la **falta de herramientas** para hacerle frente.

Todos vivimos bajo estrés y, por eso, para vivir una vida más plena y saludable, debemos aprender a dominarlo.

Es difícil que el estrés desaparezca de nuestra vida. Quizá lo lograríamos si nos fuéramos a vivir al bosque, en soledad, y cultiváramos nuestras propias verduras o tuviéramos vacas de pastoreo. Pero es bastante irreal en la vida moderna y, de todos modos, estoy segura de que también tendríamos algo de estrés.

Sin embargo, sí que podemos reducir y aprender a dominar los factores estresores. En otras palabras, podemos **mejorar nuestra respuesta natural al estrés, adaptarnos a él sin que nos** enferme y conseguir así que nuestro cuerpo funcione de forma óptima.

Hay cuadros clínicos relacionados con el estrés agudo, como las úlceras gástricas, los estados de shock, el estrés postraumático y la depresión obstétrica, los estados posquirúrgicos o tras quemaduras e infecciones severas. En cambio, algunas enfermedades o disfunciones están vinculadas con el estrés crónico y sostenido en el tiempo, como los trastornos disfuncionales del aparato digestivo —que llevan a digestiones lentas y pesadas o a tener el intestino irritable—, ansiedad generalizada, insomnio, migrañas o dolores de cabeza tensionales, disfunción eréctil o enfermedades cardiovasculares, como ya he ido mencionando.

No obstante, es curioso cómo **no todas las personas son capaces de reconocer hasta qué punto el estrés les está afectando en su vida cotidiana**. Tanto es así que muchos pacientes ni siquiera me lo comentan en consulta, ya me han llegado a decir: «No, yo tengo una vida muy tranquila, para nada sufro estrés». Sin embargo, al cabo de un rato me explican que, cuando **se van de vacaciones y se relajan, se ponen enfermos**. Este fenómeno se conoce como **síndrome de relajación posestrés** y refleja un estado de **desregulación del eje adrenal**. En estos casos, el organismo pasa de un exceso de cortisol sostenido a una **fase de agotamiento**, en la cual pierde su capacidad de respuesta y adaptación ante la situación.

Cuando, por ejemplo, estamos sometidos a épocas de mucho estrés en el trabajo, a exigencias de todo tipo, un ritmo acelerado…, nuestro cuerpo se mantiene activo gracias a un estado de **producción sostenida de adrenalina y cortisol**. Por eso, a pesar del agotamiento acumulado, no te sientes estresada. En ese momento, tu sistema nervioso está en la **fase de resistencia**, dando todo de sí para que puedas sostener la situación, y para ello **suprime funciones no esenciales, como la activación del sistema inmunológico y la regeneración celular**.

Pero, cuando te tomas un descanso y te vas de vacaciones, es decir, cuando le permites a tu cuerpo el respiro que necesita y consigues relajarte de verdad, **el cortisol disminuye de modo abrupto**. Es probable que digas: «Me siento más cansado, y eso que no he hecho casi nada en comparación con lo que hago a diario». Lo que sucede es que, ese momento, tus niveles de cortisol se han reducido, mientras que el sistema inmunológico, que había estado reprimido, se ha activado. Esto explica por qué muchas personas enferman al relajarse.

El **estrés acumulado** durante un tiempo prolongado se manifiesta en una gran variedad de síntomas. No obstante, solemos achacarlos a la edad, al cansancio, al sobreentrenamiento, a no dormir lo suficiente o a cualquier otro motivo peregrino. Por eso, cuando la demanda estresante, ya sea externa o interna, es superior a la capacidad de respuesta, esto puede generar una diversidad de síntomas, como **los antojos de dulce (porque el cuerpo te pide energía)**—, un sistema inmune débil o falta de concentración, entre otros.

Al parecer, como explica A. Jácome en su artículo de 2010, **la red de genes involucrados en la adaptación y la supervivencia eran adecuados para el hombre primitivo**, cuya vida estaba diariamente en riesgo y para el que conseguir comida suponía realizar mucho ejercicio físico. Esto lo mantenía activo e impedía que engordara.

Sin embargo, estos genes son **inadecuados para el hombre moderno y la sociedad en la que vivimos**. En la actualidad, el estrés crónico, o biopsicosocial, como también se lo denomina, lleva a la obesidad, a tener las defensas bajas, a las alergias, a la ansiedad, a la depresión, al insomnio, a la fatiga crónica y a otras enfermedades típicas de la sociedad moderna, como la diabetes, la hipertensión y el síndrome metabólico.

> **Estrés biopsicosocial:** se refiere a la experiencia del estrés entendida como el resultado de la interacción entre factores biológicos —las respuestas del cuerpo, como el aumento de cortisol y de la frecuencia cardiaca y la redistribución del flujo sanguíneo, típicas de la respuesta de lucha o huida—, factores psicológicos —cómo cada persona afronta una situación, incluyendo emociones como la ansiedad, el miedo o pensamientos negativos— y factores sociales —la influencia de nuestro entorno, como el ambiente laboral o las relaciones interpersonales—. Este enfoque destaca la naturaleza interindividual de la respuesta al estrés, es decir, que cada uno responde de forma diferente.

**No solo el hombre está enfermo;
también lo está la sociedad.**

Así pues, **nuestros genes y nuestro cuerpo no son el problema.** Lo que ocurre es que están codificados para la sociedad de hace miles de años y, en la actualidad, al encontrarse en un nuevo contexto, se «adaptan» como pueden, en muchos casos favoreciendo la enfermedad. En realidad, como se dice, **«no es enfermedad, es adaptación del organismo al medio en el que vivimos».**

4
La inflamación

En los capítulos anteriores me he centrado en el cortisol y el eje HPA como respuesta al estrés. Sin embargo, para entender bien el impacto del estrés en nuestra salud, es importante hablar del **sistema nervioso autónomo**, que introduje en el capítulo 1. Recordarás que esta parte del sistema nervioso se encarga de funciones vitales automáticas, como la frecuencia cardiaca y la respiratoria, el peristaltismo intestinal o la liberación enzimática a nivel digestivo, entre otras. Es decir, se encarga de todas las **funciones corporales que el cuerpo realiza por sí solo, sin que seamos conscientes de ello**.

Como ya expliqué, el sistema nervioso se divide en dos: el simpático (el que se activa ante una situación estresante) y el parasimpático (el de la calma), y **ambos son necesarios**. Pero, por desgracia, la mayoría de nosotros **vivimos bajo una dominancia simpática casi constante**.

Vivimos bajo un exceso de pensamientos. Nuestra **corteza prefrontal** —el área del cerebro encargada del pensamiento consciente, que nos ayuda a tomar decisiones de forma racional y a controlar nuestros impulsos— puede hacer que **una situación estresante no sea puntual**, sino que se prolongue en el tiempo. Incluso a veces lleva a que nos anticipemos a hechos que aún no han sucedido. A menudo, lo que **nos estresa son las expectativas, creencias y pensamientos que se nos pasan por la cabeza** antes del evento y que, en general, terminan no sucediendo. Así pues, nos estresa más lo que imaginamos que lo que realmente ocurre.

El problema es que tu cerebro no es capaz de distinguir un pensamiento de la realidad.

Tu cerebro se cree todo lo que pasa por tu cabeza. Por eso, la frase tan repetida de «Cada uno crea su propia realidad» es más cierta de lo que pudiera parecer.

> ¿Cuántas veces te has anticipado a un hecho? «¿Y si no me sale bien la presentación?», «¿Y si me equivoco delante de tanta gente?», «¿Y si me quedo en blanco?», «Y si...», «Y si...».

Todos estos pensamientos que anticipan lo que pasará tienen un efecto directo en tu cuerpo y en cada una de tus células: **aumentan los niveles de cortisol y provocan una ansiedad anticipatoria** que podrías evitar. Aún no ha sucedido nada, pero ya imaginas que al día siguiente se te estropeará el coche, no llegarás al evento y no podrás hacer la presentación. Con eso, no haces sino anticipar lo que ocurrirá, lo que alimenta el pensamiento en bucle (que generalmente es negativo) y aumenta tu ansiedad.

En este sentido, es necesario que sepas lo siguiente:

Nuestro cerebro está predispuesto para estresarse de forma crónica.

Ya vimos en el primer capítulo que nuestra genética es ancestral y que **nuestros genes no se han adaptado a la nueva sociedad**. Antes, cuando te perseguía un león, corrías para escapar, te ponías a salvo y fin de la historia, finalizaba el estrés. Ahora, en cambio, ya no nos persigue ningún león, sino que tenemos otros estresores, pero estos ya no son puntuales, sino sostenidos en el tiempo. El problema está, pues, en que **los estresores modernos son más duraderos y muchas veces ni siquiera somos conscientes de cuáles son.**

En la mayoría de las ocasiones, nuestra vida no está realmente en peligro, pero nuestro cuerpo reacciona como si lo estuviera: con nerviosismo, irritabilidad y taquicardia. Antes, la solución era moverse, ocultarse o defenderse, pero ahora esa solución ya no sirve. No puedes salir corriendo. **La polución ambiental, el estrés sociolaboral o los problemas económicos seguirán estando ahí por mucho que corras.**

¿El estilo de vida moderno nos hace bien o nos enferma?

La mayor parte del día, nuestro sistema simpático está activado. Por ello, es habitual experimentar una variedad de síntomas. Así, pueden aparecer tensiones musculares (en especial, en el cuello, en la mandíbula y en las cervicales, a menudo en forma de bruxismo), dolores de cabeza recurrentes, insomnio, cansancio y fatiga persistente. También podemos experimentar irritabilidad, mal humor, estados hiperreactivos (es decir, vivimos a la defensiva y todo nos sienta mal o reaccionamos exageradamente a cualquier pequeño problema), dispersión mental, dificultades de concentración y de memoria (los «despistes») e incluso una disminución de la libido y el deseo sexual.

Todos estos síntomas son mi día a día en consulta. **Cada vez veo a pacientes más afectados por la desregulación del cortisol** en su organismo, y muy pocos quieren aceptarlo o reconocerlo. Seguro que también conoces a alguien que los experimenta o te ha ocurrido a ti mismo. Sin embargo, debes saber que estas señales nos indican que el sistema nervioso simpático es el que manda en tu cuerpo. Y el hecho de que el sistema nervioso simpático sea quien domine **tiene consecuencias negativas para tu salud y, probablemente, afectará a tus relaciones y a tu vida cotidiana.**

La inflamación

La mayoría de las dolencias asociadas a este nuevo «estilo de vida moderno» —como la obesidad, la hipertensión, la diabetes, el síndrome metabólico, el insomnio, los dolores de cabeza, las úlceras gástricas, las intolerancias alimentarias, la depresión, la ansiedad, la falta de memoria, la niebla mental, la poca resistencia a patógenos o las infecciones recurrentes— **están muy relacionadas con niveles elevados de cortisol.**

(Pero, atención, porque, como anticipé en la introducción, el estrés no es culpable de todo —y tampoco lo es el cortisol—. Aun así, es una de las causas fundamentales de muchos trastornos y enfermedades; y por eso dedico el libro a este tema).

Así, no puedo seguir avanzando sin hablarte de la inflamación, ya que **en toda persona estresada hay una inflamación de base.** En la actualidad, es una palabra que se escucha muy a menudo; **parece que lo de vivir inflamados está de moda.** Pero ¿en verdad es una moda? La realidad es que no, nada más lejos.

La inflamación es un mecanismo biológico esencial.

Se trata de una **respuesta fisiológica del cuerpo**, natural y necesaria, que ocurre en ciertos momentos, como durante la menstruación, tras una copiosa comida, al exponerte a un virus o una bacteria, o frente a cualquier situación amenazante para tu organismo. Cuando esto sucede, tu cuerpo libera una cascada de **citoquinas** y otras sustancias químicas en la sangre, lo cual llevará a **activar tu sistema inmune para hacer frente a aquello que te has expuesto para protegerte.**

> **Citoquinas:** mensajeros químicos que permiten la comunicación entre células esenciales para regular y coordinar el sistema inmune y la respuesta inflamatoria.

Así pues, el cuerpo se inflama varias veces al día, **un proceso que, como decía, es natural y fisiológico, y le sirve al cuerpo para defenderse, pero solo si el organismo es capaz de frenarlo a tiempo.**

Sin embargo, hoy en día, trabajamos ocho horas sentados en oficinas sin exponernos a la luz solar, comemos rápido porque no tenemos tiempo para más y nos alimentamos a base de comida procesada —lo que nos lleva a un desequilibrio de omega 6 y omega 3—, entre otros. **Y este modo de vida actual nos lleva a una inflamación de bajo grado constante, sostenida y silenciosa.** Es decir, a una inflamación crónica, también conocida como «el asesino silente», pues está muy presente, pero de un modo en que ni siquiera somos conscientes de ello.

Como ocurre con el cortisol, la inflamación es buena mientras está controlada.

En otras palabras, es buena siempre y cuando se active en el momento adecuado y necesario, y el cuerpo es capaz de resolverla o modularla. De lo contrario, **si no es capaz de ponerle freno, aparecen síntomas que alteran** de manera sistémica tu organismo y afectan al sistema inmune, al digestivo, al nervioso y al respiratorio, así como a la piel y a las hormonas sexuales y tiroideas.

En una revisión clínica de 2015, se analizaron los mecanismos patogénicos a través de los cuales **la inflamación sistémica de bajo grado contribuye al desarrollo de patologías metabólicas** como la resistencia a la insulina, colesterol elevado, obstrucción progresiva de las arterias, diabetes tipo 2 e hipertensión.

Asimismo, un estudio realizado por la Universidad de Guadalajara (México) en enero de 2025 estudió la influencia de la microbiota intestinal en la inflamación (un tema en el que profundizaremos en los siguientes capítulos). Como resumen, podemos decir que **la alteración en la composición de la microbiota —los «bichitos» presentes en tu intestino— se ha relacionado con enfermedades cardiovasculares**, así como con la producción de compuestos como LPS (lipopolisacáridos), los cuales pueden favorecer la inflamación y contribuir al desarrollo de enfermedades.

Gracias a estudios como estos, sabemos que **la inflamación de bajo grado está detrás de una amplia gama de afectaciones frecuentes en la actualidad**. Entre ellas, se encuentran las enfermedades autoinmunes (Hashimoto, psoriasis, artritis reumatoide), la obesidad, las alergias, el asma, el acné, la rosácea, las enfermedades inflamatorias intestinales (Crohn o colitis ulcerosa), la fibromialgia, el cáncer o el envejecimiento prematuro, entre muchas otras.

Por desgracia, **no hay unos síntomas precisos que nos permitan identificar esta condición a nivel celular**. No obstante, la presencia de varios de ellos, junto con determinados parámetros analíticos en sangre o pruebas específicas, pueden hacernos sospechar de que hay una inflamación.

Si la mayor parte de la semana sientes tres o más de estos síntomas, probablemente estés inflamado:
- Cansancio y fatiga extrema sin causa aparente.
- Dolores musculares o dolor generalizado.
- Exceso de retención de líquidos o cambios de peso inexplicables.
- Hinchazón abdominal, gases, espasmos o intolerancias alimentarias relativamente nuevas, estreñimiento o diarrea.
- Dificultad para concentrarte, falta de memoria —lo que nos debe hacer sospechar de neuroinflamación—, depresión y cambios en el estado de ánimo.
- Infecciones frecuentes.
- Dolores de cabeza.

Seguro que te has dado cuenta de que muchos de estos síntomas son comunes con un estrés crónico y sostenido. En las próximas páginas te explicaré cómo se relacionan el cortisol y la inflamación.

Así pues, si presentas alguno de los síntomas anteriores así como marcadores inflamatorios en analítica, podemos tener una gran sospecha que nos acerque a un diagnóstico certero.

Algunos marcadores que nos permiten valorar en una analítica de sangre si hay inflamación son:

- PCR y PCR ultrasensible
- Homocisteína
- Ácido úrico
- Test GlycA

- TNF-alfa
- IL-6
- Fibrinógeno
- VSG (velocidad de eritrosedimentación globular)

En realidad, no son marcadores específicos que sirvan para confiar o descartar una inflamación, pero nos permiten tener una visión amplia del estado en el que te encuentras. De hecho, algunos de ellos suelen pedirse rutinariamente en una analítica, pero **no son suficientes para diagnosticar una inflamación crónica ni para determinar la causa**. Para ello, desde el enfoque de la medicina funcional y la psiconeuroinmunoendocrinología, se actúa de forma integral para buscar el origen real de la inflamación en el organismo.

También se puede realizar un **test de perfil de ácidos grasos celular**, una prueba que considero muy útil, ya que nos permite conocer la composición de las membranas de cada célula de nuestro cuerpo.

> Las células de tu cuerpo están delimitadas por **la membrana celular**, formada por **fosfolípidos**, que, a su vez, están compuestos por ácidos grasos. La funcionalidad de la membrana depende principalmente de la **ubicación y la composición de estos ácidos grasos**.
>
> Esta composición, precisamente, es la que determina si la membrana es flexible o rígida. Ciertos ácidos grasos, como los omega 3, aportan fluidez, lo que es beneficioso para la salud celular. Por el contrario, un exceso de otros tipos de grasas puede hacer que las membranas se vuelvan rígidas, lo cual tiene efectos negativos al promover un estado proinflamatorio con un aumento del estrés oxidativo en el organismo.

Gracias a estudios como el realizado por Sanhueza Catalán, Durán Agüero y Torres García en 2015, se sabe que **esta relación depende en gran medida de la composición y el porcentaje de ácidos grasos —es decir, la relación entre omega 6 y omega 3—**. Así, cuanto mayor sea la diferencia entre tus niveles de omega 6 y omega 3, más disfuncionales y rígidas serán tus membranas celulares, lo que provocará más efectos negativos. **Esto explica la importancia del consumo abundante de omega 3 en tu dieta, ya que, por desgracia, en la dieta occidental predomina el omega 6, lo que genera disfunción celular e inflamación.**

Actualmente, las principales causas de inflamación crónica se asocian con nuestro estilo de vida moderno y, en concreto, con las siguientes características:

- Dieta proinflamatoria, es decir, alta en azúcar, alimentos procesados y omega 6.
- Falta de exposición solar.
- Sedentarismo.
- Tóxicos ambientales y contaminantes en el entorno.
- Déficits nutricionales.
- Falta de descanso nocturno.
- Exceso de grasa, tendencia a la obesidad y poca masa muscular.
- Desequilibrios en la microbiota intestinal.
- Infecciones.
- Exceso de fármacos y de productos cosméticos con tóxicos.

Los niveles de inflamación crónica de bajo grado dependen en gran medida del estilo de vida, pero, además, aumentan con el paso de los años. En otras palabras, **con el envejecimiento se reduce el potencial antioxidante del organismo**, pues este es cada vez menos eficaz para reparar los daños celulares o compensar el exceso de radicales libres y la oxidación.

> **Radicales libres:** son moléculas inestables que se generan del metabolismo celular, pero también por factores externos que afectan a nivel interno, como la contaminación, la radiación UV, el tabaco o la dieta inflamatoria. En exceso, los radicales libres superan la capacidad antioxidante del cuerpo y pueden dañar los tejidos, provocando estrés e inflamación.

Estamos constantemente expuestos a situaciones prooxidantes: la contaminación —desde el tubo de escape de los coches al humo del cigarrillo—, los productos cosméticos que nos ponemos, los alimentos que comemos —las frutas y verduras, cargadas de pesticidas y agroquímicos, y la carne y el pescado, de metales pesados y antibióticos—... **Aunque tratamos de cuidar la alimentación y buscamos los mejores suplementos, no tenemos en cuenta el entorno más cercano, que a menudo nos inflama y nos enferma.**

Así, por ejemplo, la **dieta inadecuada** que llevamos —con un exceso de azúcares y productos procesados—, junto con la falta de movimiento y el sedentarismo, nos provocan **niveles elevados de insulina**. Muchas veces, también va acompañado de resistencia a la insulina y un aumento del cortisol, que genera daños en órganos y tejidos. Asimismo, la **amenaza constante que suponen estresores externos como el tabaco, el alcohol o el abuso de medicamentos y antibióticos innecesarios** lleva a nuestro sistema inmune a una respuesta inadecuada —como mencionamos en el capítulo anterior—, que es la causa de la inflamación.

A pesar de todo esto, debes tener presente que (igual que el cortisol) **la inflamación no es tu enemiga**. Así, por ejemplo, aumenta el flujo sanguíneo en ciertas zonas a través de la vasodilatación y, además, estimula la permeabilidad capilar, que permite la migración de **leucocitos, unas células del sistema inmune que nos ayudan a combatir patógenos y a reparar o eliminar las células dañadas**. Pero, **para que la reacción inflamatoria sea beneficiosa, debe estar bien modulada y regulada**.

El cortisol y la inflamación

La relación de la inflamación y el cortisol es clara:

El estrés agudo puede actuar como disparador de una inflamación o enfermedad.

Es decir, un pico de estrés laboral, físico o emocional puede **desencadenar una inflamación en el organismo** que, con el tiempo, lleve a la **inflamación crónica y silente** de la que he empezado a hablar. Por tanto, **existe una relación directa entre el estrés y la inflamación de tu cuerpo**. Y, cuando se produce **cualquier tipo de inflamación, el cuerpo responde liberando cortisol**, ya que la considera una situación **amenazante**.

Por eso, cuando mis pacientes me preguntan: «¿Por qué he desarrollado una enfermedad autoinmune o un desequilibrio intestinal de la noche a la mañana?», mi respuesta y mi explicación siempre son estas:

Nada ocurre de la noche a la mañana.

La realidad es que una enfermedad, ya sea orgánica o funcional, nunca aparece de un día para el otro y de la nada. Las enfermedades actuales —como la hipertensión, la diabetes tipo 2, las enfermedades cardiovasculares o el asma, entre otras— son multifactoriales. Esto significa que **la genética puede predisponernos** a padecer ciertas enfermedades, pero es como una pistola a la que le pones cartuchos y cargas con tus hábitos diarios.

Las balas son el alimento poco nutritivo e inflamatorio que comes cada día, la cantidad de horas que pasas sentado delante de un ordenador, el pensamiento repetitivo de tu cabeza —que te mantiene en estado de alerta y te provoca un estrés sostenido—, las pocas horas de sueño que duermes a lo largo de la semana, las prisas de hacerlo todo corriendo para llegar a todo, las relaciones personales —que no siempre te ayudan—…

Absolutamente todo aquello que haces —y que sabes que no te ayuda— va cargando la pistola, hasta que llega un momento en que el cuerpo grita: «¡BASTA! ¡Hasta aquí!». Y esto suele coincidir con una situación puntual en la que el estrés te sobrepasa y.. ¡PUM! **Al apretar el gatillo, la enfermedad sale a la luz.**

Quizá hasta entonces solo estabas algo más cansado de lo normal, un poco más irritable, notabas una caída del cabello y antojos de dulce…, pero **no supiste escuchar al cuerpo**. No supiste poner freno y decir: «Me están mandando señales para que haga un cambio. No para que me tome un café, un ibuprofeno y siga con mi vida ajetreada».

Después de esto, ¿aún crees que la diabetes, el colon irritable, la psoriasis o la artritis reumatoide han aparecido de la noche a la mañana? No quiero meterte miedo ni mucho menos; tan solo quiero que empieces a ser consciente de cómo estás, de cómo te sientes. Que entiendas, en fin, **la importancia de saber parar a tiempo y darle a tu cuerpo el descanso que pide a gritos.**

Tómate un respiro

La forma en la que respiramos también nos da una idea de la actividad de nuestro sistema nervioso. Cuando sufres ansiedad y estás nervioso, la respiración se vuelve menos profunda y se acelera, de modo que aumenta su frecuencia y disminuye el intercambio de oxígeno de afuera hacia dentro.

Por ello, practicar respiraciones profundas durante el día incrementa la actividad parasimpática del sistema nervioso.

Andrew Weil propuso una técnica de **respiración denominada 4-7-8** que ayuda a reducir los estados de ansiedad y se ha asociado con una mejor calidad de vida.

Si nunca lo has probado, te explico cómo hacerlo; verás que es muy fácil:

- Siéntate en un lugar agradable y tranquilo, y busca una posición cómoda y recta.
- Inhala por la nariz en 4 segundos y llena de aire los pulmones.
- Retiene el aire 7 segundos.
- Exhala por la boca durante 8 segundos.

Otra técnica que se ha investigado es **la respiración diafragmática**, y se ha visto que puede disminuir el estrés, lo que se ha medido con biomarcadores fisiológicos, como en el estudio realizado en la Universidad Normal de Pekín en 2017.

La respiración diafragmática o abdominal se basa en una respiración consciente y profunda, en la que buscamos la contracción del diafragma —un músculo en forma de cúpula que separa la cavidad torácica de la cavidad abdominal— durante la inhalación, de modo que el abdomen se expanda suavemente. Luego, durante la exhalación, permitimos que se contraiga de forma natural al relajarse el diafragma. Esto activa el sistema parasimpático, que, como sabemos, induce calma y tranquilidad.

Según un artículo publicado en WebMD, esta técnica de respiración es capaz de **reducir los niveles de ansiedad y mejorar el descanso**, pues gracias a ella se consigue una relajación física y mental.

Es posible que al principio te sientas algo incómodo o que te parezca que no da resultados, pero **intenta concentrarte para estar presente en tu respiración**, ignorando cualquier otro estímulo externo que te distraiga. Verás que esta técnica de *mindful breathing* te reportará grandes beneficios al activar tu sistema parasimpático y tu nervio vago —el sistema de la calma.

Los efectos del estrés en tu cuerpo

A estas alturas, probablemente ya sabes que el estrés elevado y sostenido incide en tres grandes sistemas con los que tu organismo controla las funciones corporales. Y es a través de diferentes rutas metabólicas como el estrés provoca cambios en el funcionamiento normal de estos tres sistemas principales.

- **El sistema endocrino/hormonal:** para responder al estrés, el cuerpo produce un aumento de los niveles de adrenalina, noradrenalina, cortisol y DHEA. Estas hormonas, en exceso y de forma descontrolada, circulan entonces por la sangre y producen desequilibrios en el resto de las hormonas. Por ejemplo, es posible que las mujeres tengan alteraciones en el ciclo menstrual (desde ciclos de 30 o 90 días hasta falta menstrual) en épocas de mucho estrés, así como desequilibrio en el metabolismo por afectación de la hormona tiroidea.
- **El sistema nervioso:** al aumentar las catecolaminas (adrenalina y noradrenalina) y el cortisol, en diferentes partes del organismo puede producirse una alteración en la correcta modulación de la respuesta inflamatoria. Esto impide que se resuelva una inflamación y lleva a que se perpetúe en el tiempo.
- **El sistema inmunitario (de defensa):** también se ve afectado por el estrés. Así, **cuando tienes una lesión o una infección, el cortisol siempre está presente**, porque estas situaciones son un estresor para tu cuerpo y activan una respuesta de amenaza. Por eso, cuando sufres rinitis, alergias, eccemas o una enfermedad autoinmune, lo primero que te dan los médicos, como ya vimos, es un **corticoide**, ya que sirven para desinflamar (aunque lo hacen reduciendo la función del sistema inmune y de los anticuerpos en la sangre). **El cortisol natural también nos desinflama**, y así nos permite enfrentar las amenazas del día a día.

Sin embargo, cuando sufrimos **periodos de estrés sostenido**, este afecta a la función de las células de nuestro sistema inmune, y **comienzan a perder el control sobre el proceso inflamatorio**. Por este motivo, en momentos así caes enfermo con más frecuencia o te cuesta más recuperarte de un resfriado común.

> Como señalaron Segerstrom y Miller en un estudio de 2004 sobre la relación entre el estrés y el sistema inmunológico, **estar sometido a un estrés constante** —ya sea por la presión laboral, por estar en época de exámenes o por situaciones más complejas en las que el nivel de cortisol está elevado de forma sostenida y crónica— **debilita nuestro sistema inmunológico**, de modo que no es capaz de hacer frente a gérmenes y patógenos. Además, tampoco consigue detener la respuesta inmune, y **la inflamación no cesa**, lo que puede llevar al desarrollo de enfermedades autoinmunes, como la de Hashimoto. Esto ocurre debido a la hiperreactividad del sistema inmunológico, que hace que se confunda y ataque a nuestros propios tejidos.

Esto explica la relación tan estrecha que existe entre el estrés, la inflamación, la disfunción celular, la disfunción mitocondrial y la enfermedad. Pero profundizaremos más en todo ello a lo largo del libro.

A pesar de eso, por mi experiencia profesional, puedo asegurar que, gracias a alimentos antiinflamatorios y una buena micronutrición, así como a incorporar movimiento y exposición solar, eliminar tóxicos del entorno y cambiar pequeños hábitos —entre ellos, tu forma de pensar—, **puedes reducir a la mitad la inflamación de tu cuerpo**. Pero recuerda que **no solo el estrés físico te inflama**.

El estrés mental o psíquico es uno de los factores más importantes en el proceso inflamatorio.

Todo, absolutamente todo, influye en tu estado de salud, desde la forma en que piensas, cómo te hablas, tu diálogo interno, de quién te rodeas, la energía que generas...

5
Tu cuerpo no habla, pero da señales

¿Te ha ocurrido alguna vez que lo que hacías hasta entonces y te iba bien, de repente, ha dejado de funcionar? Por ejemplo:

- ¿Aumentas de peso incluso comiendo lo mismo?
- ¿Te sientes agotada, sin energía, pero, aun así, cuando llega la noche no eres capaz de conciliar el sueño?
- ¿Tus ciclos menstruales son ahora irregulares o más dolorosos de lo normal?
- ¿Tus digestiones no son las mismas de antes, pues te hinchas y ya nada te sienta bien?

Si has respondido que sí a alguna de las anteriores preguntas, **es momento de escucharte**. Estas señales son la forma que tiene tu cuerpo de avisarte de que algo a nivel interno no está al cien por cien. **A veces, no se trata de hacer más, sino de parar, escucharte y reconectar con tu biología y tus genes.**

Como ves, unos niveles elevados de cortisol mantenidos en el tiempo son capaces de provocar cambios en nuestro sistema hormonal, inmune e intestinal. Estos, aunque no nos demos cuenta, afectan a todos los ámbitos de nuestra vida. No obstante, si estás atenta, puedes verlos reflejados en tu día a día.

En este capítulo, profundizaremos en **cómo el cortisol es capaz de alterar todos estos sistemas y producir síntomas** como los que te he mencionado, los cuales normalizamos o pasamos por alto la mayoría de las veces.

Si te estresas, engordas

Seguro que conoces a alguien que empalma una dieta tras otra, que ha probado todo tipo de restricciones de alimentos, que pasa horas en el gimnasio y, aun así, no consigue bajar ni un gramo. En estos casos probablemente el **cortisol** esté escondido detrás, dando guerra.

El estrés influye en nuestro metabolismo.

El aumento de peso no se debe simplemente a las calorías consumidas, sino que es un proceso mucho más complejo en el que **influyen múltiples factores**, como las hormonas, las horas de sueño, los hábitos o la crononutrición —es decir, las horas en las que comes—. **Dentro de las hormonas implicadas en la subida de peso, una de las más importantes es el cortisol.**

Por eso, con este libro quiero que entiendas **cómo tus niveles de estrés influyen en muchas otras hormonas del cuerpo, y darte herramientas para que aprendas a gestionarlo** y alcances así el mejor estado posible para tu cuerpo. Pero no te confundas: **lo importante no es el número en la balanza ni la cuestión estética.** Cada persona necesita un determinado nivel de masa grasa y de masa magra —la musculatura— **para que su cuerpo funcione de manera óptima y produzca las hormonas necesarias** para un adecuado estado de salud física, mental y emocional. Sin embargo, estos niveles varían de persona a persona y dependen en parte de sus necesidades y su estilo de vida.

Cuando necesitas energía, para que tus células tengan glucosa disponible, **tu cuerpo es capaz de conseguir materia prima de donde sea**. Primero, la busca libre en sangre; luego, en el glucógeno —que se almacena en los músculos y en el hígado—, y, por último, producirá glucosa nueva —lo que se conoce como gluconeogénesis— a partir de aminoácidos y ácidos grasos de tu organismo, lo que genera catabolismo. Esto explica por qué, a pesar de estar en ayunas, eres capaz de entrenar —es decir, de gastar energía— en el gimnasio.

Cuando es necesario, tu cuerpo hace lo que sea para conseguir proporcionarte energía.

Recuerda que, como hemos visto a lo largo de este libro, el cortisol es un glucocorticoide, **cuya principal función es asegurar combustible a todas las células al aumentar los niveles de glucosa en sangre** —lo que te ayuda, como ya te he contado, a despertar con energía por las mañanas o a reaccionar ante situaciones de riesgo—. El **estrés agudo** lleva al cortisol a **liberar la glucosa** almacenada en el hígado de forma rápida para que tus células puedan funcionar correctamente y **consigan energía de inmediato**.

Si esto ocurre puntualmente, puede resultar útil y beneficioso para la supervivencia. Sin embargo, como señala un artículo de Eglė Mazgelytė y Dovilė Karčiauskaitė de 2024, **cuando la secreción de cortisol permanece crónicamente elevada, estos efectos pueden volverse desadaptativos**. El resultado son alteraciones metabólicas —como obesidad central, hipertensión, intolerancia a la glucosa o niveles altos de colesterol y triglicéridos—, que se reflejan en los criterios diagnósticos del **síndrome metabólico**. Esta es una alteración del metabolismo que, por desgracia, está muy presente en la población actual.

Para responder al **pico de glucosa en sangre** que ha provocado el cortisol, el páncreas se encarga de liberar **insulina** —la hormona que permite la entrada de glucosa dentro de la célula—, la cual **contrarresta y disminuye los niveles de azúcar**. Sin embargo, una exagerada liberación de insulina prolongada en el tiempo puede hacer que las células se vuelvan resistentes a ella, y entonces puede aparecer lo que conocemos como **resistencia a la insulina**. En estos casos, **el cuerpo cada vez necesita más insulina para mover la misma cantidad de glucosa dentro de las células**, dado que estas ya no responden del mismo modo.

Los elevados niveles de insulina también hacen que, en un primer momento, la glucosa vaya a la mitocondria —la organela, o pequeña estructura, que produce energía intracelular— a través del ciclo de Krebs (una parte fundamental de la respiración celular). Pero, **cuando la glucosa en sangre es muy alta y no gastamos toda esa energía**, la insulina se encarga de almacenarla. Primero, ayuda a **guardar el exceso en forma de glucógeno**, que son los depósitos de energía rápida del hígado y los músculos. Sin embargo, cuando estos depósitos están llenos, la insulina promueve la conversión de glucosa sobrante en grasa para su almacenamiento a largo plazo.

Cuando el **estrés se prolonga**, el cuerpo está sometido durante todo ese tiempo a **niveles de glucosa elevados**, de modo que los depósitos de energía suelen estar cubiertos. Por eso, **el cortisol tiende a almacenar energía en forma de grasa visceral**, que es la que se encuentra en la parte más profunda del abdomen y alrededor de los órganos. Esta, a diferencia del resto de la grasa corporal, es mucho más dañina y peligrosa, pues se asocia a un mayor riesgo de enfermedades cardiovasculares, hipertensión, arterioesclerosis y otros problemas metabólicos. Además, aunque es posible que no se perciba a simple vista, este tipo de grasa es la más difícil de perder. De hecho, la acumulación de grasa, en especial en la zona abdominal, es solo un efecto exterior, pero **lo preocupante es lo que ocurre a nivel interno**, que, aunque no lo veas, es mucho más grave.

Como he explicado en capítulos anteriores, en la actualidad, el estrés prolongado suele provenir de **situaciones que ponen en alarma a nuestro cuerpo, de las cuales en muchas ocasiones ni siquiera somos conscientes**. Sin embargo, si entiendes cómo funciona el mecanismo del cortisol, **puedes tomar medidas para reducirlo**.

Asimismo, cuando el estrés es crónico, el cortisol **disminuye la capacidad del cuerpo para quemar grasa**. Esto ocurre porque el cortisol interfiere en el metabolismo para obtener energía no solo de la glucosa, sino también de grasas y proteínas. Por eso, aunque practiques regularmente ejercicio y sigas una dieta estricta, **tu peso no variará si tu cortisol sigue por las nubes**, y te estancarás en un punto a partir del cual será imposible bajar ni un gramo. En este caso, para llegar a un peso saludable, **necesitas volver a tu estado de equilibrio**.

Pero ¿esto cómo sucede?

Ante una **situación hostil**, tu cuerpo libera glucosa para huir. Aunque no consumas los hidratos suficientes, hará todo lo posible para conseguir la energía que necesitas en ese momento, ya sea consiguiéndola de la grasa o a través de proteínas que forman parte de la musculatura —en lo que se conoce como catabolismo muscular.

De hecho, **el cortisol es una hormona catabólica, es decir, que destruye tejidos**. En cambio, hay otras, como la insulina, que son anabólicas y los construyen.

Durante los **primeros tres meses** de una situación de estrés —en la que estás sometido a una hiperexigencia y a una alta demanda laboral y energética—, **sientes que llegas a todo**. Quizá incluso has podido bajar algo de peso, y te sientes realmente un superhéroe: trabajas, estudias, entrenas por la mañana, rindes al máximo en tu trabajo...; haces todo lo que puedes y más. Pero, si sometes a tus glándulas suprarrenales a esta sobreexigencia, ya sea física o emocional, durante mucho tiempo, **tus niveles de azúcar se mantendrán elevados de forma persistente, incluso cuando ese combustible energético no sea necesario.**

Por ese motivo, un cuerpo estresado, aun en ayunas, puede tener niveles de glucosa elevados. Si no compensas esta **alta y prolongada demanda energética** con un buen entreno de fuerza y una alimentación adecuada, tu cuerpo quemará fuentes de energía de tu músculo. En estos casos, tiene lugar el catabolismo muscular, de modo que **tu masa muscular se reduce** muchísimo y, en consecuencia, **también tu tasa metabólica en reposo** —es decir, la energía que tu cuerpo quema para mantener sus funciones vitales en estado de reposo.

Por eso, al reducir tanto el peso a expensas de la masa muscular, disminuimos el metabolismo.

El músculo es muy activo a nivel metabólico, por lo que, **cuando llegas a este punto, sientes que te has estancado.** Ya no eres capaz de bajar ni un gramo más, incluso siguiendo una dieta hipocalórica y practicando deporte de mayor intensidad. Pero no solo no vas a poder bajar de peso, sino que te sentirás cansado, con el pelo y las uñas débiles. Además, ocurrirá algo mucho más grave que cualquier problema estético: comenzarás a **acumular grasa visceral**, lo que aumenta el riesgo de enfermedades cardiovasculares.

Lo que ocurre en ese momento es que TU CUERPO ESTÁ ESTRESADO.

Y llega un punto en que entras en un círculo vicioso en el que eres incapaz de parar, porque ya estás metido en el ciclo de exceso de cortisol y quieres continuar haciendo todo lo que haces, de modo que **no te permites parar y escuchar tu cuerpo**. Aparecen entonces el cansancio y la falta de energía, el insomnio y el mal descanso, la irritabilidad y las ganas de comer dulce. También aumenta la grasa visceral, mientras que disminuye la masa muscular, y se rompe tu sensibilidad y flexibilidad metabólica —aparece la resistencia a la insulina, se eleva la glucosa en ayunas y disminuye tu metabolismo basal—. Así pues, no bajas de peso, por lo que te frustras y tu estado de ánimo cambia. Además, no duermes bien, comes menos y lo que ingieres no te nutre —pues recurres a dulces y antojos para sentir energía y placer—, y no consigues verte ni sentirte bien.

Quiero aclarar que el catabolismo no se da simplemente a nivel muscular, sino que se refiere a la destrucción de tejidos, como proteína o grasa, para conseguir energía de donde sea cuando el cuerpo lo necesita. Este proceso, pues, sucede en todas las proteínas de tu cuerpo. Por ello, **tu cabello estará más frágil** y notarás la piel más flácida o una **apariencia de envejecimiento prematuro** —debido a que el colágeno, que es la principal proteína de la piel, disminuye—. El catabolismo también **altera la microbiota**, que mostrará un déficit de ciertas bacterias muconutritivas. En consecuencia, aparece hiperpermeabilidad e inflamación intestinal, predisposición a disbiosis (es decir, a un desequilibrio de la microbiota) con fermentación, gases e hinchazón abdominal. Entonces, aparecen también los **diagnósticos de intolerancias alimentarias nuevas que probablemente no tenías antes**: el famoso colon irritable, las dispepsias funcionales o las gastritis crónicas.

Pero no te preocupes, porque este círculo vicioso se puede romper.

Aunque no es fácil, si te comprometes a lograrlo y lees este libro hasta el final, estoy segura de que lo conseguirás y notarás grandes cambios en tus síntomas físicos actuales.

Si esta **demanda extrema** que exiges a tus glándulas suprarrenales se mantiene durante muchos años, puede terminar desencadenando **una fatiga adrenal**. Es importante aclarar, no obstante, que no es un diagnóstico médico oficial como sí lo es la enfermedad de Addison, cuya causa es diferente y no está relacionada con el estrés crónico.

> **Fatiga adrenal:** aunque no es un término aceptado por la medicina convencional, se utiliza generalmente para describir un conjunto de síntomas poco específicos que incluyen cansancio, debilidad, problemas de sueño y antojos de alimentos azucarados o salados.
>
> **Enfermedad de Addison:** es una afección poco común que afecta directamente a las glándulas suprarrenales. Se caracteriza por una baja o nula producción de hormonas como el cortisol, fundamental para la vida, lo cual ocasiona fatiga, debilidad, pérdida de peso y presión arterial baja.

Sin embargo, antes de llegar al punto máximo de supresión de la producción de hormonas corticoides por un fallo en la función glandular —lo que requiere medicación, de la que hablaremos en otro apartado—, existen situaciones intermedias que provocan asimismo patologías, debido a que **la habilidad del organismo para regular adecuadamente la inflamación y para gestionar el estrés físico y emocional se ve comprometida**.

Veo muchos casos así en consulta. En general, son pacientes a partir de los treinta y cinco o cuarenta años que todavía no necesitan una hormona corticoide química, pero que —tras pasar por épocas de mucho trabajo, estrés físico o con una mala situación emocional— han desarrollado un síndrome por el que la glándula suprarrenal, al menos en algunos momentos, **no tiene la capacidad de generar el cortisol necesario para desinflamarlos**. Aparecen entonces dolor en las articulaciones, cefaleas, mal humor, inflamación intestinal o síndromes como fatiga crónica o fibromialgia. Todo esto puede estar vinculado a una inflamación sistémica de bajo grado que, si se persiste, puede favorecer la aparición de enfermedades autoinmunes.

Como es obvio, **la demanda extrema de cortisol no es gratuita para tu organismo**. Al contrario, una tormenta de citoquinas proinflamatorias invade tu cuerpo, de modo que aparecen los dolores crónicos y la incapacidad para afrontar situaciones cotidianas, como un entrenamiento o un momento de estrés en el trabajo. Para algunas personas incluso les es difícil levantarse y empezar el día, ya que **se encuentran sin la energía suficiente para hacerlo y todo se les hace un mundo y mucho más pesado**.

Este desequilibrio inmunológico, a su vez, puede terminar generando enfermedades autoinmunes como la de Hashimoto, la psoriasis, la artritis reumatoide, la esclerosis múltiple, el vitíligo, la dermatitis atópica o la alopecia areata, ya que **el cuerpo pierde su capacidad antiinflamatoria**.

Para estas enfermedades, los tratamientos médicos suelen ser corticoides, que intentan disminuir la inflamación de tu organismo. Pero, si nos centráramos no solo en poner un parche, sino en **recuperar una correcta liberación de cortisol**, estoy segura de que tu sintomatología se reduciría o, al menos, la dosis de corticoides que necesitarías sería mucho menor.

Por último, en esta fase de agotamiento en la que la persona libera dosis mínimas de cortisol, también aparecen **complicaciones a nivel emocional**. Así, por ejemplo, no somos capaces de relativizar pequeñas situaciones o imprevistos que ocurren en el día a día y todo se nos hace una bola mucho más grande de lo que realmente es. Esto ocurre porque perdemos neuroplasticidad, lo que, a su vez, está causado por la disminución de la **capacidad de liberar cortisol ante situaciones que nos sacan de nuestra zona de confort**.

El cortisol es, pues, necesario para ser más competentes ante exposiciones físicas o emocionales amenazantes.

A modo de resumen, podemos decir que una desregulación del cortisol a largo plazo altera el metabolismo de la siguiente forma:

- **Aumenta el apetito y los antojos de carbohidratos:** eleva los niveles de grelina (hormona del hambre) y disminuye la leptina (la hormona de la saciedad). Esto hace que tengamos más hambre y antojos, en especial por alimentos ricos en azúcar y grasa, como han probado estudios como el realizado por Adam y Epel en 2007.
- **Favorece el almacenamiento de grasa, sobre todo en el abdomen.** Varios estudios, como el de 2018 de Cortés y sus colaboradores, han demostrado que el cortisol activa receptores en las células adiposas abdominales, lo que estimula el almacenamiento de grasa visceral. Esta es metabólicamente activa, y contribuye a la inflamación crónica y a la resistencia a la insulina.
- **Promueve la resistencia a la insulina:** al elevar la glucosa en sangre constantemente y obligar al páncreas a producir más insulina. Con el tiempo, las células dejan de responder de

manera correcta a la insulina, lo que favorece la acumulación de grasa y el desarrollo de diabetes tipo 2.
- **Disminuye la masa muscular y ralentiza el metabolismo:** para garantizar un suministro constante de glucosa, como hemos visto, el cortisol degrada proteínas musculares y las convierte en azúcar a través de la gluconeogénesis, como se detalla en artículos como el publicado en la revista *Enfermería Investiga* en 2022. Y menos músculo significa un metabolismo más lento y menos gasto calórico en reposo.

Aumenta tu masa muscular

Todos sabemos que **el ejercicio nos ayuda a generar dopamina y serotonina**, los neurotransmisores de la motivación, el placer, la recompensa y el buen estado de ánimo.

Si practicas deporte de forma regular, seguro que algún día, al levantarte, ponerte las zapatillas y encaminarte hacia el gimnasio, se te ha hecho cuesta arriba. Aun así, has ido porque **sabes que al salir te sentirás con más energía y mejor humor para afrontar el resto del día**, ¿verdad? Si te ha pasado, si al terminar el ejercicio te has sentido mejor que antes de empezar, con más energía y menos tensión, la mente más despejada, más calmada, de mejor humor, has practicado el tipo de ejercicio indicado para ti.

Cuando te mueves, el cuerpo libera tensión y endorfinas, y mejora tu bienestar mental. Si, además, practicas también ejercicio de fuerza, **aumentarás tu masa muscular, lo que tiene un efecto antiinflamatorio**.

Respecto a la cantidad de ejercicio recomendada, un artículo de 2024 de la Clínica Mayo recoge las pautas del Departamento de Salud y Servicios Humanos de los Estados Unidos para la mayoría de los adultos sanos:

- Realizar, como mínimo, 150 minutos semanales de actividad aeróbica de **intensidad moderada**.
- O bien optar por al menos 75 minutos semanales de actividad aeróbica de **alta intensidad**.
- También se pueden combinar de manera equilibrada ambos tipos de ejercicio.

El artículo también señala la importancia de repartir esta actividad física a lo largo de la semana, y de practicarla la mayor parte de los días. Subraya, además, que **incluso pequeñas dosis de ejercicio son útiles**. De hecho, mantenerse activo durante periodos breves —como sesiones de diez a quince minutos varias veces al día— también suma beneficios para la salud.

Por ejemplo, yo recomiendo que, si pasas la mayor parte del día en una oficina, sentado frente a un ordenador, **cada hora o cada dos** —lo que te sea posible—, **te permitas un *snack* de movimiento**. Levántate, ve a dar una vuelta a la manzana o simplemente camina hasta el baño y realiza un par de estiramientos.

El cuerpo necesita el movimiento.

Hay otros pequeños cambios que puedes hacer. Por ejemplo, si sales de la oficina a comer, te sugiero que vayas caminando o que no te sientes a tomar un café a media mañana; en cambio, pídelo para llevar y date un paseo. **Son ajustes sencillos que funcionan y, sin darte cuenta, estás sumando a tu salud.**

Si te estresas, no duermes

¿Te ha pasado alguna vez que estás muy cansado durante el día y no ves el momento de que llegue la noche para acostarte, pero, **cuando** te metes en la cama, eres incapaz de conciliar el sueño** porque te pasan mil pensamientos por la cabeza? Cuando al final consigues dormirte, ¿te desvelas rápidamente, pero aún con sensación de cansancio? En efecto, como puedes suponer, **detrás de estos problemas de sueño se esconde el cortisol**.

> **La fatiga crónica y la dificultad para conciliar el sueño parecen ser condiciones opuestas, pero es habitual encontrarlas juntas, y el denominador común es el cortisol.**

El insomnio es uno de los problemas de salud más habituales, tanto en las consultas de los médicos de atención primaria como en las de los psiquiatras. También yo lo encuentro cada vez más entre mis pacientes.

Según el *Manual diagnóstico y estadístico de los trastornos mentales* (quinta edición), el trastorno de insomnio es la dificultad para iniciar o mantener el sueño, así como la sensación de no tener un sueño reparador. Además, para diagnosticarlo debe **provocar un malestar clínicamente significativo o un deterioro laboral, social o de otras áreas de la actividad del individuo.**

Así, puedes tener **problemas para conciliar el sueño o bien dormirte con facilidad, pero, aun así, tener despertares nocturnos** que interrumpen el descanso y llevan a que te levantes con fatiga, cansancio y la sensación de un sueño no reparador. En ambos casos son problemas relacionados con la secreción de melatonina y cortisol durante el día y la noche. Es decir, con tus **ritmos circadianos**, a los que, como ya hemos visto, les afecta la respuesta al estrés.

> **El estrés produce insomnio, el cual, a su vez, también es una causa de estrés.**

De este modo, se genera un **círculo vicioso** que tiene consecuencias negativas en el estado de salud e influye también en el rendimiento escolar y laboral.

Además, según un estudio realizado por Spiegel, Leproult y Van Cauter en 1999 sobre los efectos de la deuda de sueño, esta alteración en el patrón del descanso nocturno también afecta negativamente a tu metabolismo. Así, en **los días en los que no duermes bien tienes una mayor sensación de hambre y, por ello, comes más, y optas por alimentos más palatables y menos saludables debido a su alto contenido en azúcar.**

La falta de sueño es algo cada vez más común, que afecta a millones de personas en los países más desarrollados. En este estudio, se investigó la deuda de sueño y su relación con el metabolismo y las funciones endocrinas del organismo. El resultado fue una **alteración en la metabolización de los hidratos de carbono, en la sensación de hambre y saciedad, y en el eje HPA.**

Está claro: no dormir bien te hará ganar peso.

Aunque podríamos pensar que el sueño es una actividad pasiva, créeme, **es uno de los procesos biológicos más activos y necesarios.** Mientras duermes, tus células se regeneran y se activan procesos de depuración y de restauración cruciales para tu salud. Está demostrado científicamente que necesitamos dormir ocho horas al día, como muestran Eugene y Masiak en un artículo de 2015. No es un número aleatorio. **Para que el cerebro funcione con la máxima eficacia, debe pasar sin interrupciones por distintas fases del sueño, cada una de las cuales tiene unas funciones específicas.**

Según el artículo «Bases anatómicas del sueño», de unos profesores de la Universidad de Navarra, podemos diferenciar entre **dos fases del sueño**: la fase NREM y la fase REM, que se alternan durante la noche, lo que nos lleva a transitar así por diferentes grados de profundidad.

Hay pruebas, como el electroencefalograma (EEG), que miden los movimientos oculares y nos permiten tener un buen registro del sueño. Según estos indicadores, el sueño tiene varias etapas:

- **Sueño no REM (NREM):**
  - Etapa I: de somnolencia o adormecimiento.
  - Etapa II y III: de sueño ligero.
  - Etapa IV: de sueño profundo.
- **Sueño REM (con movimientos oculares rápidos):** durante el sueño REM, el cerebro y el organismo se energizan. Se considera, además, que el sueño REM participa en el proceso de almacenamiento de recuerdos y aprendizaje, y también ayuda a equilibrar el estado de ánimo.

Como recoge un artículo del Instituto Nacional de Trastornos Neurológicos y Accidentes Cerebrovasculares de los Estados Unidos, se ha demostrado que las personas que no pasan por la fase REM no son capaces de recordar lo que se les enseñó antes de irse a dormir.

Desde la fase II, en la que ya dormimos, hasta el sueño REM suelen pasar unos **noventa minutos**, un ciclo que se repite varias veces a lo largo de la noche. Sin alarmas ni luces ni interrupciones, de forma natural, un periodo de sueño óptimo para completar suficientes ciclos es de exactamente ocho horas y quince minutos. En consecuencia, los que duermen menos horas sufren **alteraciones en el sueño**. Estas, como detalla Shawn Talbott en su libro *The Cortisol Connection*, se sabe que afectan a los niveles de insulina y al control glucémico y que reducen la liberación de leptina —la hormona de la saciedad, como comenté—, lo que provoca una mayor sensación de hambre y nos predispone a la obesidad.

Además, no dormir las ocho horas recomendadas durante largos periodos de tiempo se manifiesta en una serie de síntomas perjudiciales, entre los que se incluyen dolores de cabeza, irritabilidad, infecciones frecuentes, depresión, ansiedad y fatiga, tanto psíquica como mental.

Recuerda que **el cortisol sigue un ritmo circadiano, que, por desgracia, nuestro estilo de vida moderno altera**. Como comenté, aumenta entre las seis y las ocho de la mañana con el objetivo de **activarnos para comenzar el día**. A lo largo del día, va disminuyendo gradualmente, sobre todo alrededor de las tres o las cuatro de la tarde; la típica modorra que nos entra después de comer.

Por eso, a esas horas todos tenemos ganas de siesta, pero la mayoría de los días nos mantenemos despiertos. En ocasiones, **recurrimos al café para engañar a nuestro cerebro** y hacerle creer que tenemos energía y podemos continuar con nuestras tareas diarias. Por otro lado, nuestros genes están preparados para comer durante las horas de luz, por lo que a las seis de la tarde sería una buena hora para cenar, aunque nadie en España cena a esas horas.

Nuestras rutinas están diseñadas para que seamos más productivos, no para atender las necesidades de nuestro cuerpo.

De modo que seguimos con el deporte, el trabajo, las tareas cotidianas…, cenamos tarde, nos acostamos tarde y nos dormimos tarde. Así que **no le damos a nuestro cuerpo las horas necesarias durante la noche para que se recupere, se regenere y reduzca al máximo el nivel de cortisol** —unas acciones que deberían ocurrir durante las horas de descanso nocturno.

Por eso, **una de las herramientas más eficientes que tenemos para restablecer y equilibrar el eje adrenal es tener una buena higiene del sueño.** En el último capítulo de este libro te daré herramientas y consejos para mejorarla y, así, asegurar un buen descanso y **regular tus ritmos circadianos.**

Duerme mejor para vivir mejor

También hay personas que se levantan a las cinco de la mañana para ir al gimnasio a las seis y llegar al trabajo a las ocho, y así sentir que tienen un día «productivo». Sin embargo, **a menudo, robarle horas al sueño no favorece tu energía diurna, y mucho menos tu estado de salud.**

> **Cada hora que le robas al sueño provoca de forma directa un desequilibrio en tu sistema nervioso.**

Dormir es una necesidad fisiológica, a pesar de que muchos parecemos ignorarlo, pues no le damos la importancia que merece. De hecho, como descubrió la neurobióloga Rogulja en sus investigaciones en el Laboratorio de la Facultad de Medicina de Harvard en 2013, una persona adulta pasa una parte considerable de su vida —más de veinte años— durmiendo. Aun así, los motivos por los que el cuerpo necesita este periodo de reposo siguen siendo, en gran medida, un misterio.

Cuando dormimos, no solo recargamos nuestra batería para tener energía al día siguiente, sino que **los genes, el metabolismo y las hormonas también se regulan**, ya sea aumentando o disminuyendo su actividad. Por ello, es esencial para mantener un estado de salud óptimo que nos permita, a la vez, una mayor longevidad. En este sentido, se ha visto que las personas que duermen menos tienen una menor esperanza de vida.

La expresión «cura de sueño» o la clásica frase de «este fin de semana recupero lo que no he dormido el resto de la semana» no son más que mitos. En realidad, es un modo de mentirte a ti mismo. **Se sabe que no se puede recuperar el sueño perdido.** Cada noche que no duermes de forma profunda, tu cuerpo se desequilibra, tu sistema nervioso se altera y tu ritmo circadiano, tu liberación hormonal y tu sistema inmune se ven afectados. Y, como ya hemos visto, **un cortisol descontrolado puede afectar al sueño, dificultando la conciliación o provocando despertares nocturnos.**

Pero no te preocupes; es un hábito, y, como todos, se puede aprender. Por eso, por si el insomnio es uno de tus problemas diarios —tanto la dificultad para conciliarlo como los despertares nocturnos—, quiero compartir contigo algunos consejos. Verás que, si los pones en práctica poco a poco y con paciencia, pronto conseguirás recuperar una adecuada higiene del sueño.

Tan solo tienes que volver a educar a tu cuerpo a dormir:
- Como se hace con los niños cuando son pequeños, establecer un hábito es clave. Elige un intervalo de tiempo —por ejemplo, entre las diez y las once de la noche— y acuéstate cada día a la misma hora. De esa manera regularás tu reloj interno para producir más melatonina por la noche.
- Por la tarde noche, evita hacer actividades que requieran mucha concentración mental o mucho movimiento. Recuerda que el ejercicio aumenta la producción de cortisol y que, si este está elevado, eso te lleva a estar en alerta, lo que te aleja de la relajación y de la inducción del sueño profundo. Por eso, si te cuesta conciliar el sueño, organiza tu día para practicar deporte por las mañanas.

- La habitación en la que duermes también es muy importante. La luz, la temperatura y el ruido pueden influir en tu sueño, así que asegúrate de dormir en un lugar oscuro. En este sentido, recuerda que tu ritmo circadiano se establece según las horas de luz y oscuridad, y que esta última ayuda a segregar más melatonina naturalmente.

    Por ese motivo, a partir de las ocho de la noche, reduce también las pantallas y las luces blancas. Asimismo, puedes colocar una luz de filtro azul en las pantallas y, en cuanto se va el sol, usar luces tenues y tratar de mantener una temperatura fresca en la habitación.
- Durante el día, intenta exponerte al sol. Para regular el patrón de sueño, es necesario estar en contacto con la luz solar durante el día.
- Evita el café, la nicotina o cualquier estimulante que pueda interrumpir el sueño. Una vez que la nicotina o el café entran en el cuerpo, deben metabolizarse, un proceso que puede llevar horas. Por tanto, si te tomas un café a las cinco de la tarde, probablemente a las diez de la noche aún tengas cafeína en la sangre.
- Evita comidas copiosas en la cena. Intenta cenar lo más pronto posible —entre las siete y ocho de la noche como tarde— para darle tiempo a tu cuerpo a hacer una buena digestión antes de acostarte. Así, durante la noche tu cuerpo no tiene que ocuparse del proceso de digestión, y puede dedicar la energía necesaria a lo realmente importante: la detoxificación y la regeneración celular.
- Ten presente que los medicamentos recetados habitualmente para el corazón, la presión arterial, el asma o la alergia —como los antihistamínicos— pueden alterar el patrón de sueño.

Si te estresas, eso afecta a tu intestino

Hace años que me dedico a la medicina funcional, es decir, a estudiar la microbiota, las hormonas y el cuerpo como un todo. Sin embargo, aún hay algo que no deja de sorprenderme nunca: **la increíble relación bidireccional que existe entre el intestino y el cerebro**. De hecho, seguro que has oído hablar del **eje intestino-cerebro**. Pero ¿te has puesto a investigar todo lo que ello supone?

Se suele llamar al intestino el «segundo cerebro», aunque yo considero que es realmente el primer cerebro. Lo que ocurre es que el intestino contiene en su interior una red neuronal con infinitas conexiones que hacen que tenga **la capacidad de responder de forma independiente a nuestro sistema nervioso central**, de modo que puede modular, predisponer o evitar una enfermedad. **El intestino**, pues, puede funcionar por sí solo, tiene su propia autonomía, y **no necesita que el cerebro le diga lo que tiene que hacer**.

Estamos repletos de virus, bacterias, hongos y microorganismos, los cuales denominamos microbiota. La más conocida es la intestinal, pero tenemos microbiota y «bichitos» por todas partes: en la mucosa oral, en la nasal y en la genitourinaria, así como en la piel, uno de los órganos más grandes del cuerpo.

Así, podemos llamar a la microbiota el «órgano oculto», ya que el cuerpo humano está en contacto directo con trillones de bacterias y otros microorganismos que colonizan las superficies y cavidades que entran en contacto con el medio externo. Y con estas bacterias mantenemos una **relación de simbiosis para lograr el buen funcionamiento del organismo**. Estudios como el realizado en 2022 por un equipo de la Universidad de Guadalajara, en México, se han centrado en analizar principalmente las bacterias, ya que son los microorganismos predominantes en nuestro cuerpo. De hecho, se estima que la proporción entre bacterias y células humanas es de 1:1. Es decir, tu cuerpo tiene la misma cantidad de células que de bacterias. Y no todas son malas. Además, por si fuera poco, las bacterias aportan aproximadamente 3,3 millones de genes no propios, lo que implica que contribuyen en gran medida en la información del genoma humano.

Junto con la de la piel —también conocida como dermobiota—, **la microbiota intestinal representa una de las comunidades microbianas más extensas** de nuestro cuerpo. De hecho, la superficie intestinal abarca de 250 a 400 metros cuadrados, y se estima que **solo el colon alberga el 70 por ciento de todas las bacterias del cuerpo humano.**

Hay **más de quinientas especies de bacterias en el intestino**, aunque predominan las que pertenecen a los filos *Bacteroidetes* y *Firmicutes*, seguidas de las proteobacterias y las actinobacterias. La microbiota cumple varias funciones: desde la transformación de sustratos dietéticos en metabolitos nuevos, beneficiosos y antiinflamatorios —como los ácidos grasos de cadena corta (AGCC), como el butirato y el propionato—, a la producción de vitamina K, ácido fólico y aminoácidos —como, por ejemplo, arginina y glutamina—, así como también tiene una gran función inmunomoduladora.

Por eso, quiero dedicar un pequeño espacio a **la microbiota intestinal y a su relación con el cerebro**, y cómo afecta e influye en nuestro comportamiento, estado de ánimo, conductas y hasta en la toma de decisiones.

Como siempre digo, sin un intestino saludable, difícilmente tomarás buenas decisiones.

Y sí, esta frase es muy real. Un intestino permeable, inflamado y con un desequilibrio de la microbiota —lo que se denomina disbiosis— permite que entren a la sangre sustancias tóxicas que no deberían pasar. Esto puede afectar directamente a tu cerebro y provocar neuroinflamación, cuyos síntomas son **niebla mental, falta de memoria, dificultad para concentrarte, apatía, desgana y hasta falta de motivación.**

En algunas ocasiones, he atendido a pacientes que estaban tratados con ansiolíticos y antidepresivos sin haber estudiado previamente el estado de su salud intestinal. ¡Qué barbaridad!

Los profesionales de la salud debemos avanzar en la medicina, actualizarnos, y **dar a nuestros pacientes todas las herramientas posibles, tanto diagnósticas como terapéuticas**, para ayudarlos a que su sintomatología mejore. **No basta, pues, con dar pastillas, tapar con parches el síntoma y no buscar el origen.** No podemos cronificar las dolencias de los pacientes. Debemos sacarles las etiquetas, estudiarlos, buscar qué les ocurre y explicárselo, informarlos y acompañarlos en el proceso para conseguir revertir esa sintomatología.

Recibo a diario a pacientes que llegan asegurando: «Soy un colon irritable» o «Soy Hashimoto». ¿En qué momento dejaron de ser personas y pasaron a ser una enfermedad? Sé que no lo dicen en ese sentido, pero las palabras tienen un peso enorme. Y lo cierto es que realmente creen que toda la vida tendrán colon irritable, pues no hay nada que se pueda hacer para mejorar, o que la enfermedad de Hashimoto es crónica y la única solución, una pastilla de Eutirox. Afortunadamente, no es así. La medicina funcional y las investigaciones en microbiota son cada vez más numerosas, y multitud de estudios, como el publicado en 2023 en la revista *Hepatología*, muestran que **un desequilibrio en la microbiota puede originar cambios no solo en tu intestino, sino también a nivel sistémico.** Así pues, puede afectar a tus hormonas, tu estado de ánimo y tu metabolismo. Por eso, antes de quedarte con la etiqueta que te hayan puesto, busca otras opciones; te aseguro que hay mucho por hacer y muchas formas de mejorar tu calidad de vida.

El cuerpo es una máquina perfecta que debe funcionar por sí sola. Si no es así, es porque algo ocurre, y, para resolverlo, debes buscar el origen.

De hecho, existe una conexión bidireccional entre el intestino y el eje hipotalámico-hipofisario-adrenal, que se da gracias al **nervio vago, que une cerebro e intestino** —y del que hablaremos más a lo largo del libro—. Es bidireccional porque el intestino afecta a la producción de neurotransmisores —de modo que **influye en el estado de ánimo y en las tomas de decisiones**— y, a la vez, las hormonas liberadas por el cerebro tienen la capacidad de modular y alterar la diversidad de nuestra microbiota.

SISTEMA NERVIOSO CENTRAL

Eje HPA
- Estimulación de las citoquinas
- Regulación de la hormona del estrés

Alteración de los niveles de neurotransmisores

Producción directa
- GABA
- Norepinefrina
- Dopamina

Alteración de la producción del individuo
- Serotonina (en células epiteliales)

Comunicación a través del nervio vago
- Conexiones nerviosas que utilizan GABA

↑ Microbiota intestinal   Tracto gastrointestinal

Recuerda que somos un todo. Por ello, no podemos ver a cada parte de nuestro cuerpo por separado sin buscar la interrelación entre los sistemas. El motivo es que esta es una forma muy sesgada de tratar a un paciente, pues dejamos de lado y obviamos muchísima información necesaria para abordar correctamente el problema del paciente.

En definitiva, tu microbiota decide sobre tu estado de ánimo. Influye en los alimentos que se te antojan y hasta es capaz de hacer que tengas más o menos claridad mental a la hora de tomar decisiones. Es evidente, pues, que **tu microbiota tiene un papel fundamental en tu comportamiento**, tus hábitos y tu estado de salud.

El intestino también contiene unas células endocrinas especializadas **cuya principal función es generar serotonina**. Además, se sabe que las bacterias intestinales pueden alterar el estado de ánimo al regular la síntesis de serotonina. Ted Dinan, de la Universidad de Cork, en Irlanda, demostró en un artículo cómo la alteración de la microbiota puede influir en el desarrollo de la depresión o la ansiedad.

> Eso explica por qué el 90 por ciento de la serotonina de tu organismo se produce en el intestino.

Así, aunque la serotonina es conocida por ser la **hormona de la felicidad** —y por eso su déficit suele asociarse con estados depresivos o de tristeza—, también juega un rol fundamental en la motilidad del intestino. De hecho, se ha demostrado que la microbiota tiene un efecto directo en la fisiología gastrointestinal y modula la función del sistema nervioso central (el eje intestino-cerebro que antes he mencionado). El problema surge cuando hay un desequilibrio en esta microbiota, ya que puede llevar a que algunas bacterias consuman cantidades exageradas de triptófano, el precursor de la serotonina. En consecuencia, también disminuye la producción de serotonina, lo que puede traducirse en cambios en el estado de ánimo, como mayor tendencia a la depresión o la tristeza.

En este sentido, algunas investigaciones, como un estudio de Li y colaboradores de la Universidad de Qingdao, en China, sugieren que algunos tratamientos con prebióticos y probióticos —en especial, *L. Rhamnosus*— pueden **mejorar o revertir alteraciones del comportamiento**. Esto se logra al restaurar el equilibrio de la microbiota intestinal, lo que a su vez tiene un impacto considerable en el metabolismo del triptófano y ejerce un efecto regulador en el resto de la composición de la microbiota intestinal. Este estudio, pues, mostró una **relación directa entre una disbiosis intestinal y cambios en el estado de ánimo**.

Otro estudio, en este caso del Departamento de Biología de la Universidad Northeastern, de Boston, llegó a la conclusión de que **la microbiota es capaz de producir neurotransmisores**, como dopamina, GABA, serotonina y norepinefrina, que llegan al cerebro a través de la sangre y acaban influyendo en nuestro estado de ánimo.

Si te estresas, aumenta tu acné

La piel es la principal barrera de protección que nos separa del medio externo. Nos protege de agresiones físicas, químicas o biológicas, es decir, de todos los patógenos que quieren ingresar en nuestro organismo. Asimismo, regula la pérdida de agua y la temperatura y participa en funciones inmunológicas y neuroendocrinas para favorecer el equilibrio de nuestro organismo (la homeostasis).

La piel es un reflejo de tu interior.

Aunque parezca mentira, la mayoría de las enfermedades de la piel, como el acné, la rosácea, la psoriasis o la dermatitis, tienen su origen en el **intestino**. A pesar de eso, algunos profesionales de la salud intentar tapar los síntomas con **corticoides**, sin valorar previamente el estado del intestino.

La permeabilidad intestinal y la inflamación sistémica suelen ser la base de muchas enfermedades cutáneas. Pero la conexión de la piel con el estrés va más allá. Curiosamente, la piel comparte origen embrionario con el sistema nervioso, y es capaz de **reaccionar de forma totalmente independiente a él frente a unos niveles elevados de cortisol**. Por eso, no es casualidad que, **ante un periodo de tensión laboral o exámenes, puedas tener un brote de acné o un empeoramiento de la rosácea.** Esto ocurre porque la piel contiene receptores de glucocorticoides y, por tanto, reacciona ante un aumento de cortisol.

Algunos estudios, como el realizado por un equipo de la Universidad de Texas en 2021, han demostrado que, ante la activación del eje adrenal (HPA), el sistema nervioso **libera mensajeros químicos, tanto a nivel sistémico como a nivel local, en la piel**. Así segrega otros mediadores, como la histamina y la serotonina, que son capaces de **aumentar la inflamación en la piel y la sensación de picazón, perjudicar la cicatrización de heridas y disminuir la inmunidad.**

Asimismo, en este estudio se recogen las ideas de Jafferany, psiquiatra y psicodermatólogo, quien clasificó las enfermedades de la piel relacionadas con el estrés psicológico (es decir, con el cortisol), entre las cuales se incluyen:

- Acné.
- Alopecia areata.

- Dermatitis atópica.
- Psoriasis.
- Rosácea.
- Urticaria.

Para tratarlas, se ha propuesto el **uso de terapias que abordan tanto la mente como el cuerpo** (MBT, por sus siglas en inglés, de *mind-body therapies*) y se centran en la interacción entre ambos con el objetivo de **utilizar la mente para influir en las afecciones físicas y mejorar así el estado de salud**. Entre estas terapias, destaca la meditación y el *mindfulness* —un programa para reducir el estrés basado en la atención plena—, la hipnoterapia, las terapias de biorretroalimentación y visualizaciones.

Todas ellas se consideran de bajo riesgo y brindan muchos beneficios para la salud mental y física. No obstante, las investigaciones sobre estas terapias son un verdadero desafío, ya que pueden combinarse varias intervenciones diferentes, por lo que es difícil determinar qué influencia tiene cada una. A pesar de eso, en ensayos controlados aleatorios sobre el uso de MBT en personas con afectaciones en la piel han demostrado que son terapias beneficiosas.

Personalmente, siempre he sido una persona con unos altos niveles de estrés, ya fuera por una cosa u otra, y cada vez soy más consciente de ello. Antes, solía excusarme argumentando que soy así, que mi personalidad es activa y ansiosa, y que eso forma parte de mi manera de ser. Pero, con el paso de los años, me di cuenta de que **los nervios internos, el cortisol sostenido y la necesidad de hacer cosas sin parar y de hacerlo todo corriendo no traen nada bueno**. ¿Dónde quiero llegar con tanta prisa? Tarde o temprano, conseguiremos lo que queremos, por lo que es mejor hacerlo **sin pausa, pero sin prisa** antes que acelerados y poniendo en juego nuestra salud.

En mi caso, una de las herramientas que más me han ayudado —y que todavía lo hacen— son las terapias MBT. Tengo que reconocer que no siempre consigo meditar y llegar al estado de calma, pero esa no es la única forma de hacerlo. Una de mis favoritas es salir a caminar, estar en contacto con la naturaleza mientras escucho una meditación, un pódcast o sencillamente disfruto del completo silencio durante los treinta o cuarenta minutos que decido dedicarme.

Se trata, en realidad, de un momento de conexión conmigo misma que me permite estar presente en el aquí y ahora.

De hecho, un paseo como el que he descrito podemos equipararlo a meditar, al *mindfulness*, pues nos permitimos estar en el presente. Si, en cambio, vivimos anclados al pasado o pensando siempre en el futuro, desperdiciamos muchísima energía. **El presente es el único momento en el que realmente estás y en el que puedes cambiar las cosas ya sea haciendo o dejando de hacer algo.** Por este motivo, considero que es una de las técnicas que más deberíamos practicar, ya que también es una de las que más reduce la ansiedad.

Contacto con la tierra

El famoso *grounding* o *earthing* es una práctica que comenzó a extenderse a mediados del siglo XX y consiste en **conectar el cuerpo con la energía de la tierra**. Esto puede hacerse **caminando descalzo sobre la hierba o arena**, o mediante el uso de algún dispositivo especializado.

Sin embargo, no es nuevo, pues antiguamente caminar descalzo o dormir cerca del suelo era algo habitual. En cambio, en la actualidad nadie va descalzo por la calle, y en las grandes ciudades vivimos en edificios y viviendas elevadas, alejadas de la tierra. Pero la ciencia ha demostrado que existe un **intercambio de electrones libres entre la tierra y el cuerpo humano que ayuda a neutralizar los radicales libres** —de los que te hablé en el capítulo anterior—, de forma que contribuye a reducir el estrés oxidativo, pues tiene un poder antiinflamatorio. Como bien indican en un estudio publicado en el *Journal of Inflammation Research*, el *grounding* puede **disminuir significativamente marcadores de inflamación crónica en personas que practican esta técnica de manera regular**.

Asimismo, **conectar con la tierra** también parece que tiene un efecto relajante y que ayuda a disminuir los niveles de cortisol gracias a su **efecto calmante sobre el sistema nervioso**. También mejora la calidad del sueño, pues las personas que practican esta técnica muestran una disminución de los despertares nocturnos.

Un modo de ponerlo en práctica es **caminar descalzo quince minutos al día sobre césped** o **arena, ya sea en un parque, en la playa** o incluso en tu jardín (si lo tienes). Y, si vives en una ciudad y no tienes la posibilidad de practicarlo en la naturaleza, puedes optar por dispositivos o alfombras específicas de *grounding*, conductoras de este tipo de energía.

Es fundamental volver a nuestra esencia, a lo natural y a la madre tierra.

Si te estresas, se alteran tus hormonas

- ¿Sientes cansancio, tienes retención de líquidos y has notado un aumento de peso inexplicable? Tu tiroides puede estar afectada.

- ¿Te sientes cansado, fatigado, sin rendimiento cuando entrenas, falto de libido y con el estado de ánimo alterado? Tu testosterona puede estar por los suelos.
- ¿Tienes sofocos, insomnio o irritabilidad, y sientes que acumulas grasa en zonas donde no tenías? Tus estrógenos pueden haberse alterado.

Si te identificas con alguna de estas situaciones, es posible que **tus hormonas estén desequilibradas**. En muchos de estos casos, **la alteración del cortisol puede ser un factor desencadenante o un agravante del problema**.

A menudo, no somos conscientes de hasta qué punto el estrés y nuestras propias autoexigencias nos enferman. Experimentamos **síntomas inespecíficos a los que buscamos soluciones aisladas, pero no nos centramos en el origen** para descubrir qué nos está diciendo el cuerpo.

Sin embargo, debes tener siempre presente que **el cuerpo te envía señales** que debes saber interpretar para así poder pedir ayuda. De lo contrario, tan solo estás perpetuando y amplificando el problema.

Como ya he comentado, un exceso de cortisol mantenido en el tiempo puede promover una resistencia a la insulina, perturbar la función tiroidea y alterar la producción de las hormonas sexuales, como la testosterona, los estrógenos y la progesterona. En consecuencia, pueden aparecer patologías relacionadas, como hipotiroidismo subclínico, amenorreas (falta de la menstruación en mujeres) o unos síntomas más acusados de menopausia y perimenopausia.

En resumen, el cortisol interfiere en **tres sistemas hormonales clave**:

> 1. **Eje tiroideo:** el estrés disminuye la conversión de T4 en T3, lo que favorece el hipotiroidismo subclínico.
> 2. **Eje sexual:** el estrés inhibe la testosterona y provoca una disrupción del ciclo menstrual al alterar el estrógeno y la progesterona.
> 3. **Eje metabólico:** el estrés desregula la interacción entre el cortisol y la insulina, lo que puede provocar resistencia a la insulina y conducir al desarrollo del síndrome metabólico.

Si te estresas, eso afecta a tu vida sexual

Es más que conocida **la relación que existe entre el estrés y una libido o un deseo sexual bajos**. A grandes rasgos, podemos afirmar que unos niveles elevados de cortisol alteran el ciclo hormonal de las mujeres, dificultan las erecciones en los hombres y **disminuyen la libido en ambos sexos**.

Seguro que conoces a muchas parejas que no pueden tener hijos porque tienen problemas de fertilidad o que te comentan que llegan tan cansados y agotados que de lo que menos ganas tienen es de practicar sexo. **Y es que el estrés puede afectar a la relación con tu pareja al disminuir el deseo sexual o dificultar el acto sexual.** Y la causa es biológica.

El estrés nos lleva a perder el interés por el sexo.

El origen se encuentra en una **disminución en la producción de testosterona, que se da tanto en hombres como en mujeres**. De hecho, ambos sexos tenemos esta hormona, aunque en diferentes niveles, y su disminución provoca en todos los casos pérdida o disminución de la libido, menor masa muscular, irritabilidad y falta de energía, concentración o memoria. Además, el estrés también altera otras hormonas, como los estrógenos, la progesterona y la prolactina, por lo que a menudo el ciclo menstrual de las mujeres se desregula. Esto implica desde faltas menstruales puntuales u oligomenorrea —es decir, ciclos menstruales poco frecuentes— hasta amenorreas —ausencia total de la menstruación.

Piensa, en este sentido, a cuántas atletas profesionales de élite se les va la menstruación. En su caso, se da el combo perfecto: estrés psíquico y físico, una alimentación estricta y un bajo porcentaje de grasa corporal, que, inteligentemente, lleva al cuerpo a suprimir el ciclo para ahorrar energía. Esto no significa que el ejercicio aeróbico sea malo o no debas practicarlo, sino que, **en exceso y cuando va asociado a mucho estrés** o a una mala alimentación, no es lo más ideal.

Para tu cuerpo, una situación como la anterior es estresante y, en consecuencia, el ciclo menstrual desaparece.

Recuerda que el cuerpo da prioridad a aquello que es necesario para la supervivencia frente a cualquier otro proceso que genere un gasto energético. Por eso, la reproducción es uno de los primeros sistemas que se ven alterados e inhibidos en situaciones de «ahorro energético». Dado que tanto el sexo como, aún más, el embarazo requieren muchísimas calorías, es normal que tu cuerpo decida disminuir el deseo sexual durante épocas de estrés elevado y sostenido.

Probablemente te preguntarás cuál es la solución. Sin duda, lo ideal sería irte tres meses de vacaciones con tu pareja, sin preocupaciones, sin horarios, sin ordenador ni teléfono móvil, y seguro que volveríais embarazados. Sin embargo, la realidad es que pocos o casi nadie puede darse el lujo de una desconexión tan real y prolongada en el tiempo. Para eso precisamente he escrito este libro: **para darte las herramientas que te ayuden a gestionar tu cortisol de la mejor forma posible, para aprender a modular tu respuesta** ante situaciones estresantes, que sepas reconocerlas y manejarlas adecuadamente.

No te preocupes, hay soluciones; tan solo hay que comenzar a ponerlas en práctica.

6
Fatiga adrenal

¿Te sientes constantemente cansado sin causa aparente? ¿Te cuesta comenzar el día al despertar? ¿Todas tus tareas se te hacen cuesta arriba? ¿No consigues conciliar el sueño aunque estés derrotada de cansancio? ¿Sientes que cualquier situación, por más sencilla que parezca, te abruma? ¿Toleras mal el estrés?

Si has respondido de manera afirmativa a alguna de estas preguntas, es probable que tu eje adrenal empiece a estar sobresaturado. Quizá te estás exigiendo demasiado y necesites frenar.

Necesitas un descanso.

Sin duda, todos queremos tener más energía. Sobre este tema, el *American Journal of Human Biology* publicó en 2015 un estudio sobre los hadza, una tribu de cazadores y recolectores de Tanzania, que demostró que, **a pesar de estar en constante movimiento** —cazando animales, cavando para recoger tubérculos o escalando árboles para recoger los frutos—, **tienen un gasto energético no mayor al de una persona como tú y yo, que tenemos una actividad física mucho menor.**

Esto nos permite sacar algunas conclusiones. Si los hadza, que tienen un estilo de vida mucho más activo que nosotros, gastan la misma cantidad de energía que un occidental —o incluso menos—, **¿en qué estamos malgastando o perdiendo nuestra energía?** Continúa leyendo, porque te lo contaré en los siguientes apartados.

En la sociedad moderna, la fatiga se ha convertido en una epidemia silenciosa.

Desde el momento en que despertamos, estamos bombardeados por obligaciones, plazos, estrés financiero, exposición a pantallas y **una estimulación constante** que nunca nos da tregua. Además, nuestra alimentación ha cambiado drásticamente en las últimas décadas, y ha aumentado el consumo de **productos ultraprocesados**, que, como anticipé en el capítulo 1, generan inflamación y alteraciones metabólicas. Como resultado, **muchas personas tienen el sistema nervioso sobrecargado y el eje hormonal completamente desregulado.**

El problema es que, cuando el estrés se convierte en una constante, el cuerpo deja de funcionar de manera óptima. **Nuestra fisiología no está diseñada para el estrés crónico**; al contrario, está programada para manejar amenazas puntuales y recuperarse después. Pero, entonces, ¿qué sucede cuando nunca nos recuperamos?

Acostumbramos a vivir en piloto automático, no escuchamos las pequeñas señales que el cuerpo nos da y seguimos adelante con nuestras rutinas. A pesar de no tener energía, de no haber dormido lo suficiente, tu cuerpo responde, pero te manda señales. Así que escúchalo y, **si te pide un descanso, dáselo.**

No esperes a que sea demasiado tarde para poner el freno.

En este capítulo te hablaré sobre **la fatiga adrenal**, un término que se utiliza para describir un **desajuste de las glándulas suprarrenales**. Sin embargo, ya anticipé que la medicina tradicional no la considera una enfermedad, como sí que hace con **la insuficiencia suprarrenal**.

Así pues, la insuficiencia suprarrenal es una condición más grave, y, para confirmar su diagnóstico, los médicos deben realizar una serie de pruebas clínicas y, si el resultado es positivo, tu médico te prescribirá un reemplazo hormonal.

El término «fatiga adrenal», en cambio, se utiliza cuando las glándulas suprarrenales están sometidas a una hiperexigencia y no pueden producir la cantidad de hormonas necesarias para hacer frente al estrés alto y prolongado en el tiempo.

Entre los estresores más comunes que pueden desencadenar la fatiga adrenal, se encuentran enfermedades crónicas, practicar ejercicio intenso sin un periodo de recuperación, hipoglucemias, exposición a toxinas, la privación del sueño, la mala nutrición o un exceso de azúcar y cafeína.

¿Adónde se va tu energía?

> En el cuerpo, hay cuatro sistemas que gastan enormes cantidades de energía a lo largo del día:
>
> - **El aparato locomotor**: a mayor movimiento, mayor es el gasto energético. Sin embargo, existe un proceso de adaptabilidad por el cual a mayor movimiento, mayor es la producción de mitocondrias nuevas en nuestro cuerpo. En consecuencia,

el ejercicio nos ayuda a tener más energía a largo plazo, ya que aumenta el número de mitocondrias. Estas son las organelas encargadas de producir energía celular a través de la producción de ATP —trifosfato de adenosina, la principal molécula que da energía a la célula.

- **El sistema nervioso:** aunque necesario para nuestra supervivencia, la mayoría de las veces consume energía en exceso. Cuando vives con niveles altos de estrés —ya sea por exigencias laborales, familiares o propias—, gastas muchísima energía. De hecho, me atrevería a afirmar que la mente representa uno de los mayores consumos de energía de nuestro organismo. Sobrepensar te roba muchísima energía, así que debes trabajar ese aspecto, y tratar de mejorarlo, para así poder usar la energía para lo que realmente necesitas y no perderla inútilmente.

Estoy convencida de que alguna vez, tras pasar todo el día sentado frente al ordenador, sin entrenar ni moverte de la silla en ocho horas, has terminado más cansado que otro día en el que entrenaste y te moviste más, pero estuviste en contacto con la naturaleza, despejaste tu mente y lograste desconectar.

- **El sistema digestivo:** este sistema consume alrededor del 30 por ciento de la energía total disponible. Imagínate, pues, cuánta requiere si comes en exceso, algo que la mayoría de nosotros hacemos a diario. Para que te hagas una idea, una comida copiosa triplica el gasto energético habitual.
- **El sistema inmune:** a pesar de que lo sitúo el último, no es menos importante. En realidad, el 80 por ciento de las células inmunitarias se encuentran en tu intestino, esperando para responder ante cualquier agresor que quiera colarse en tu interior. Así que puedo asegurarte que, junto con el cerebro, uno de los principales ladrones de energía es tu sistema inmune.

> En consecuencia, estos son los cuatro sistemas o pilares que creo que debes trabajar y abordar en caso de déficit energético. Tienes la posibilidad de actuar en diferentes niveles, interviniendo en tu aparato locomotor, en tu bienestar mental y la gestión del estrés —lo que involucra al sistema nervioso y al estado de ánimo—, en tu sistema digestivo y en tu sistema inmunitario.

Al intestino le dedicaré un capítulo específico más adelante. Ya te conté en el capítulo anterior que su superficie es enorme —para que te hagas una idea: si pudiéramos desplegarla, ¡cubriría una pista de tenis!—. Sin embargo, la capa que la recubre, la mucosa intestinal, es increíblemente delgada. De hecho, está formada básicamente por una única capa de células (los enterocitos) que separa el contenido del intestino (que se conoce como luz intestinal) del interior de nuestro cuerpo. Así, la frontera entre «lo de dentro» y «lo de fuera» es muy fina.

> **Enterocitos:** son las células que constituyen mayoritariamente el epitelio intestinal y tienen como función principal la absorción de nutrientes. Por ese motivo, tienen vellosidades, ya que les permiten aumentar su superficie de absorción.

Precisamente por eso, **una gran parte de nuestro sistema inmune —se estima que alrededor del 80 por ciento— reside en la mucosa intestinal, listo para reaccionar ante cualquier amenaza**. En este sentido, es importante tener presente que algunos componentes de los alimentos que consumimos, como la gliadina del gluten o antinutrientes (sobre todo de los vegetales, como las lectinas), pueden ser dañinos. Si logran dañarla, provocan una «ruptura» de esta barrera que permite el paso a la sangre de sustancias indeseadas.

Es entonces cuando tu sistema inmunitario entra en acción, y utiliza una gran cantidad de energía para protegerte.

Así pues, aunque pases la mayor parte del día sentado y te parezca que no has gastado energía, **a nivel digestivo e inmunológico estás gastando mucha energía.** Además, como ya comenté en el capítulo anterior, **el sistema digestivo y el nervioso están unidos** a través del nervio vago —también conocido como neumogástrico—, de modo que los alimentos o sustancias que alteran y desequilibran la microbiota hacen que estos microorganismos liberen sustancias como los **lipopolisacáridos (LPS).**

Estos son componentes de la membrana externa de ciertas bacterias capaces de atravesar la barrera intestinal (lo que ocurre con mayor facilidad si hay una hiperpermeabilidad intestinal) y llegar a la sangre. Una vez ahí, pueden producir desde una inflamación sistémica hasta una **alteración del sistema nervioso central** (a través del eje intestino-cerebro), lo que genera ansiedad, depresión, cambios del estado de ánimo o fatiga mental.

Por este motivo, el tratamiento de la **mucosa intestinal y de su permeabilidad** (el famoso síndrome del intestino permeable), como explicaré en el siguiente capítulo, es clave si se observan síntomas compatibles con una fatiga adrenal. Y es que **un intestino permeable, a diferencia de uno sano, deja pasar sustancias a la sangre que no deberían acceder a ella**, lo que provoca una **hiperactividad del sistema inmune.** Así, se produce un **gasto de energía enorme y en la mayoría de los casos aparecen entonces el cansancio y la fatiga.**

Sin embargo, **no solo debes tener en cuenta lo que te roba energía,** sino que debes **cuidar y potenciar lo que produce energía.** Por eso, en este capítulo te hablaré de las **mitocondrias.**

Cuando te quedas sin energía

Recuerdo a una paciente, María, que siempre había sido una persona activa. Trabajaba en una empresa de marketing digital y, a pesar del ritmo acelerado de su vida, lograba equilibrar su trabajo con su pasión por el yoga y una alimentación saludable. Sin embargo, desde hacía unos meses, había empezado a notar que **su cuerpo ya no respondía de la misma manera**.

Cada vez le costaba más despertarse por la mañana, necesitaba varias tazas de café para arrancar el día y, a pesar de dormir ocho horas, nunca se sentía realmente descansada. Su humor también había cambiado: lo que antes le parecía manejable ahora la abrumaba, y cualquier situación estresante la hacía sentir al borde del colapso. Además, las personas más cercanas a ella le comentaban que la veían irritable. Por si fuera poco, había ganado peso sin razón aparente, sentía antojos constantes de azúcar y notaba que su digestión era más irregular, sentía una hinchazón cada vez mayor, intolerancia a alimentos que hasta entonces nunca le habían dado problemas, y acidez y reflujo en momentos puntuales.

Si te identificas con la historia de María, es posible que haya una **disfunción en tu eje de respuesta al estrés o que tus hormonas estén desequilibradas**, lo que también altera a tu metabolismo.

> **Muchas personas viven con fatiga adrenal sin saberlo.**

Esto ocurre porque los síntomas de la fatiga adrenal **aparecen gradualmente y son difusos, por lo que a menudo muchos profesionales no los tienen en cuenta**. Por eso, justamente, es tan importante escuchar al paciente que tenemos delante, revisarlo y analizarlo de forma adecuada, ya que hay **síntomas característicos** que pueden alertarnos de que el eje de respuesta al estrés no funciona correctamente para que así podamos actuar para evitar los efectos indeseados.

> La fatiga adrenal afecta a casi todos los sistemas del cuerpo, empezando por el metabolismo y la energía celular:
>
> - **Cansancio y fatiga persistentes:** en las primeras fases, la persona puede sentirse bien por la mañana, pero experimentar una caída abrupta de energía durante la tarde. En fases más avanzadas, en cambio, el cansancio es constante, sin importar cuántas horas duermas. Son las típicas personas, pues, que no tienen energía por la mañana y necesitan muchas tazas de café; aquellas personas que posponen la alarma tres veces porque con la primera no consiguen levantarse.
> - **Antojos de sal o azúcar:** es la necesidad de comer, en especial algo dulce, para proporcionar esa «falsa sensación de energía» al cuerpo y mantener los niveles de glucosa estables en sangre. Además, también hay una necesidad de consumir sal por la desregulación de los niveles de aldosterona (la hormona que regula el sodio en el organismo).
> - **Aumento de grasa abdominal o pérdida de masa muscular:** el cortisol desregulado tiene un efecto catabólico (recuerda que, como ya conté, esto significa que consume tejidos). Así, impide que la masa muscular aumente, favorece la degradación de músculo y activa la acumulación de grasa visceral (al desregular el metabolismo de proteínas, lípidos e hidratos de carbono).

- **Niebla mental y falta de concentración:** es frecuente tener dificultades para concentrarse, para encontrar la palabra correcta o simplemente para focalizarse en la tarea que estás realizando.
- **Cambios de humor:** también son habituales, y hay una tendencia a la apatía, la depresión o la tristeza.
- **Ansiedad, nerviosismo y sensación de alerta:** es común que se conviertan en personas más irritables, que responden de forma exagerada ante situaciones normales.
- **Problemas digestivos:** distensión abdominal, reflujo, intolerancias alimentarias...
- **Alteraciones del sueño:** como la imposibilidad de conciliar el sueño a pesar de estar muy cansado o despertares nocturnos entre las dos y las cuatro de la madrugada, con pensamientos obsesivos.

El problema es que a menudo normalizamos los síntomas de la fatiga adrenal porque creemos que es lógico que nos ocurra por la vida ajetreada que llevamos. Por ello, **muchas personas no se dan cuenta de que algo va mal hasta que ya han llegado a un estado avanzado de agotamiento**. A diferencia de una gripe o una fractura, que tienen síntomas evidentes, la fatiga adrenal se desarrolla lentamente, y afecta a distintas áreas de la vida sin que haya un punto claro de inicio.

Así pues, si te identificas con estos síntomas, mi recomendación es que no lo normalices, que no te enganches al consumo de café, que no tires más del carro. **Escucha a tu cuerpo y prioriza tu salud.** Busca un profesional con una visión funcional e integral que pueda ayudarte y guiarte en el proceso.

María tardó meses en encontrar a un médico que entendiera lo que realmente le ocurría. Cuando finalmente encontró a un especialista en medicina funcional, se dio cuenta de que **su fatiga no era solo «estrés», sino el resultado de vivir tantos años acelerada**, pidiéndole a su cuerpo más de lo que le podía dar, con falta de descanso y sin tiempo de recuperación, a lo que se sumaba su carácter autoexigente. **Todos esos años de sobrecarga habían dañado su sistema suprarrenal.** Sin embargo, con el enfoque adecuado, pudo recuperar su energía y volver a sentirse bien consigo misma.

El médico adecuado no te dirá que «todo está en tu cabeza».

Está claro que la mente influye, y mucho; de hecho, por eso dedico gran parte de este libro al *mindset*, es decir, a cambiar nuestra forma de pensar, a ser capaces de enfrentarnos a las situaciones desde otra perspectiva y a gestionar mejor el estrés y, en general, las emociones. De esto trata en realidad la psiconeuroinmunoendocrinología, y la parte que se refiere a la psique me parece un pilar fundamental.

Pero es importante que, antes de nada, un profesional especializado descarte cualquier alteración orgánica o funcional que pueda estar empeorando la situación, y luego es también indispensable que aprendas a gestionar tu mente y tus emociones. A menudo, **pequeños «traumas» o situaciones pasadas bloquean determinadas áreas de nuestro cerebro y desregulan por completo nuestra función hormonal y orgánica.**

Tu cerebro y tu mente no solo tienen un gran efecto en tu estado de salud, sino que están cien por cien conectados con él.

> Por ello, un buen profesional de la salud:
> - No se limitará a observar los resultados de un solo análisis de sangre y asegurará que estás «dentro del rango normal».
> - Será consciente de que la fatiga persistente no es normal y que tiene una causa subyacente que debe ser abordada.
> - Te dirá que no ignores las señales que tu cuerpo te está enviando. El cuerpo habla, y tarde o temprano se expresa. No dejes que pase el tiempo y sea demasiado tarde.

Las baterías de tu cuerpo

No se sabe realmente cuál es el origen de la fatiga adrenal, pero los pacientes suelen definirla como **falta de energía mental o psíquica, cansancio extremo e incapacidad para recuperarse después de practicar ejercicio.**

Así, aunque su etiología aún no está del todo clara, estudios como el de Haas y sus colaboradores de 2007 muestran que muchas enfermedades actuales se asocian a una **disfunción mitocondrial**. Por eso, no puedo seguir hablando de la fatiga adrenal sin presentarte a **las mitocondrias: nuestra central de energía celular.** Sin ellas —o con mitocondrias disfuncionales, que viene a ser lo mismo—, aparecen múltiples enfermedades.

> **Etiología:** es la disciplina científica que estudia la causalidad. En el ámbito de la salud, esto significa que SIEMPRE busca el origen de las enfermedades.

Las mitocondrias son unas **pequeñas fábricas de energía** que se encuentran en el interior de todas y cada una de las células de nuestro cuerpo, y son capaces de transformar todo aquello que ingerimos en energía celular (denominada, como ya te he anticipado, ATP).

Sin mitocondrias no hay vida.

Te resumo el proceso para que lo entiendas: cuando el sistema digestivo funciona adecuadamente, la **glucosa** y los **lípidos** que consumes son metabolizados y pasan al **torrente sanguíneo**, a través del cual —junto con el oxígeno unido a la hemoglobina en los glóbulos rojos— se transportan por todo tu cuerpo. En el interior de todas las células —el llamado **citosol**—, **la glucosa se descompone** (gracias a un conjunto de reacciones químicas llamadas **glucólisis**) en dos productos finales: dos moléculas de piruvato. Estas dos moléculas son capaces de **entrar en las mitocondrias y en el ciclo de Krebs para generar energía** (que, a nivel celular, llamaríamos ATP).

No es necesario que profundice en cómo sucede a nivel molecular, pero debes saber que **es una cadena de reacciones químicas perfectamente diseñada**. Cada célula, dependiendo de dónde se encuentre y de sus necesidades, tendrá un mayor o un menor número de mitocondrias. Cuantas más mitocondrias, mayor energía. Así que **es importante mantener un buen número de mitocondrias y, sobre todo, que sean funcionales**. Por ese motivo, en este capítulo te daré consejos para activar y mantener funcionalmente activas todas tus mitocondrias.

Tenemos entre doscientas y dos mil mitocondrias en cada célula, y las células cerebrales son las que más tienen, ya que también son las que requieren mayor energía. Dentro de las mitocondrias se llevan a cabo diferentes reacciones enzimáticas con el objetivo de producir moléculas de ATP. Sin embargo, para que pueda llevarse a cabo, son necesarios, asimismo, cofactores —es decir, moléculas necesarias para las reacciones enzimáticas— como el magnesio, la ribosa, las vitaminas B12 y Q10 o el ácido alfa lipoico. Por eso la medicina funcional considera tan importante valorar —y suplementar en algunos casos— estos cofactores.

El problema es que **cada vez que producimos energía también se generan otras moléculas, en este caso dañinas**, que destruyen tejidos. Son los denominados **radicales libres**, de los que ya te hablé. Nuestro cuerpo debería ser capaz, a través del **sistema antioxidante endógeno** (es decir, las defensas naturales del cuerpo contra la oxidación), de contrarrestar estas moléculas para evitar daños.

Sin embargo, la mayoría de nosotros tenemos malos hábitos, nos alimentamos de forma insuficiente con calorías vacías, nos faltan micronutrientes y no nos movemos tanto como deberíamos, todo lo cual aumenta el estrés oxidativo intracelular. En otras palabras, **se produce mayor oxidación de la que nuestro cuerpo es capaz de neutralizar**, de modo que sobrepasamos la capacidad antioxidante del organismo.

Para combatir con eficacia los radicales libres, nuestro cuerpo también cuenta con un grupo de nutrientes **antioxidantes** que obtiene de la dieta o de suplementos. Entre los más importantes se encuentran la melatonina, la vitamina C, el zinc, el selenio, el magnesio y el cobre, por lo que es necesario mantenerlos en niveles óptimos. Estos son cofactores necesarios no solo para que **tengan lugar las reacciones enzimáticas que producen energía**, sino también para **bloquear el exceso de radicales libres** presentes en tu cuerpo.

Estos antioxidantes son fácilmente medibles en sangre, aunque de algunos, como de la vitamina C, suele haber un déficit. Sin embargo, esto no siempre significa que no consumas vitamina C; de hecho, aun tomando un suplemento, puedes tenerla en niveles bajos porque tu cuerpo está utilizando demasiada vitamina C para contrarrestar la oxidación.

Además, no todos los suplementos son iguales en cuanto a su absorción y biodisponibilidad. Por ejemplo, una vitamina C liposomada —es decir, encapsulada en liposomas, que son pequeñas vesículas de lípidos— siempre será mejor que la «normal», ya que es mucho más biodisponible y se absorberá mucho mejor. De modo que, como siempre digo, hay que valorar a cada paciente y sus pruebas complementarias de forma adecuada, teniendo en cuenta su contexto y con una visión integral y funcional de la salud.

En este punto, quiero mencionar brevemente a la **melatonina**. Probablemente te sorprenda, ya que hasta ahora me he referido a ella como **la hormona del sueño, del descanso**, como, de hecho, la conoce la mayoría de la población. No obstante, algo que poca gente sabe o de lo que no se habla tanto es que **la melatonina es uno de los antioxidantes más potentes que tenemos, sobre todo a nivel mitocondrial**.

Un estudio realizado por el Centro de Ciencias de la Salud de la Universidad de Texas en San Antonio en 2003 demostró que la melatonina es capaz, a diferencia de otros antioxidantes, de unirse a más de un radical libre y de neutralizarlos de forma simultánea, así como de potenciar su efecto junto con otros antioxidantes. Por eso, **la regulación de los ritmos circadianos es un punto fundamental en la salud mitocondrial**.

Si quieres **aumentar tu consumo de antioxidantes**, un truco sencillo es buscar alimentos de colores vivos. Esto se debe a que, en general, **muchas de las sustancias que actúan como antioxidantes en tu cuerpo son también los pigmentos que dan su color intenso a frutas y verduras**. Por eso, es importante escoger alimentos como el tomate o los frutos rojos (como fresas o arándanos). Además, recuerda que, si quieres que tus mitocondrias puedan generar la energía óptima (el ATP), necesitas cofactores.

> Entre estas moléculas que ayudan a la generación de ATP destacan las siguientes:
>
> - **El magnesio**, que puedes obtener a través del consumo de almendras; verduras de hoja verde, como las espinacas, o legumbres.
> - **Las vitaminas del complejo B**, esenciales para la producción de energía en el ciclo de Krebs y en la beta-oxidación (es decir, en la metabolización de lípidos), que están presentes en alimentos como las legumbres, la carne de pastoreo y el huevo.
> - **El hierro**, presente en las carnes rojas, las espinacas y las legumbres.
> - **El selenio**, presente en las nueces de Brasil.
> - **El zinc**, que se encuentra en las semillas de calabaza.

Así pues, si a un déficit de estos nutrientes y a una dieta de calorías vacías le sumas una alta demanda energética debido, por ejemplo, al estrés crónico, es probable que tus **mitocondrias se vean sobrecargadas, produzcan poca energía y tu metabolismo se reduzca**. Esto puede provocar, además, falta de energía, un envejecimiento prematuro y el deterioro de tu organismo, así como puede predisponer a padecer enfermedades o a tener infecciones con frecuencia.

Volviendo a las mitocondrias, me gustaría mencionar al doctor Naviaux, que realizó un estudio innovador sobre su metabolismo y descubrió que **las mitocondrias tienen la capacidad de entrar en un estado de hipometabolismo y «cerrarse». Es decir, se ponen en un modo similar a la hibernación** para permitir tu supervivencia, pero no para producir la energía necesaria para sentirte activo y enérgico. Al estudiar los productos del metabolismo celular, Naviaux se dio cuenta de que **las personas con fatiga crónica tenían un 80 por ciento menos de metabolitos que las personas sanas**, ya que sus células productoras de energía, las mitocondrias, estaban en estado hipometabólico.

Esto ocurre porque las mitocondrias, además de tener una función a nivel energético, también cumplen un rol fundamental en la **defensa celular**. Sin embargo, lo más curioso es que asumen una función u otra, pero **no las dos al mismo tiempo**. Por eso, cuando estás enfermo, uno de los síntomas principales es el cansancio, y necesitas **reposo**. Así pues, el papel que desempeñen tus mitocondrias y el hecho de si entran o no en el estado de hipometabolismo que reduce tu energía depende también del **medio externo**.

Tus mitocondrias producen energía o te defienden.

Algunos factores que estresan a tus mitocondrias y pueden llevar a una disfunción mitocondrial son los siguientes:
- Exposición a toxinas, como metales pesados, agroquímicos o pesticidas.
- Infecciones por virus o bacterias.
- Intestino permeable o presencia de disbiosis.
- Déficits nutricionales.
- Alteración de ritmos circadianos (falta de luz solar).
- Hábitos tóxicos, como fumar o consumir alcohol.
- Estrés mental.
- Sedentarismo o falta de movimiento.
- Mala alimentación.
- Exceso de grasa corporal y déficit de masa muscular.
- Déficit de Q10, L-carnitina, magnesio y otros micronutrientes esenciales.

Así pues, tu misión es **darles a tus mitocondrias el contexto ideal para que se sientan seguras y sean capaces de producir energía**. De lo contrario, si se sienten amenazadas, **entrarán en modo defensivo y tu energía caerá en picado**.

Por suerte, hay muchas cosas que puedes hacer.

Cada día representa una nueva oportunidad para cambiar y ofrecerles un ambiente perfecto a tus mitocondrias, y aumentar así tu energía.

Por eso, **absolutamente todo lo que haces a diario influye en ellas**: lo que comes, lo que no, con qué frecuencia, a qué hora del día, si te mueves o si no lo haces, incluso si te mueves en exceso, si respetas tus ritmos circadianos o no... Así que te invito a ser más consciente de ello, a dejar de vivir en piloto automático y a centrarte en ti, en **potenciar todo lo que te suma y aumenta tu energía de forma natural**.

> Una sugerencia para empezar a cuidarte: siéntate con una libreta y un bolígrafo, y anota tu respuesta a la siguiente pregunta: «En este momento (ya sea hoy o esta semana), ¿qué hábito está suponiendo un gasto energético elevado o está siendo un estresor para mí?».
>
> El primer paso para sentirte mejor es centrarte en eliminar eso. Algunos factores que podrían afectarte son:
>
> - **Falta de sueño:** márcate como meta esta próxima semana dormir entre siete y ocho horas diarias, y acostarte siempre a la misma hora.

- **Mala alimentación:** proponte hacer dos comidas al día de calidad, en las que haya proteínas, carbohidratos de calidad y grasas saludables que te aporten los macronutrientes necesarios.
- **Falta de ejercicio:** empieza hoy y, esta semana, practica entre treinta y cuarenta y cinco minutos de ejercicio moderado un mínimo de tres días.
- **Problemas digestivos:** busca ayuda de un profesional o intenta mejorar la permeabilidad intestinal. Para ello, evita los alimentos inflamatorios, sobre todo los productos azucarados, procesados y refinados, los aceites vegetales y, en casos específicos, el gluten y otros posibles detonantes tóxicos (de los que hablaré más adelante). También puedes ayudarte con suplementos específicos, como de glutamina o de melena de león, o, más fácil aún, puedes consumir caldo de huesos todos los días. Es una increíble fuente de colágeno que no solo mejorará la permeabilidad intestinal, sino que también contribuirá a que las mucosas recuperen su estado original.

En los últimos capítulos, compartiré contigo herramientas para que puedas cambiar día a día y empieces a aplicar pequeños hábitos que marcarán la diferencia.

Hormesis: hackea tu organismo

Para que el cortisol esté controlado, es importante que **las mitocondrias funcionen correctamente**. Así, te sentirás con energía y podrás realizar tus tareas diarias enfocado y con claridad mental.

Un concepto fascinante y cada vez más estudiado en el ámbito de la salud es la **hormesis**. **Se trata de un proceso que consiste en**

someter al cuerpo a un estrés controlado, capaz de activar los mecanismos de defensa de las células, pero sin llegar a causar daño. Esta estimulación celular provoca que el organismo se adapte, lo que tiene un efecto beneficioso. Así, por ejemplo, cada vez que practicas ejercicio físico de forma adecuada (es decir, con la duración e intensidad apropiadas), estás generando un **estrés «controlado» que promueve una adaptación positiva** de las fibras musculares, lo que favorece su desarrollo, así como la función cardiovascular y la capacidad de recuperación.

Se han identificado varios agentes que pueden utilizarse para generar un estrés controlado en el cuerpo, como la radiación, el calor, los metales pesados, los antibióticos, los agentes prooxidantes, el ejercicio y la restricción alimentaria. Aún queda mucho por estudiar e investigar en este campo, pero se cree que no se produce debido a un único mecanismo, sino a varios agentes que, **en la dosis adecuada, son capaces de desencadenar esta respuesta adaptativa y beneficiosa del organismo.**

Ya lo decía el filósofo alemán Friedrich Nietzsche: «Lo que no mata te hace más fuerte».

La hormesis, pues, es capaz de **crear un organismo más fuerte y resiliente**, ya que genera unos efectos positivos demostrados en la longevidad al reducir el envejecimiento prematuro, como se ha visto en estudios como el realizado en Chipre en 2023.

En este sentido, un estudio realizado en Japón en 2010 observó que el estrés dietético leve (es decir, una restricción calórica en la dieta) en animales sin malnutrición retrasa la mayoría de los cambios relacionados con la edad y prolonga la esperanza de vida. Además, también contribuye a la prevención de enfermedades graves como el cáncer, los accidentes cerebrovasculares, las enfermedades autoinmunes, el párkinson y el alzhéimer.

Este descubrimiento tiene mucho sentido evolutivo. Durante prácticamente toda nuestra historia, los humanos vivimos como cazadores-recolectores, y tuvimos que adaptarnos a las restricciones de suministro alimentario. Si cazábamos, comíamos; si el tiempo era el adecuado y había buenas cosechas, también. Sin embargo, en las malas épocas, debíamos adaptarnos a días de ayuno o a ingestas mínimas. **Por eso, nuestros genes están codificados para esa situación de ayunos intermitentes.**

Actualmente, en cambio, vivimos en una superabundancia alimentaria, es decir, comemos por comer, hasta sin hambre, como un acto social, por antojo o simplemente porque es la hora de comer. Y esta nueva relación con los alimentos nos ha llevado a una epidemia mundial de obesidad y a la aparición en gran parte de la población de enfermedades relacionadas con el metabolismo. Por ese motivo, en algunos casos (pero no en todos) podemos aplicar este nuevo enfoque de intervención terapéutica a través de algún tipo de ayuno o restricción alimentaria, aunque siempre en dosis óptima y de la forma apropiada. Hay que tener en cuenta, en este sentido, que **no todos los organismos responden igual a la misma dosis**, de modo que tanto esta como sus beneficios varían entre una persona y otra.

No obstante, si quieres poner en marcha estos mecanismos y estimular a tus mitocondrias y a tus células para que tengan un efecto positivo en tu salud, **puedes comenzar incorporando las siguientes estrategias en tu rutina**:

Entrenamientos HIIT

Todos sabemos que el ejercicio físico es muy beneficioso para nuestro organismo... o al menos es lo que siempre hemos escuchado. Lo que nadie dice, sin embargo, es que, **en exceso, el ejercicio también puede generar demasiadas especies reactivas de oxígeno** (ERO), que son elementos que pueden llegar a dañar tejidos al sobrepasar la capacidad antioxidante del organismo. Para que lo entiendas: el cuerpo cuenta con sistemas oxidantes y antioxidantes, y ambos deben estar equilibrados como una balanza.

Como bien explica un artículo publicado por la Sociedad Española de Bioquímica y Biología Molecular en 2010, el oxígeno es esencial para la vida, pero también puede convertirse en moléculas altamente reactivas. Esto ocurre a través de procesos celulares normales, como el metabolismo respiratorio dentro de la mitocondria y la función inmunitaria, pero también puede incrementarse por factores como determinadas patologías, la exposición a tóxicos y, como veremos en este apartado, también por un exceso de ejercicio.

El cuerpo cuenta con maneras de compensar el exceso de moléculas ERO para que no produzcan daño, pero estas no siempre son negativas. Como contaba al inicio de este apartado sobre la hormesis, **una producción moderada y controlada de ERO puede generar una respuesta adaptativa beneficiosa** en el organismo, mientras que unos niveles elevados pueden ser perjudiciales y dañar componentes celulares.

En este caso, la dosis sí que importa.

Sin ninguna duda, mi recomendación es que practiques ejercicio físico a diario. Con todo, es crucial entender que su efecto sobre nuestro cuerpo no es siempre el mismo, ya que **depende en gran medida de la intensidad y el tipo de ejercicio**. Así, a pesar de que el ejercicio físico aumenta el consumo de oxígeno —incluso diez veces por encima de lo habitual— y, con ello, también la producción de ERO, esta respuesta puede ser beneficiosa o perjudicial. Por un lado, un ejercicio muy intenso, extenuante y de larga duración puede producir demasiado ERO, lo que genera un exceso de estrés oxidativo que supera la capacidad antioxidante del organismo, y provoca fatiga muscular y daño celular. Por otro lado, **la práctica regular de acti-**

vidad física moderada tiene el efecto contrario: **potencia nuestras defensas antioxidantes**. En resumen, para que el ejercicio sea beneficioso hay que tener en cuenta lo siguiente:

- Practicar actividad física de manera regular y bien planificada puede actuar como un antioxidante. Esto ocurre porque **la práctica regular de actividad física** «estresa» al cuerpo y lo obliga a sintetizar progresivamente más antioxidantes, pero para ello debe **convertirse en un hábito**, ya que es un proceso gradual. Por ejemplo, se puede salir a caminar o trotar durante treinta o cuarenta y cinco minutos cuatro veces por semana.
- **El ejercicio en intervalos de alta intensidad (HIIT, por sus siglas en inglés), cuando está bien planificado**, puede inducir una respuesta adaptativa del organismo muy beneficiosa, y mejorar la capacidad cardiovascular y el rendimiento deportivo. La clave, no obstante, es realizarlo en su justa medida. Aunque no se ha establecido una duración fija de este tipo de ejercicio, las rutinas de HIIT suelen ser de menos de treinta minutos y se basan en **alternar breves periodos de ejercicio de alta intensidad con otros de recuperación o de intensidad media**. La duración de estos intervalos es variable y debe adaptarse a la condición física de cada persona.
- Un exceso de **ejercicio físico intenso y de larga duración puede sobrepasar la capacidad antioxidante** del organismo. Sería el caso, por ejemplo, de querer correr 20 kilómetros sin haber entrenado y sin realizar ejercicio de manera regular o de apuntarte al nivel más intenso de un deporte que jamás has practicado porque crees que así verás resultados antes. En ambas situaciones, estarías sometiendo a tu cuerpo a demasiado estrés sin darle tiempo de adaptarse y, como resultado, sería probable que te lesionaras.

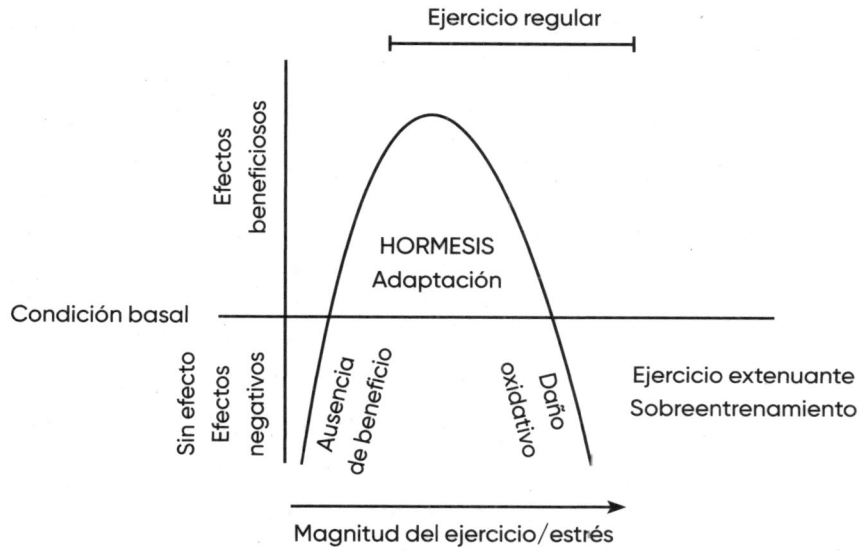

Ayuno intermitente o *fasting*

Este método es más controvertido y polémico. En la actualidad, se han popularizado mucho los beneficios del ayuno y hasta se cree, erróneamente, que NUNCA hay que desayunar. Pero no siempre es así.

Personalmente, soy partidaria del ayuno y, de hecho, me gusta utilizarlo en muchos casos, pues sin duda tiene muchos beneficios, pero también un lado más oscuro que me parece importante mencionar. **Si estás leyendo este libro, es probable que tus niveles de estrés sean muy elevados. Por ello, debes tener cuidado al realizar ayunos en situaciones así, ya que puedes estresar aún más a tu organismo.**

Además, la mayoría llevamos vidas tan ajetreadas que no nos dejan tiempo ni siquiera de cocinar, por lo que en general pecamos de consumir una baja variedad de nutrientes. Así pues, **si no haces el ayuno correctamente, puedes sufrir un déficit nutricional.**

Hay que entender que ayunar no significa pasar hambre, ni tampoco bajar de peso ni reducir la variedad de alimentos que consumes. Simplemente, significa **reducir la ventana horaria en la que comes y aumentar el tiempo de reposo digestivo**. Sí que es cierto, no obstante, que, si estás acostumbrado a comer cuatro, cinco o hasta seis veces al día y pasas a comer solo dos veces al día, la ingesta de alimentos seguramente será menor, por lo que la mayoría de las personas, al menos al principio, bajan de peso.

> Ayunar tiene muchos beneficios, como:
>
> - Aumenta la longevidad al estimular unas proteínas —llamadas sirtuinas— encargadas de reparar cualquier daño producido en el ADN celular.
> - Estimula la autofagia, es decir, la eliminación de proteínas y células que no funcionan, llamadas células senescentes.
> - Favorece el metabolismo de la glucosa.
> - Disminuye el estrés oxidativo.
> - Reduce la inflamación.

Respecto a los patrones de ayuno, hay varios. Se puede comenzar por el más básico, de doce horas —por ejemplo, cenar a las nueve de la noche y desayunar a las nueve de la mañana—, pues es fácil de cumplir y activa funciones beneficiosas en tu organismo. Más adelante se pueden probar otros tipos de ayuno de mayor dificultad, como el de 16/8 —es decir, dieciséis horas de reposo digestivo y ocho horas en las que puedes ingerir alimentos— u otras modalidades más complejas de sostener, como comer una sola vez al día.

Sin embargo, como ya he comentado, no quiero profundizar en este tema, ya que, **si tienes unos niveles altos de estrés sosteni-**

do, mi recomendación es que no practiques ayuno intermitente de forma estricta. En cambio, sí que puedes alimentarte durante las horas de luz y hacer reposo digestivo en las nocturnas. En otras palabras, practicar la crononutrición, que no es otra cosa que permitir el **funcionamiento del cuerpo según su propio reloj biológico, lo que optimiza al máximo el metabolismo y la salud en general.**

El frío o el calor intermitente

Otra herramienta que activa el mecanismo de la hormesis a nivel celular es someternos a frío o calor intermitente. Las comodidades con las que vivimos hoy en día hacen que cada vez toleremos menos pasar frío y calor. Pero… ¿qué tal si pruebas a darte un baño de agua fría? Los más valientes incluso pueden meterse una vez a la semana en baños de agua helada.

Wim Hof, conocido como «el hombre de hielo», habla de este **método de exposición al frío** en su libro *El método Wim Hof*, donde lo describe como una técnica que combina baños en agua helada con ejercicios de respiración y concentración para mejorar la salud, tanto física como mental. Hof sostiene que una exposición adecuada al frío es capaz de **reducir la inflamación y fortalecer el sistema inmunitario, equilibrar los niveles de las hormonas, favorecer una mejor calidad del sueño y aumentar la producción de endorfinas** —sustancias que se segregan en el cerebro y dan sensación de bienestar y mejoran el estado de ánimo.

En definitiva, este método provoca un estímulo estresante óptimo en tu organismo que activa las señales de respuesta celular y la hormesis. Por su parte, la **exposición a altas temperaturas**, como en sesiones de sauna, por ejemplo, también puede tener efectos beneficiosos en el estado de salud y se relaciona con un **descenso de la mortalidad,** según un estudio publicado en la revista *JAMA Internal*

Medicine en 2015. Así pues, tanto las duchas de agua fría como las sesiones de sauna durante cortos periodos ayudan a **regular el cortisol**.

> **Importante**: no hace falta que empieces con todo de golpe. Recuerda que es un proceso que debe ser duradero, por lo que mi recomendación es que comiences a aplicar las estrategias de una en una o que elijas las que crees que puedes tolerar mejor.

7
Tu salud empieza en el intestino

El intestino, tu primer cerebro

Si alguna vez has sentido «mariposas en el estómago» antes de un evento importante o has perdido el apetito en un momento de gran estrés o, por el contrario, has sentido ansiedad por comer tus dulces favoritos antes de recibir una noticia muy esperada..., **entonces ya has experimentado el poder de la conexión intestino-cerebro**.

A lo largo de este capítulo, exploraremos cómo el intestino y el cerebro están interconectados, cómo la microbiota intestinal regula nuestro sistema nervioso y qué podemos hacer para mejorar nuestra salud mental desde el intestino.

Como ya te expliqué en el capítulo 5, el intestino se considera nuestro segundo cerebro.

Aunque, ya te lo anticipé, para mí es en realidad el **primer cerebro**. Según un estudio publicado en 2014 por el Departamento de Anatomía y Neurociencia de la Universidad de Melbourne, en el intestino tenemos **entre doscientos y seiscientos millones de neuronas**. En él, además, se aloja una parte del sistema nervioso

—**el sistema nervioso entérico**—, que actúa de forma autónoma con respecto al sistema nervioso central y se encarga de controlar el peristaltismo, es decir, el movimiento fisiológico del intestino. Asegura, pues, un buen hábito evacuatorio y regula el complejo motor migratorio, con lo cual permite una buena «limpieza» fisiológica de tus intestinos de manera involuntaria durante los periodos de ayuno.

Considerar que el intestino solo sirve para digerir alimentos es subestimarlo.

El intestino no solo es un tubo que procesa alimentos y absorbe nutrientes; es mucho más. **En realidad, es un complejo sistema que aloja millones de neuronas.** Curiosamente, hoy en día se ha visto que es también el origen de muchas patologías habituales, lo que ocurre cuando está dañado, inflamado o desequilibrado, pues es más permeable. De hecho, el intestino es capaz de **controlar tu estado de ánimo, tu capacidad de responder al estrés, la inflamación de tu organismo, tu nivel de energía y mucho más**.

Por ese motivo, creo que es necesario dedicar un capítulo entero a hablar del intestino y su relación con el resto del cuerpo.

- Si te sientes cansado a pesar de dormir bien.
- Si tu piel está seca y apagada.
- Si tus digestiones son lentas y cada vez toleras menos alimentos.
- Si vives con inflamación constante.
- Si estás triste y apático, y tienes niebla mental o no logras concentrarte.

Si te identificas con alguna (o todas) de estas afirmaciones, es posible que la solución sea mejorar el estado de tu intestino.

Cuando tu intestino está inflamado, no siempre tienes síntomas digestivos.

Es evidente que, si sufres hinchazón, eructos, acidez, muchos gases o intercalas periodos de diarrea con otros de estreñimiento o si te han diagnosticado el famoso colon irritable, tu intestino no está en las mejores condiciones. Sin embargo, lo curioso es que a veces el intestino inflamado da unos síntomas que no parecen relacionados con la digestión. Por eso justamente **muchas personas no están bien diagnosticadas ni tratadas**, de modo que no consiguen que sus síntomas mejoren. Así, los síntomas de un intestino inflamado pueden ser:

- **Piel:** acné, eccemas, piel excesivamente seca, rosácea o dermatitis atópica.
- **Energía:** estás cansado la mayor parte del día.
- **Alimentación:** antojos de dulce y ansiedad por la comida.
- **Alergias o histaminosis:** aparecen alergias que antes no tenías, rinitis, estornudos, flema en la garganta o picores.
- **Enfermedades autoinmunes:** Hashimoto, psoriasis, vitíligo o artritis reumatoide.
- **Síntomas neurológicos:** falta de concentración y de memoria o niebla mental.
- **Debilidad del sistema inmune:** infecciones respiratorias recurrentes, cándidas de repetición, infecciones de orina habituales, herpes...

Estos síntomas tan variados **tienen algo en común: su origen. Este es la permeabilidad intestinal** (en la que profundizaré en este capítulo), **un desequilibrio microbiano y, en consecuencia, una inflamación sistémica de bajo grado**.

Lo que ocurre en tu intestino puede afectar directamente a tu estado de ánimo, a tu energía y hasta a tu capacidad de manejar el estrés.

Hoy en día, la ansiedad, la depresión y la niebla mental han alcanzado niveles alarmantes entre la población. Sin embargo, la mayoría de los tratamientos se enfocan en el cerebro y **olvidan un órgano clave: el intestino y los millones de bichitos que se alojan en él**.

Como ya te dije en el capítulo 5: «Sin un intestino saludable, difícilmente tomarás buenas decisiones». Esta frase me parece tan relevante que creo que es necesario repetirla. Porque así es: **el estado de tu intestino afecta a tus decisiones y a tu claridad mental**. Recuerda esos días en los que una comida te sienta mal y luego tienes menos energía, pocas ganas de trabajar y eres incapaz de tomar decisiones importantes. Seguro que te ha ocurrido alguna vez.

Otro ejemplo muy típico es lo que ocurre cuando regresas al trabajo después de las vacaciones. Durante ellas, es habitual flexibilizar tu alimentación y cambiar tu rutina diaria, y ahora te sientes inflamado y es probable que te cueste centrarte. Esto puede suceder por varios motivos, pero uno de ellos es **el intestino permeable, que está jugándote una mala pasada**.

Estudios como el realizado en 2020 en la Universidad de Berna, en Suiza, han demostrado que el intestino no solo digiere los alimentos, sino que también es responsable de **producir neurotransmisores y modular el sistema inmune, y para ello envía constantemente señales a nuestro cerebro a través del nervio vago**, como ya te expliqué. Por eso, cuando esta conexión se altera, podemos experimentar síntomas que van desde la fatiga crónica hasta trastornos neurológicos y enfermedades autoinmunes.

Es posible que te preguntes: **¿qué relación tiene todo esto con el cortisol?** Pues la respuesta es que tiene muchísimo que ver.

De hecho, **está íntimamente relacionado**. Como ya hemos visto, **el cortisol altera el estado de la microbiota**, que se desequilibra. Esto, en consecuencia, afecta a **tu metabolismo, tu inmunidad y tu estado de ánimo**.

El estrés afecta a la calidad de tu microbiota y, si esta se altera, tu ansiedad aumenta.

Ya te conté en el capítulo 5 que **el cerebro y el intestino están conectados bidireccionalmente** a través del nervio vago o neumogástrico. Este es como una línea invisible que los une y permite que ambos sistemas se comuniquen.

Por ese motivo, cuando estás estresado o nervioso por un evento importante, sientes un «nudo en el estómago» e incluso puedes tener episodios de diarrea. Esto sucede porque el cerebro, a través de la activación del sistema nervioso simpático, envía señales al intestino, en especial al sistema entérico, para acelerar su función. En este caso, esto promueve un mayor movimiento intestinal involuntario y acelera el hábito evacuatorio. Asimismo, **cuando el intestino está inflamado o desequilibrado, envía señales al cerebro que pueden producir ansiedad, depresión o niebla mental**.

Entonces, ¿quién apareció antes, el huevo o la gallina? Hoy en día, aún no lo sabemos, pero sí que conocemos la existencia del eje intestino-cerebro.

Como ya anticipé en el capítulo 5 y como demostró un artículo publicado en la revista *Nature Reviews Neuroscience* en 2012, **el 90 por ciento de la serotonina, el neurotransmisor de la felicidad, se produce en el intestino**, no en el cerebro. Además, ya expliqué que algunas de las células del intestino tienen una función neuroendocrina, es decir, **se encargan de sintetizar neurohormonas, como la dopamina —el neurotransmisor del placer y la motivación—, **la serotonina y las catecolaminas —adrenalina y noradrenalina—, y en este proceso la microbiota también juega un rol fundamental**.

Para que lo entiendas mejor, te pondré un ejemplo:

Paula, una paciente de veintinueve años, vino a mi consulta después de haber pasado por las manos de varios profesionales que no encontraron una solución clara a sus problemas. Se sentía ansiosa, irritable y sin paciencia, aunque nunca había sido una persona así. **Se encontraba tan mal a nivel digestivo que ya le estaba afectando a su estado de ánimo**; su personalidad había cambiado y eso también interfería en sus relaciones personales. No tenía ganas de salir y los eventos sociales le provocaban un conflicto, ya que en ellos todo gira alrededor de un plato de comida, que justamente era lo que más la agobiaba mentalmente.

Unos cinco años antes, Paula había terminado la carrera y había viajado a Tailandia con unas amigas. A partir de entonces, su sistema digestivo había cambiado, y nunca se recuperó del todo. Después de ese viaje, durante años se había sentido hinchada. Al principio era solo después de las comidas, pero, cuando llegó a mi consulta, la hinchazón ya era constante, desde primera hora de la mañana. Además, tenía un exceso de gases con un olor fétido —como a huevo podrido—, periodos de estreñimiento seguidos de otros de diarrea y cada vez toleraba menos alimentos. De hecho, me confesó que había comenzado a tener miedo de comer y que evitaba muchos alimentos.

Por desgracia, el caso de Paula es muy habitual. Como ella, a muchos de mis pacientes los han diagnosticado de colon irritable, y lo achacan todo al estrés, pero no buscan más allá para encontrar la raíz de su problema. Sin embargo, **detrás de etiquetas como la de colon irritable, puede haber muchos tipos de alteraciones funcionales**. En estos casos, a pesar de que la mayoría de las pruebas complementarias dan teóricamente «bien», el paciente no mejora.

Alteraciones funcionales más comunes del intestino

Hipoclorhidria o falta de ácido en tu estómago

Una de nuestras **primeras barreras de protección** es el ácido clorhídrico del estómago. Este es capaz de **protegernos contra patógenos** que podemos ingerir a través de alimentos contaminados, así como de **controlar el sobrecrecimiento de ciertas bacterias** al mantener un PH ácido. Por ello, si la liberación de ácido no es la adecuada, será difícil que tengas buenas digestiones, pues también se encarga de activar enzimas como la pepsina —que permite una correcta digestión de las proteínas—. Además, favorece el **equilibrio de la microbiota** porque, como decía, evita la colonización de bacterias patógenas. Esto es posible porque solo algunas bacterias son capaces de sobrevivir en ese medio ácido, mientras que otras, presentes en partes del tubo digestivo como el intestino delgado o el colon —que tienen un PH diferente—, no podrán emigrar. Asimismo, juega un rol **fundamental en la absorción de la vitamina B12 y el hierro**, como ahora veremos.

> **Síntomas compatibles con una hipoclorhidria:**
> - Presencia de síntomas digestivos de la parte alta, como eructos, acidez, reflujo o ardor en la boca del estómago.
> - Digestiones lentas y pesadas, sobre todo al consumir proteínas (carne roja), así como hinchazón abdominal.

> - Sequedad en la piel y en las mucosas, como en la vaginal.
> - Tendencia a sufrir anemia por falta de hierro o de vitamina B12. En el caso de la B12, para asegurar su absorción, es necesario tener unos niveles adecuados de ácido clorhídrico y de factor intrínseco, como ahora veremos. De hecho, a menudo esta es una de las causas de déficit de B12 en sangre a pesar de consumir cantidades adecuadas a través de la alimentación, por lo que debe tenerse en cuenta.

Según un informe de los Institutos Nacionales de la Salud (NIH) de los Estados Unidos, la mayoría de las personas consumen suficiente vitamina B12 con los alimentos. Sin embargo, algunas tienen dificultades para absorberla a través de la alimentación. Para ello, hay que entender cómo el cuerpo absorbe la vitamina B12 de la comida. Lo hace en un proceso que consta de dos etapas. En la primera, **el ácido clorhídrico del estómago separa la vitamina B12 de la proteína a la que se encuentra unida**. En la segunda etapa, la vitamina B12 liberada se combina con el factor intrínseco, una proteína producida en el estómago, y el organismo las absorbe juntas.

La absorción del hierro ocurre de un modo similar. En este caso, **el ácido clorhídrico reduce el hierro férrico en hierro ferroso**, una forma soluble que permite su correcta absorción. Por ello, **un déficit de hierro o de B12 en una analítica debe hacernos sospechar de hipoclorhidria o de una afectación de la mucosa gástrica**, como ocurre en un tipo de gastritis: la atrófica autoinmune. Esta provoca una mala absorción de B12 y, en consecuencia, una anemia conocida como anemia perniciosa.

Por desgracia, la «solución» de la medicina convencional ante la presencia de estos síntomas es habitualmente la prescripción de medicación. En estos casos, acostumbra a recetarse omeprazol, un inhibidor de la bomba de protones cuya función es inhibir la producción de ácido. De este modo, muchas veces la situación solo empeora más, ya que este efecto inhibitorio se suma al hecho de que el paciente ya produce poco ácido.

> Una forma sencilla y casera de saber si es posible que sufras hipoclorhidria es la siguiente:
>
> - Agrega una cucharadita de bicarbonato a medio vaso de agua y tómalo en ayunas, es decir, con el estómago vacío.
> - Activa el cronómetro y anota cuándo eructas.
> - Si tienes suficiente ácido en tu estómago, deberías eructar como máximo a los tres minutos. Si tardas más en hacerlo, puede indicar que el nivel de ácido en el estómago es bajo y que, en consecuencia, sufres de hipoclorhidria. Te aconsejo que hagas la prueba tres días seguidos para obtener una media.

Si la prueba sale positiva o ya te han diagnosticado hipoclorhidria

Te recomiendo que hagas un tratamiento previo para mejorar las mucosas. Así, **evitar el picante, los fritos, el tomate y el chocolate, y reducir la ingesta de alimentos crudos** pueden ayudarte a reducir la sintomatología.

Además, para **recuperar las mucosas**, también puedes tomar infusiones a base de kudzu o regaliz y licuados de papaya, así como suplementos como el gel de aloe vera, el espino amarillo (que contiene omega 7), la vitamina A y la E o la carnosina de zinc. Para saber cuál es el más adecuado en tu caso, consulta con un médico especializado, ya que, en dosis adecuada, te ayudarán a restablecer las mucosas.

Una infusión que puede ayudarte

El kudzu es una raíz originaria de Asia que tiene múltiples beneficios para la salud, como mejorar el sistema inmunitario, los sofocos asociados a la menopausia o el estado cardiovascular. Sin embargo, quiero destacar en especial su función a nivel digestivo, pues favorece la regeneración mucosa en caso de gastritis, úlceras o inflamación intestinal al actuar como almidón resistente y equilibrar la microbiota.

Una buena forma de beneficiarte de sus propiedades es a través de infusiones, como explican Lucía Redondo y Olga Cuevas en su libro *Remedios naturales al alcance de todos*, donde comparten también el modo de preparación:

Compra en un herbolario extracto en polvo de la raíz de kudzu. En un vaso de agua, añade una cucharada de postre de kudzu y ponlo al fuego en un cazo. Revuelve constantemente para que no se formen grumos, hasta que rompa a hervir. Justo en ese momento, apaga el fuego y viértelo en un bol.

Puedes añadir media cucharadita de postre de pasta de *umeboshi*, una ciruela japonesa fermentada que también puedes encontrar en herbolarios. Te recomiendo que lo tomes preferiblemente separado de las comidas, una vez al día o incluso más, en función de la patología.

Más adelante, puedes devolver la acidez a tu estómago con:

- Cápsulas de betaína HCL.
- 1 cucharadita de vinagre de manzana diluido en agua antes de las comidas.
- Té de jengibre treinta minutos antes de comer.

Pero la recomendación más importante (y que pocos cumplen), pues te asegurará una buena digestión, es comer despacio y en un entorno tranquilo.

En este sentido, no olvides que **el estrés y el cortisol son los principales factores que inhiben la producción de ácido estomacal**. Así que, si el ambiente es tenso —ya sea por una discusión laboral, familiar o simplemente porque vas acelerado—, te recomiendo que te esperes a otro momento para comer, porque en esas circunstancias es difícil que digieras bien.

Permeabilidad intestinal

La hiperpermeabilidad intestinal es una disfunción digestiva que suele estar presente en los diagnósticos de colon irritable, así como en otras patologías, no siempre digestivas. Y hablo de «hiperpermeabilidad» porque **nuestro intestino es una barrera semipermeable, así que tiene la capacidad de permitir el paso de ciertas moléculas y de impedir el de aquellas más grandes o potencialmente dañinas** que el cuerpo no es capaz de metabolizar.

Así, **la hiperpermeabilidad subyace a cualquier enfermedad inflamatoria intestinal, así como a cualquier inflamación sistémica, muchas veces silente.** Es el caso, por ejemplo, de patologías modernas como la hipertensión, la diabetes o la enfermedad autoinmune de Hashimoto o de afectaciones en la piel, como la psoriasis o la dermatitis atópica.

Para que **la barrera intestinal funcione adecuadamente**, necesita varios componentes en perfecto estado. Las células que la forman, los enterocitos, deben estar unidas por unas proteínas llamadas uniones estrechas. La apertura de estas uniones está regulada, a su vez, por una proteína denominada zonulina, cuyos niveles deben ser adecuados. Además, es necesaria una capa mucosa saludable y un correcto equilibrio microbiano.

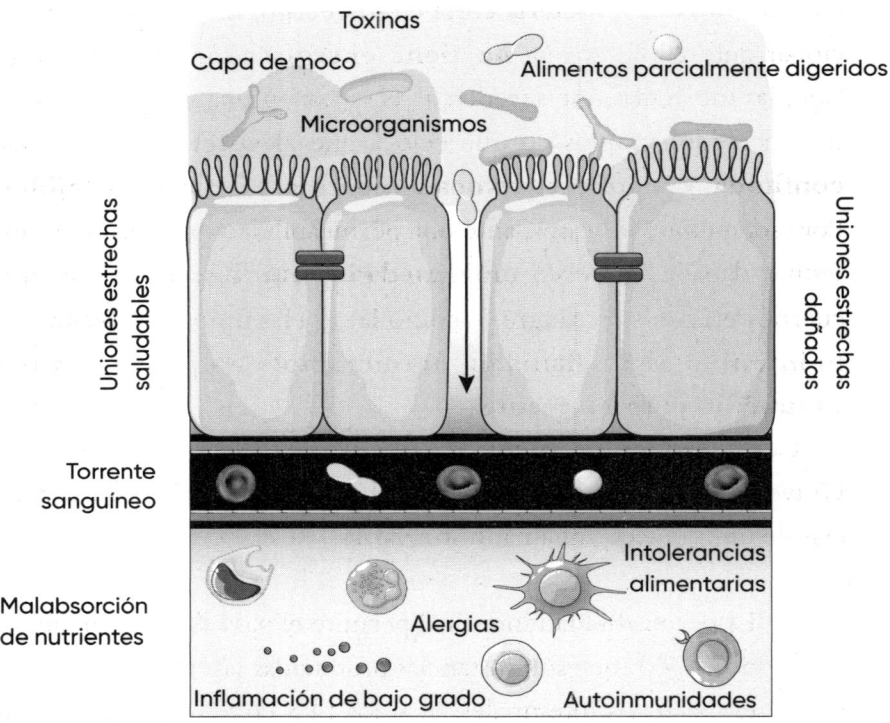

El problema surge porque, **cuando la barrera intestinal es disfuncional o está inflamada o dañada**, aumenta el espacio entre los enterocitos. Esto permite, y de hecho favorece, que **moléculas de gran tamaño, que suelen ser proinflamatorias, accedan a la sangre junto con otras sustancias tóxicas** que no deberían pasar. La consecuencia es una **activación constante, 24/7, de tu sistema inmunitario** para protegerte frente a los patógenos. ¿Puedes imaginarte el **gasto energético** que eso supone? Es enorme; tanto que por eso algunos de los principales síntomas de la hiperpermeabilidad son la fatiga y agotamiento.

La **hiperactividad del sistema inmune de forma sostenida**

y prolongada es peligrosa. Por un lado, porque **pierde la capacidad de reaccionar** frente a patógenos reales. En otras palabras, cuando un virus o bacteria entra en tu cuerpo, no es capaz de reaccionar ante ellos, ya que **no tiene energía suficiente**. Por otro lado, las moléculas que acceden a veces tienen una similitud estructural a tejidos propios, lo que lleva a que **el sistema inmune se confunda y ataque equivocadamente a tus propios tejidos**. Por eso, en muchos casos, ante una permeabilidad intestinal y un intestino dañado, aparecen **enfermedades autoinmunes** —y anticuerpos elevados en sangre— como la de Hashimoto. **Además, si tu intestino está inflamado, tu microbiota no puede cumplir su función correctamente.**

Como explica un artículo de 2023 de unos investigadores de las Universidades de Luisiana y de Carolina del Norte, las consecuencias de un intestino inflamado son varias:

- La permeabilidad intestinal permite el paso de lipopolisacáridos (LPS), que son sustancias producidas por la pared de ciertas bacterias intestinales. Y, si los LPS entran al torrente sanguíneo, pueden actuar como **señales proinflamatorias y alterar la función del sistema inmunitario**.
- Puede favorecer varios desequilibrios de la microbiota. Uno de ellos es el SIBO (sobrecrecimiento bacteriano en el intestino delgado), del que actualmente más se habla y el único que parece que exista. No obstante, además del SIBO, podemos tener muchas alteraciones de la microbiota, como LIBO (sobrecrecimiento bacteriano en el intestino grueso), SIFO (si hablamos de hongos), parásitos, etcétera. **Cada uno debe ser tratado y abordado de forma correcta**, con herbáceos y probióticos adecuados que permitan **recuperar la biodiversidad bacteriana necesaria y eliminen el sobrecrecimiento de patógenos**.

- Participa en el desarrollo de la **inflamación sistémica de bajo grado o inflamación crónica y, como consecuencia, contribuye a enfermedades comunes**, como ya he comentado.

¿Por qué puedo desarrollar permeabilidad intestinal?

La alimentación es uno de los factores que más influyen o que pueden desencadenar un intestino permeable, junto con algunas disbiosis intestinales —debido a la liberación de sustancias tóxicas por parte de algunas bacterias—. Diferentes estudios han demostrado la influencia en las uniones estrechas del intestino de algunos alimentos y compuestos presentes en la alimentación. Los más estudiados han sido la fructosa, el gluten y los aditivos. Asimismo, las dietas altas en sacarosa, carbohidratos refinados, ácidos grasos poliinsaturados y omega 6 o bajas en fibra se asocian con un mayor riesgo de sufrir trastornos intestinales. Además, los aditivos y conservantes de los alimentos que consumimos y sustancias tóxicas como el alcohol o ciertos fármacos también tienen un efecto negativo en el intestino.

Me gustaría detenerme un momento en el **gluten**, presente en cereales como trigo, avena, cebada y centeno (TACC). Hay bastante controversia alrededor de si se debería eliminar o no el gluten de la dieta de personas sin diagnóstico de celiaquía. Sin embargo, estudios como el publicado en 2021 en la revista *Translational Neuroscience* han demostrado que **el gluten actual no es el mismo que consumían nuestros abuelos o bisabuelos**. El nuestro está **modificado y es mucho más dañino y proinflamatorio**, y nuestras células intestinales **no son capaces de digerirlo**. En este estudio, pues, se ha evidenciado que tiene efectos sobre nuestro intestino, ya que puede aumentar el espacio entre **las uniones estrechas del epitelio intestinal, lo que favorece la alteración de su función de barrera y provoca hiperpermeabilidad.**

Asimismo, como ya he comentado, el **estilo de vida moderno,**

unos niveles elevados de cortisol y el sedentarismo, tan habituales en gran parte de la población en la actualidad, son algunos de los factores que más afectan a la integridad de la barrera epitelial.

Pero no te preocupes, pues puedes poner en marcha muchas estrategias para **revertir el daño de la barrera intestinal y lograr así que muchos de tus síntomas mejoren**. Puedes empezar evitando o reduciendo los alimentos que he explicado que afectan a la barrera intestinal. Al mismo tiempo, aumenta el consumo de **alimentos ricos en antioxidantes, como polifenoles (arándanos, uvas, bayas, etcétera), fibra fermentable (el almidón resistente de la patata, yuca o boniato), prebióticos y probióticos (kéfir, chucrut, yogur, etcétera)**. En algunos casos, se ha demostrado que tomar probióticos específicos y suplementos como melena de león o glutamina ayuda a revertir este proceso, como demostraron en un estudio en Italia en 2023. En el capítulo final te hablaré en detalle de los suplementos y la alimentación que recomiendo.

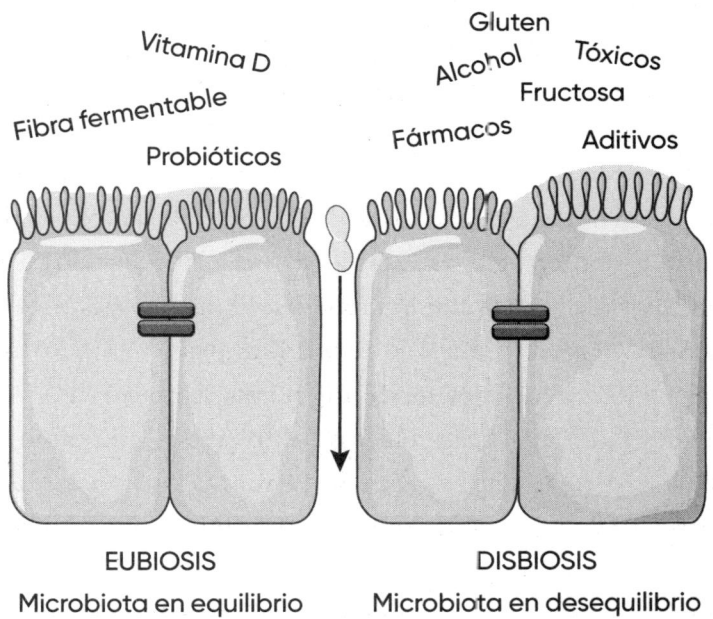

Repercusión de la dieta en la permeabilidad intestinal

EUBIOSIS
Microbiota en equilibrio

DISBIOSIS
Microbiota en desequilibrio

Como decía Hipócrates, médico y filósofo de la antigua Grecia considerado el padre de la medicina, «toda enfermedad empieza en el intestino».

La afirmación no es del todo cierta, porque no siempre el origen de las enfermedades se encuentra en el intestino. Sin embargo, sí que es cierto que **la gran mayoría de las enfermedades mejoran si tratamos la salud intestinal.**

La microbiota

Debido a la conexión bilateral entre el cerebro y el intestino, **el estrés puede actuar como un factor agravante o precipitante de los desequilibrios intestinales, con efectos directos sobre la microbiota.**

En el siguiente apartado profundizaré en la relación entre la microbiota y el estrés, pero quiero detenerme un momento en la **microbiota**; quiero ahondar un poco más en este ecosistema interno para entender mejor cómo cuidarlo.

La microbiota es actualmente el gran órgano olvidado.

A pesar de eso, hay estudios —como el publicado en el *European Journal of Nutrition* en 2018— que muestran que **el conjunto de genes de la microbiota intestinal contiene alrededor de tres millones de genes, por lo que es unas ciento cincuenta veces más grande que el genoma humano.** ¡Imagínate lo que es eso!

El intestino alberga trillones de bacterias, tanto beneficiosas como perjudiciales, que influyen en tu **metabolismo, tu inmunidad y tu salud mental.** Recuerda que **la microbiota no solo** está formada por bacterias, sino que se refiere al conjunto de **microorganismos** —bacterias, virus, hongos y protozoos— **que residen en diversas partes del cuerpo humano** —básicamente, en las mucosas y en la piel— en **simbiosis** con nosotros. Es decir, tú les aportas «comida y lugar para vivir» y, a cambio, ellas son **beneficiosas para tu salud**, ya que producen los ácidos grasos de cadena corta (como el butirato, el propionato y el acetato, entre otros).

> La microbiota intestinal desempeña un papel esencial en la salud humana, y sus principales funciones son:
>
> - **Digestión y metabolismo de los alimentos:** la microbiota ayuda a procesar los alimentos que consumimos para que las mitocondrias dispongan de los sustratos necesarios para generar ATP. Esto ocurre porque las bacterias del intestino grueso **se alimentan principalmente de los componentes de la dieta no digeridos en el tracto superior**. A partir de ellos, son capaces de **generar ácidos grasos de cadena corta** (AGCC), que tienen un **gran poder antiinflamatorio y múltiples beneficios para nuestra salud**. Sin embargo, si la cantidad de carbohidratos es limitada, las bacterias recurren a **fuentes de energía alternativas, lo que resulta en la producción de otros metabolitos potencialmente perjudiciales**.
> - Modula la sensibilidad y la motilidad digestiva. Esto lo consigue al **regular la producción de neurohormonas, como la serotonina, la dopamina y las catecolaminas** (adrenalina y noradrenalina). Estas, a su vez, influyen en el funcionamiento del sistema nervioso entérico, el hábito evacuatorio, la secreción de enzimas, la digestión y la función intestinal.

- Participa en la síntesis de vitaminas, como la vitamina K.
- Regula el sistema inmunológico.
- Controla la inflamación.
- **Es capaz de autorregular su crecimiento y evitar el sobrecrecimiento de patógenos.** Además, tiene un gran **efecto modulador sobre la permeabilidad** y la función barrera de la mucosa intestinal, lo que representa un importante **mecanismo defensivo** contra cualquier tipo de disbiosis.
- **Actúa sobre el sistema nervioso central:** los efectos moduladores de la microbiota intestinal no se limitan al tracto digestivo. De hecho, estudios como el publicado por Jordi Serra, del Hospital Universitario Germans Trias i Pujol de Barcelona, han demostrado que **las bacterias intestinales actúan sobre el eje intestino-cerebro a través del sistema nervioso entérico y del sistema nervioso central**.

  Esto condiciona las respuestas afectivas de la persona, es decir, su forma de reaccionar ante una situación, y **puede influir en las emociones y hasta en el estado de ánimo**. Así, si tu intestino está afectado y tus bacterias no son las adecuadas, es probable que no generen suficiente serotonina, lo que puede hacer que te sientas más triste de lo normal.

La composición de la microbiota varía entre un individuo y otro, de modo que **cada uno de nosotros tiene una microbiota única**. No obstante, algunos géneros bacterianos son los que habitualmente predominan, ya que constituyen más del 90 por ciento de la comunidad total.

> - **Firmicutes:** entre los que hay *Faecalibacterium* y *Roseburia*, conocidos por su capacidad para fermentar fibras dietéticas y producir ácidos grasos de cadena corta, beneficiosos para la salud intestinal.
> - **Bacteroidetes:** juegan un rol fundamental en la descomposición de los polisacáridos complejos de la dieta.
> - **Otros filos relevantes:** aunque en menor proporción, también son importantes las proteobacterias, las actinobacterias y la verrucomicrobia.

Los grupos predominantes suelen permanecer bastante estables. Sin embargo, **diversos factores estresantes asociados con nuestro estilo de vida actual** —como el cortisol elevado, el consumo de agua clorada, los aditivos alimentarios, los metales pesados como el mercurio, los pesticidas, los antibióticos y las micotoxinas, entre otros— pueden influir en ellos. Así, estos estresores pueden afectar a su composición y provocar la conocida disbiosis, que predispone a la colonización del intestino por patógenos. Asimismo, se asocia con condiciones patológicas, como el síndrome del colon irritable, alteraciones del sistema inmunitario —alergias, esclerosis múltiple, diabetes tipo 1, enfermedades inflamatorias intestinales o artritis reumatoide—, del sistema nervioso central —alzhéimer, párkinson y autismo— y metabólicas —obesidad, resistencia a la insulina y ateroesclerosis.

En la actualidad, el estudio de la microbiota y las formas de abordarla está en auge. En artículos como el ya citado de Jordi Serra, se ha demostrado que **la microbiota de los pacientes con síndrome del colon irritable o enfermedad inflamatoria intestinal está alterada en comparación con la de las personas sanas**. Se ha observado, por ejemplo, una menor biodiversidad bacteriana, lo que provoca muchos de los **síntomas típicos de disbiosis**, como un exceso de producción de gases (metano e hidrógeno) debido a la alteración de la fermentación bacteriana.

Así pues, si te han colocado la etiqueta de colon irritable y han culpado únicamente al estrés de todo lo que te ocurre, quiero decirte que no es del todo cierto. Es verdad que **el estrés puede ser una de las causas y contribuir a exacerbar o potenciar los síntomas, así como prolongarlos**. Sin embargo, **no es el origen de todo**. Hay que analizar, en cambio, qué más sucede en tu cuerpo y qué efectos ha tenido el cortisol sobre tu intestino. Y es que **es probable que la microbiota esté desequilibrada y que el intestino tenga alteraciones funcionales que puedes mejorar para revertir el daño**.

No te conformes ni te quedes con una simple etiqueta.

El origen de la alteración de la microbiota, entonces, suele ser multifactorial. Así, además de desequilibrarse por la toma habitual de antibióticos, por un exceso de cortisol o por una mala alimentación con tendencia proinflamatoria, «diversos estudios en diferentes países han mostrado que aproximadamente un 10 por ciento de los pacientes que sufren una infección gastrointestinal importante desarrollan un síndrome del intestino irritable posinfeccioso», como afirma Jordi Serra. Es decir, **una gastroenteritis puede producir *a posteriori* un desequilibrio en tu microbiota** a partir del cual empiecen unos síntomas digestivos o extradigestivos que probablemente antes no tenías.

Es frecuente, por ejemplo, verlo en consulta en pacientes que en un viaje a Asia **se han intoxicado y, desde entonces, todo su sistema digestivo ha cambiado**. Esto explica **la importancia de realizar siempre una buena anamnesis y valorarlo absolutamente todo, de forma integral**, sin colocar etiquetas ni centrarnos en una única causa.

Por todo esto, la microbiota intestinal se está convirtiendo actualmente en una diana prometedora para la prevención y el tratamiento de muchas enfermedades.

El estrés y la microbiota

El estrés tiene un alto impacto en la microbiota.

Estudios como el publicado en 2015 en la revista *Annals of Gastroenterology* han demostrado que **el estrés es capaz de potenciar la permeabilidad intestinal, promover el crecimiento de bacterias patógenas, alterar la motilidad intestinal y, en consecuencia, contribuir a un desequilibrio de la microbiota**. Uno de los principales mecanismos para producir todos estos cambios es enviando señales neuronales, hormonales e inmunológicas a través del nervio vago, que comunica el cerebro con el intestino.

Y ya sabemos que **la activación del eje intestino-cerebro a consecuencia de un estrés crónico y sostenido conduce a cambios en la motilidad gastrointestinal** y en la secreción de neurotransmisores, así como a la alteración de la función de barrera. Por ese motivo, se asocia con trastornos digestivos —como el síndrome de colon irritable o la enfermedad inflamatoria intestinal— y con trastornos neuropsiquiátricos —como depresión, ansiedad y estrés postraumático.

El exceso de cortisol, además, disminuye la producción de dopamina y altera la microbiota intestinal, lo que afecta a las rutas metabólicas que favorecen su síntesis. Esto explica por qué, después de periodos de estrés intenso, muchas personas sienten:

- Falta de energía y motivación.
- Dificultad para concentrarse.
- Sensación de estar atrapado en un «bucle» de agotamiento al que cuesta encontrarle salida.

Por suerte, determinadas pruebas aportan luz a muchos de nuestros síntomas y permiten a los médicos **valorar el estado actual de nuestra microbiota,** como si le hicieran una foto a tu intestino y vieran cómo está ahora mismo. Otras pruebas, en cambio, se centran en valorar los metabolitos que generan estos microorganismos —que se eliminan por la orina— y permiten hacernos una idea más fiable de cómo está formada nuestra microbiota intestinal. Estas pruebas pueden detectar una alteración de la biodiversidad bacteriana, como el crecimiento o la disminución de ciertas bacterias que pueden influir en algunas patologías y sintomatologías. Además, los marcadores inflamatorios o de permeabilidad intestinal son indicadores potenciales de una microbiota afectada por el estrés.

Así pues, en muchos casos, estas pruebas pueden ayudarnos en el abordaje de la sintomatología, pero siempre hay que tener en cuenta que **la microbiota está en constante cambio,** ya sea para bien o para mal. Afortunadamente, tenemos herramientas que nos permiten modificar su estado en un tiempo relativamente corto.

En una microbiota afectada por el estrés, podemos observar:
- Desequilibrio entre *Firmicutes, Bacteroidetes* y actinobacterias y generalmente una disminución de la biodiversidad bacteriana. En este sentido, hay que destacar que cuanta

> mayor sea la biodiversidad de tu microbiota, más se acercará a lo ideal.
> - Descenso de ácidos grasos de cadena corta, por lo que habrá una menor producción de metabolitos antiinflamatorios.
> - Aumento de bacterias potencialmente patógenas, como *Escherichia coli* o *Clostridium difficile*.
> - Marcadores inflamatorios elevados, como la zonulina, la calprotectina y la IgA, que indican que la barrera intestinal está comprometida, y que hay inflamación y **exceso de permeabilidad**.
>
> La consecuencia de todo ello es la distensión abdominal, síntomas de gastritis y reflujo o, en algunos casos, exceso de mucosidad, gases o cambios en el hábito evacuatorio, como aparición de episodios de diarrea.

La realidad es que, lamentablemente, nuestra vida moderna está destruyendo nuestra microbiota con:

> - Dietas ricas en azúcares y procesados.
> - Consumo excesivo de antibióticos y fármacos contra la acidez.
> - Estrés crónico que altera el equilibrio intestinal.
> - Falta de exposición a la naturaleza y poco contacto con bacterias beneficiosas.

Este conjunto de factores altera nuestro microbioma, nuestra salud intestinal y nuestra salud en general.

La conexión entre el intestino y el cerebro es, pues, innegable.

Así que, **si queremos que nuestros síntomas mejoren, así como nuestro estado de ánimo y nuestro nivel de energía, debemos priorizar nuestra salud intestinal.** De modo que, antes de comer por ansiedad o con los ojos, vale la pena reflexionar sobre si lo que nos vamos a meter en la boca sumará o restará a nuestra microbiota. En definitiva, cada acción que realizas tiene el poder de ir a favor o en contra de tu salud. Así, ir corriendo al trabajo, siempre con prisas o comer de pie sin fijarte en la calidad de lo que comes va claramente en detrimento de tu bienestar

Priorízate, busca ratitos para mimarte, para cocinarte, para cuidarte, y verás que es más fácil de lo que parece; todo es cuestión de organizarte. No te preocupes, a continuación comparto contigo las herramientas que te permitirán mejorar paso a paso tu microbiota y evitar que el cortisol la altere.

Principios básicos para mejorar tu salud intestinal

Paso 1: Mejora tus mucosas

Recuerda que **la capa de moco que recubre el tubo digestivo es esencial**, ya que te protege frente a los patógenos, te ayuda a mantener la diversidad bacteriana y es una de sus principales barreras de protección.

La mucosa se regenera continuamente gracias a la presencia de **bacterias muconutritivas** —como *Akkermansia* y *F. prausnitzii*, entre otras—, **que son capaces de romper y, a su vez, formar mucosa de manera constante.** Por eso, cuando este tipo de bacterias se reducen —por ejemplo, por altos niveles de estrés o agresores como algunos antibióticos o fármacos, su tasa de **renovación se altera, por lo que la cantidad de mucosa disminuye.**

Así pues, debes comenzar por mejorar la capa de moco protectora para, poco a poco, ir recuperando tu salud intestinal.

Para ello, te recomiendo que, además de una correcta alimentación antiinflamatoria —de la que te hablaré en el último capítulo—, **priorices el consumo de verduras cocidas** frente a las ensaladas y las verduras crudas, ya que las primeras son más fácilmente digeribles. Además, debes **evitar el chocolate, los alimentos picantes, el tomate y el alcohol, dado que son muy irritantes.**

Asimismo, siempre siguiendo el consejo de un profesional, puedes tomar **suplementos que favorecen la producción de mucosa** y que te ayudarán a regenerarla poco a poco, como el omega 7, la vitamina A y la E, o la carnosina de zinc.

Este proceso lleva tiempo y los cambios no se ven de la noche a la mañana, pero **en consulta hago mucho hincapié en esta primera fase** porque, si directamente pasas a tratar el SIBO o el desequilibrio bacteriano **sin sanar el intestino desde la raíz, es posible que mejores al principio. Sin embargo, al poco tiempo, volverás al mismo punto.**

La medicina funcional o integral no busca, pues, tapar con pastillas ni con suplementos naturales los síntomas, sino que **va un poco más allá. Su objetivo, pues, es observar el problema desde una mirada más amplia y descubrir por qué hay un desequilibrio en la microbiota.** «¿Qué lo generó?», se pregunta, o «¿Cómo están tus mucosas?». Quizá no absorben bien el magnesio o las vitaminas y, por más suplementos «naturales» que te prescriban, no mejoras.

Por eso, el primer paso, sin duda, es mejorar tus mucosas y recuperar una buena producción de ácido clorhídrico.

Paso 2: Equilibra tu microbiota

Una vez que tus mucosas estén recuperadas y ya no sufras acidez, reflujo ni exceso de eructos, de modo que comiences a tener mejores digestiones y vaciamiento gástrico, así como una buena producción de ácido clorhídrico, **puedes pasar a la segunda fase, en la que la microbiota cobra protagonismo.**

Así, si quieres tener una microbiota equilibrada e ideal, con mucha diversidad bacteriana que te aporte ácidos grasos de cadena corta antiinflamatorios y beneficiosos, **el punto más importante es enfocarte en el consumo de fibra.**

Al aumentar el consumo de **fibra prebiótica** —aquella que **no somos capaces de digerir y que llega al colon para servir de alimento a nuestras bacterias intestinales beneficiosas**—, así como al incluir alimentos fermentados que aportan **probióticos, estarás contribuyendo a aumentar la biodiversidad bacteriana, poblar tu intestino** de cepas saludables, incrementar la producción de butirato y mejorar tu funcionamiento intestinal. (Al final del capítulo encontrarás una tabla con alimentos ricos en prebióticos).

Es posible que al principio, si no estás acostumbrado, sientas más hinchazón, gases o malestar digestivo. Si es tu caso, mi recomendación es que reduzcas las cantidades y empieces por tomar fibra solo unas semanas. Luego, progresivamente, a medida que aumentes la tolerancia, puedes ir aumentando su consumo. Por suerte, el hecho de que **la microbiota varíe constantemente contribuye a que podamos moldearla, cambiarla y renovarla a través de la alimentación.**

EXCEPCIÓN: si tienes un diagnóstico de SIBO o de disbiosis o sospechas de ello porque presentas síntomas como hinchazón y gases al comer ciertos alimentos, **es probable que los FODMAP te sienten mal**. FODMAP son las siglas en inglés de un grupo de carbohidratos de cadena corta que se encuentran en algunos alimentos, como la cebolla, el ajo, las legumbres, los lácteos, algunas frutas y ciertos edulcorantes.

Por este motivo, cuando realizas un tratamiento para reequilibrar la microbiota —a menudo con herbáceos, antibióticos y probióticos específicos—, muchas veces te recomiendan seguir una dieta baja en FODMAP. Sin embargo, debes tener claro que esta dieta solo ayuda a disminuir los síntomas, pero en ningún caso sirve para tratar la patología. Así pues, puedes usarla como herramienta durante un par de semanas mientras trabajas en la causa del desequilibrio.

Pero luego, **poco a poco, debes reintroducir estos alimentos, ya que son «el caviar de tu microbiota»**. Es decir, son el mejor alimento que puedes darles a tus microorganismos para que vivan en simbiosis contigo. Recuerda que el primer paso nunca debe ser eliminar con antibióticos o herbáceos las bacterias, sino mejorar el contexto general de tu intestino y buscar la causa.

Los alimentos altos en FODMAP también son altos en fibra, y nuestro intestino delgado a veces no los absorbe por completo. Así, llegan al intestino grueso, donde las bacterias los metabolizan, proceso durante el cual liberan gas (hidrogeno, metano y sulfuro de hidrógeno) que, a su vez, provoca hinchazón.

No obstante, ten cuidado con que tu alimentación sea muy estricta durante mucho tiempo, ya que **tanta restricción puede conllevar una menor diversidad bacteriana, así como estrés y ansiedad, y todo ello dificultará el proceso de curación.**

Mi recomendación, pues, es que **limites la menor cantidad de alimentos posibles**, suspendas solo durante un tiempo los que te dan más síntomas o simplemente no abuses de FODMAP mientras trabajas en encontrar el origen.

> **Herbáceos**: algunas plantas y hierbas contienen compuestos que actúan como antibióticos, de modo que puedes eliminar las bacterias con ellos. Entre las más utilizadas, se encuentran el orégano, el tomillo, el ajenjo, la menta o el romero. Una de sus ventajas es que, al ser naturales, tienen menos efectos secundarios que los antibióticos.

Para erradicar el SIBO o cualquier otro desequilibrio microbiano, en primer lugar, debes tener un buen diagnóstico. A continuación, hay que **mejorar la permeabilidad intestinal, las mucosas, el PH de tu estómago y la absorción de nutrientes**. Solo en último lugar, y bajo supervisión profesional, puedes tomar el herbáceo o antibiótico más adecuado para ti. Los herbáceos como los mencionados tienen una gran eficacia y menores efectos secundarios que los antibióticos convencionales y, a menudo, se acompañan de probióticos específicos, como *Saccharomyces boulardii*, que tiene una gran función reguladora.

Por eso, **mi recomendación es clara: no comiences por antibióticos o herbáceos sin tratar antes el origen del problema**, ya que es muy probable que el desequilibrio reaparezca. También debes evitar tomar cualquier probiótico multicepa si sufres desequilibrio microbiano, pues podría empeorar tus síntomas también.

El consumo de **almidón resistente** es asimismo una buena opción si quieres potenciar tu microbiota intestinal. Es posible que, al leer «almidón», te venga a la cabeza «elevación de glucosa en sangre», «aumento de peso»… ¡Nada más lejos de la realidad! Este tipo de almidón sufre una alteración estructural, por lo que **tu cuerpo no es capaz de absorberlo. Sin embargo, eso lo convierte en un gran alimento para tu microbiota colónica.**

Una forma fácil de obtenerlo es a través de **alimentos ricos en almidón**, como el arroz, la patata o el boniato, pero **debes coci-**

narlos y enfriarlos durante veinticuatro horas antes de consumirlos**. Durante el proceso de enfriamiento, el almidón cambia su estructura, y pasa a ser un almidón resistente que no eleva la glucosa en sangre y, a la vez, alimenta a tus bacterias intestinales. Así, por ejemplo, puedes llevarte al trabajo una ensalada de arroz cocinado el día anterior, junto con huevo, bonito y aguacate. Es un plato rico en proteínas, grasas saludables y almidón resistente.

> **Probióticos:** los probióticos son microorganismos vivos que, en la cantidad adecuada, aportan beneficios para la salud gracias a la producción de metabolitos, como los ácidos grasos de cadena corta —como el butirato o el propionato—. Hay dos formas principales de tomar probióticos: incrementando el consumo de alimentos considerados probióticos naturales, como el yogur o el kéfir, o a través de los suplementos con probióticos.
> **Prebióticos:** los prebióticos no son microorganismos vivos, sino alimentos con alto contenido en fibra que nutren a la microbiota y favorecen su equilibrio. Un ejemplo de alimentos prebióticos son los FODMAP.

No olvides, pues, introducir probióticos y prebióticos en tu dieta. Puedes optar por probióticos naturales, como yogur, queso, *kimchi*, chucrut, *tempeh* y miso, que son buenas opciones y colonizarán tu intestino con **millones de bacterias beneficiosas productoras de ácidos grasos de cadena corta**. Sin embargo, ten en cuenta que todos estos alimentos, sobre todo los fermentados, **pueden generarte en un primer momento mayor hinchazón, gases y sintomatología**. Por eso, te sugiero que **los introduzcas poco a poco** y siempre con el acompañamiento de un profesional que te ayude en tu caso particular. No todos los probióticos ni los prebióticos son adecuados en todas las situaciones, y en determinados momentos pueden sentarte mal. Así que lo mejor es que comiences con porciones muy pequeñas y pruebes una semana para ver cómo reacciona tu cuerpo. **Si el consumo de prebióticos aumenta los síntomas de hinchazón y malestar, es una señal de que probablemente tu ecosistema bacteriano esté desequilibrado.**

Recuerda, no obstante, que nada de todo esto te servirá si no regulas tus ritmos circadianos, restableces tu reloj biológico y reduces el estrés aprendiendo a gestionar tus emociones.

A menudo, nos preocupamos por consumir comida ecológica y sin tóxicos y buscamos el mejor suplemento, pero, en cambio, nos olvidamos de estar presentes aquí y ahora, de dedicar cinco minutos al día a respirar, conectar con nosotros mismos y calmar la mente y el sistema nervioso simpático, que generalmente es el que juega en nuestra contra en todos estos procesos.

Recuerda, en definitiva, que **el intestino** no solo es un órgano digestivo, sino que **es el centro de tu salud física, mental y emocional**. Por eso, si escuchas sus señales y tratas de equilibrarlo, te sentirás mucho mejor.

Alimentos ricos en prebióticos:
- Ajo crudo.
- Cebolla cruda o cocida.
- Puerros.
- Espárragos.

- Alcachofas.
- Plátano (mejor si no está muy maduro).
- Manzana (con piel).
- Raíz de achicoria.
- Hojas de diente de león (en ensaladas).
- Repollo y coles de Bruselas.
- Avena.
- Legumbres.

Atención: muchos prebióticos son ricos en FODMAP, que, como he explicado, fermentan en el intestino y pueden empeorar algunos síntomas —como los gases, la hinchazón, el dolor abdominal y la diarrea— en personas con SIBO u otras alteraciones de la microbiota. Por ello, en primer lugar hay que reducir la disbiosis (ya sea con antimicrobianos naturales o fármacos, según el caso) para luego poder introducir los probióticos y los prebióticos. Esto se debe a que los prebióticos pueden alimentar también a las bacterias malas. Una vez controlado el sobrecrecimiento bacteriano y mejorado el entorno intestinal, se puede empezar a consumir prebióticos poco a poco, de uno en uno, observando siempre la tolerancia.

8
¿Es el cortisol o son tus hormonas?

¿Alguna vez te has sentido entre irritable y triste, a la vez con ganas de reír y llorar? ¿Has tenido un antojo incontrolable por comer algo dulce o carbohidratos? ¿O has tomado decisiones impulsivas que no tienen una explicación razonable?

Desde lo que comes hasta tus decisiones y tu comportamiento frente ciertas situaciones puede estar **influenciado por los niveles de tus hormonas**. Entre ellas, el cortisol es de las que más nos afectan.

Solemos relacionar el cortisol con aspectos negativos: sensaciones de ansiedad, nervios, insomnio o síntomas y enfermedades como las mencionadas en capítulos anteriores. Sin embargo, su verdadera función es mucho más compleja, ya que **actúa y regula todas las hormonas de tu cuerpo**.

Por este motivo, en este capítulo, quiero explicarte qué ocurre en tu cuerpo a nivel fisiológico y **por qué las hormonas influyen tanto en la personalidad, en el estado de ánimo, en los impulsos y en la ansiedad por comer**, así como en los niveles de energía. Es decir, de qué modo afectan y modifican la calidad de vida de muchos de nosotros.

El cortisol es capaz de modular nuestra conducta, nuestra alimentación, nuestra motivación y nuestra capacidad de tomar decisiones.

Por tanto, si eres capaz de **mantener tu cortisol a raya**, tus niveles de energía y tu estado de ánimo serán mucho más estables a lo largo del día, tomarás decisiones firmes y con una mayor claridad mental, dejarás de reaccionar de forma impulsiva y serás más paciente y tolerante ante situaciones estresantes.

Recordemos, además, que el cortisol sigue un ritmo circadiano, de modo que su nivel **varía a lo largo del día**. De hecho, **son precisamente las subidas y bajadas de cortisol lo que nos permite afrontar el día** con energía a primera hora, y relajarnos y conciliar el sueño cuando se va la luz del sol.

Por eso, cuando el ritmo circadiano se altera —lo que puede ocurrir por diferentes motivos, ya sea por situaciones estresantes sostenidas en el tiempo, insomnio, exceso de pantallas, mala alimentación o preocupaciones externas—, nuestro reloj biológico interno se desregula y todo nuestro sistema hormonal se ve afectado.

En cambio, si el nivel de cortisol está equilibrado, en la toma de decisiones actúa en primer lugar la corteza prefrontal —es decir, el pensamiento lógico—, sin la influencia de otras áreas cerebrales como la amígdala, que pone en juego nuestra parte más emocional e irracional. Así, **eres capaz de controlar mucho mejor tus impulsos, tienes mayor claridad mental y puedes discernir lo que es realmente importante**.

Por eso, quiero ahondar en la relación del cortisol con algunas de las hormonas más importantes de nuestro cuerpo.

Cortisol y tiroides

Cada vez se diagnostican más casos de hipotiroidismo o de alteraciones del eje tiroideo y se ha convertido en una patología con una gran incidencia en la población general. Además, me atrevería a asegurar que muchas personas viven con valores disfuncionales de TSH y ni siquiera lo saben. Y es que **los desequilibrios tiroideos son mucho más habituales de lo que creemos, aunque la medicina tradicional suele infradiagnosticarlos**.

Seguro que muchos de vosotros habéis sido diagnosticados de hipotiroidismo o conocéis a alguien cercano que tiene problemas con su glándula tiroidea. O quizá no tienes ese diagnóstico y tus analíticas están «correctas», pero, aun así, te encuentras más cansado de lo normal, se te cae el cabello o notas la piel seca. En cualquiera de estos casos, sigue leyendo, porque esto te interesará.

Antes de hablar de las patologías relacionadas con la tiroides, quiero comenzar con una breve introducción a las **hormonas tiroideas. Para mantener el metabolismo del cuerpo en equilibrio**, el organismo cuenta con un sistema de retroalimentación hormonal que se conoce como eje hipotalámico-hipofisario-tiroideo. Todo empieza con una señal del cerebro: la hipófisis libera la hormona TSH para estimular a la glándula tiroidea. Esta, a su vez, produce mayoritariamente **T4** (tiroxina), que es una forma inactiva de la hormona, y, en menor medida, **T3** (triyodotironina), que es la forma activa.

Sin embargo, la mayor parte de la hormona T3 se genera fuera de la tiroides, sobre todo en el hígado y los riñones, que convierten la T4 en T3. Además, existe también la **hormona T3 reversa**, una forma inactiva de hormona tiroidea que **actúa como un freno que ralentiza el metabolismo en situaciones de estrés, enfermedad o ayuno prolongado**.

> **En resumen:**
> **T4:** hormona inactiva.
> **T3:** hormona activa.
> **T3 reversa:** forma inactiva de la hormona que actúa como freno.

Todas estas hormonas viajan por la sangre unidas a una proteína transportadora que les permite llegar a todas las células del cuerpo. Al alcanzar su destino, se unen a receptores específicos en el núcleo celular, **como dos piezas de un puzle que encajan perfectamente**, para así llevar a cabo su acción de regular el metabolismo, la temperatura, el consumo de energía, etcétera.

Una vez explicado esto, podemos centrarnos en los desequilibrios o las alteraciones de este eje más frecuentes hoy en día. La más conocida y habitual es la tiroiditis de Hashimoto, que se diagnostica sobre todo en mujeres. Se trata de una enfermedad autoinmune en la que el sistema inmunitario produce por error anticuerpos que atacan a la propia glándula tiroidea. En concreto, los anticuerpos anti-TPO atacan una enzima llamada TPO que la tiroides necesita para fabricar sus hormonas (T3 y T4). Con el tiempo, esto lleva a que la función de la glándula se reduzca o incluso se suprima, y es la causa del hipotiroidismo.

Otra alteración autoinmune, aunque menos frecuente, es la enfermedad de Graves. En este caso, los anticuerpos (denominados anti-TSH) provocan el efecto contrario, pues sobreestimulan la glándula tiroidea, lo que provoca hipertiroidismo. Finalmente, el hipotiroidismo subclínico se diagnostica cuando los niveles de TSH están elevados, pero las hormonas tiroideas (T3 y T4) aún se encuentran dentro del «rango de normalidad».

Desde la medicina convencional no acostumbra a medicarse, porque en estos casos la TSH no llega a valores muy altos —nunca por encima de 10 o 15 mU/L—. Sin embargo, desde mi enfoque médico, lo entendemos como un aviso temprano que nos da el cuerpo, el cual, si no se atiende, puede evolucionar hacia un hipotiroidismos clínico que necesite medicación. En estas ocasiones, los síntomas pueden ser fatiga, caída del cabello o dificultad para bajar de peso, así como, a menudo, síntomas inespecíficos. No obstante, debemos atenderlos y corregir desequilibrios en la alimentación, pautar suplementos o sugerir mejoras en el estilo de vida para ayudar a que la situación no empeore o vaya a más.

Por suerte, la medicina funcional entiende a la persona como un todo, por lo que valora al paciente de forma integral y, para interpretar las analíticas, no se guía por los simples valores o «rangos de normalidad» que indican los laboratorios, ya que **existen muchas alteraciones funcionales que escapan de esos rangos**. De hecho, yo prefiero llamarlos rangos «óptimos funcionales» y «rangos de riesgo de enfermar», porque, cuando te encuentras fuera del rango de normalidad, significa que ya tienes una alteración que necesita tratamiento de inmediato.

De modo que no esperes a salirte del rango para actuar y, si tienes **síntomas como fatiga persistente, sensación de frío, aumento de peso inexplicable, caída del cabello, piel seca, niebla mental y falta de concentración**, no te conformes con una analítica teóricamente «correcta». Si te identificas con estos síntomas, aunque tu TSH esté dentro del «rango de normalidad», busca el profesional correcto, aquel cuyo abordaje sea funcional, porque estoy casi segura de que hay algo más que solucionar.

Así pues, para valorar correctamente el eje tiroideo, no basta con la medición en sangre de TSH, sino que **necesitamos saber exactamente cómo funcionan las glándulas y el eje en su totalidad**. Por ello, hay que analizar los niveles de T4 (total y libre) para conocer la producción de la glándula, y también los de T3 (total y libre) para saber si la conversión a hormona activa es correcta. Esta, como te he mencionado, se produce en tejidos periféricos y regula el metabolismo, la producción de energía, la temperatura corporal o los procesos digestivos, entre otros.

Sin embargo, hay un factor que a menudo se ignora, por lo que pocas veces se revisa en las analíticas: la **T3 reversa**. Como te expliqué, la T4 **también puede convertirse en esta forma inactiva**, que ocupa los mismos receptores que la T3, pero tiene un efecto inhibitorio. Así, **podemos encontrar un caso en que, a pesar de tener la TSH y la T4 en un rango adecuado o levemente bajo, los niveles de la hormona T3 activa sean bajos**, ya que la conversión de T4 es principalmente a T3 reversa, que, como sabemos, es la hormona inactiva. De modo que puede haber síntomas aunque las analíticas estén en «orden».

Desde la medicina funcional, interpretamos esta conversión de T4 en T3 reversa como **una estrategia que adopta el cuerpo para protegerse cuando tiene la necesidad de «ahorro energético»**.

Algunos de los factores que estimulan la conversión de T4 en T3 reversa son los siguientes:

- **Cortisol sostenido y elevado en el tiempo:** el cortisol inhibe la enzima responsable de convertir la T4 en T3, lo que favorece la vía hacia la T3 reversa. Recuerda que el cuerpo reacciona **de la misma forma ante cualquier tipo de estrés, ya sea físico, químico o emocional**. Por eso, si tienes síntomas que hacen sospechar de alteración tiroidea —fatiga y cansancio extremo, sobre todo por la mañana, hinchazón o tendencia a aumento de peso, manos y pies fríos, caída del cabello o niebla mental—, aunque tus valores de TSH y T4 estén «bien», sigue investigando. No te quedes de brazos cruzados y acude a un profesional médico funcional que te ayude a valorarlo de forma integral.

- **Déficits nutricionales:** los micronutrientes y los minerales, como el selenio, el zinc, el hierro, el yodo y el magnesio, son factores necesarios e indispensables para un buen funcionamiento y formación de la hormona tiroidea. Asimismo, también es importante tener un nivel adecuado de vitamina A, ya que participa en la unión de la hormona tiroidea (T3) con su receptor intracelular. Es como si la T3 fuera la llave y el receptor, la cerradura, y la vitamina A la que ayuda a que ambas encajen perfectamente.
- **Inflamación crónica o silente:** si tu cuerpo está inflamado debido a la permeabilidad intestinal, una enfermedad crónica, disbiosis o a la acumulación de tóxicos o metales pesados, es probable que eso también altere tu hormona tiroidea. En este caso, tu cuerpo entra en un estado de «ahorro energético» que favorece la conversión de T4 a T3 reversa.
- **Dietas restrictivas o ayuno excesivo, así como ejercicio intenso:** todo lo que genera más gasto energético del que el organismo dispone o que puede gastar altera tu eje tiroideo, pone al cuerpo en un estado de «ahorro energético» y reduce el metabolismo. Esto ocurre porque son situaciones que ponen a tu cuerpo en alerta, igual que el estrés crónico y mantenido en el tiempo. Por eso, en estas situaciones puedes sentir que, a pesar de comer poco y de hacer ayunos y mucho ejercicio, no consigues el resultado deseado, ya que tus hormonas están alteradas.

¿Cuál es mi recomendación?
- Si te identificas con los síntomas mencionados o sospechas que tu tiroides no funciona adecuadamente, pídele a tu médico que te realice una analítica de sangre completa que incluya específicamente: TSH, T4 libre, T3 libre, T3 reversa, anticuer-

- pos anti-TPO y anti-TSH, así como micronutrientes esenciales —hierro, zinc, magnesio, selenio, yodo y vitamina A.
- Regula tu sistema nervioso y activa tu sistema parasimpático con técnicas de relajación y gestión del estrés que te ayuden en este proceso. Asimismo, existen sustancias naturales, los adaptógenos, que ayudan al cuerpo a adaptarse a situaciones de estrés, como la rodiola o el *reishi*.
- Optimiza los nutrientes con una alimentación adecuada y de calidad, alta en proteínas, hidratos de carbono complejos y grasas saludables que le den a tu cuerpo una «sensación de energía» para que no entre en «modo ahorro». Evita el ayuno extremo y busca un ejercicio que sea acorde a tus necesidades, y, sobre todo, no sobreestreses al cuerpo ni te exijas tanto. Es importante que encuentres algunos días en los que descansar, ya que no es recomendable que entrenes seis días a la semana.
- Cuida tu intestino. Es clave valorar la presencia de disbiosis o desequilibrio en tu microbiota intestinal, sanar la permeabilidad intestinal si la hubiera y tener unas mucosas saludables.

Recuerda que entender tu contexto es fundamental para que tu función tiroidea mejore y, así, se desbloquee y active el metabolismo y recuperes la energía. No siempre la solución es simplemente la medicación con hormonas tiroideas sintéticas, como la levotiroxina. **A menudo, no es tu glándula la que tiene el problema, sino que el cortisol interfiere de forma negativa y, en consecuencia, afecta al resto de las hormonas.**

Por ello, la solución es trabajar en regular tu cortisol, en todo aquello que te roba energía, y tu eje tiroideo, él solo, volverá a la normalidad. De todos modos, en algunos casos es necesaria la suplementación, por lo que siempre debes acudir a un médico especializado que te ayude en el proceso.

Cortisol y hormonas sexuales

Las principales hormonas sexuales son los estrógenos, la progesterona y los andrógenos —entre los cuales el más conocido es la testosterona, mal denominada «hormona masculina», ya que, como conté, tanto hombres como mujeres tenemos esta hormona, que necesitamos para tener energía, buena masa muscular y libido, entre muchas otras cosas—. **Las hormonas sexuales son fundamentales para la reproducción, pero también para el bienestar en general**, incluso para conseguir un «envejecimiento saludable». De hecho, una de las terapias *antiage* más utilizadas actualmente es la de reemplazo hormonal. Sin embargo, este tema daría para un nuevo libro, así que no profundizaré más en ello, pero puede servirte para hacerte una idea de **la importancia de estas hormonas**, no solo para la reproducción, sino también para la supervivencia y el bienestar general de cualquier persona.

Es posible que te preguntes: «¿Qué tiene que ver esto con el cortisol?». Si eres mujer, estoy segura de que en algún momento de tu vida, **durante un periodo estresante, has sufrido alguna alteración en la regularidad de tu ciclo menstrual**. Quizá fue una falta menstrual, un retraso o un adelanto o quizá, de repente, sin motivo, tus ciclos eran especialmente dolorosos. Pero nada sucede «porque sí» ni sin motivo. Recuerda que el cuerpo es una máquina perfecta y, por suerte o no, es muy sensible a los cambios del entorno.

El estrés y el cortisol elevado modifican tu ciclo menstrual y provocan desequilibrios hormonales.

Antes de nada, quiero contarte brevemente cómo funciona nuestro cuerpo en condiciones óptimas. El ciclo menstrual se divide en cuatro fases:

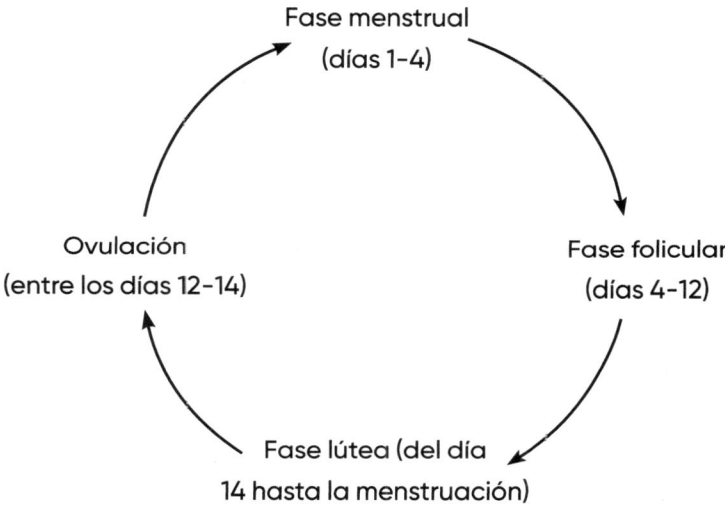

Estos días, que son los «ideales», son aproximados, pues cada mujer tiene su propio ciclo más o menos regular. Pero estas cuatro fases se van repitiendo en tu cuerpo cada veintiocho días aproximadamente y provocan cambios a nivel físico, emocional, mental y general. Seguro que has escuchado que las mujeres somos una montaña rusa, cíclicas —algo con lo que no puedo estar más de acuerdo—. Pues esta es la razón.

Veamos ahora en detalle cada fase del ciclo menstrual y cómo nos afecta. Aunque técnicamente la primera fase del periodo es durante tu menstruación, empezaremos hablando de lo que sucede justo después:

La fase folicular
Esta fase se caracteriza por la **energía, motivación y tranquilidad** que sentimos. Comienza el primer día de la menstruación y se ex-

tiende hasta la ovulación. Durante estos días, el nivel de estrógeno aumenta progresivamente, y eso provoca una serie de cambios a nivel físico y emocional.

Cuando les pregunto a mis pacientes cómo se sienten durante estos días, las respuestas más habituales son:

- Más motivada y enfocada.
- Con energía y ganas de socializar.
- Más confiada y con menos ansiedad.
- Con menos hambre y menos antojos de azúcar.

Es el momento perfecto, en consecuencia, para hacer **actividad física intensa, comenzar proyectos nuevos o dar ese empujón a temas académicos y profesionales** que requieran de tu energía.

¿Por qué ocurre esto?

El estrógeno mejora la sensibilidad a la dopamina. Durante esta fase, el estrógeno estimula la producción y la acción de la dopamina en el cerebro, lo que mejora el estado de ánimo, la motivación y la capacidad de concentración, así como las ganas de empezar nuevas tareas y proyectos, y de tomar decisiones. Por eso, en estos días muchas mujeres se sienten más seguras y sociables.

Aunque los estrógenos tienen muchos beneficios, también tienen un lado oscuro: si no están compensados y se elevan demasiado con respecto a la progesterona para lograr el equilibrio —como ocurre de forma fisiológica en la ovulación—, se genera un ambiente hormonal conocido como dominancia estrogénica. En este caso, puedes sentirte:

- Con sobreexcitación o insomnio, sobre todo antes de la ovulación.
- Migrañas preovulatorias (especialmente si hay sensibilidad al estrógeno).
- Nerviosismo o irritabilidad en los días previos a la ovulación.

Así, los tres o cuatro días antes de la ovulación, cuando hormonalmente existe una oleada de estrógenos necesaria para que se libere un óvulo del ovario, tiene lugar el pico de **más energía del mes**. Sin embargo, **también puede llevar a que algunas mujeres sientan que van «aceleradas»** y tienen dificultades para relajarse, lo que se debe a la «falta» de progesterona. Y pongo «falta» entre comillas porque no tiene por qué haber una menor producción de progesterona, sino que **el nivel de estrógenos en esos días es tan elevado que no tienes la progesterona suficiente para compensarlo.**

La ovulación: punto máximo de estrógeno y dopamina

La ovulación es el momento en que el óvulo es liberado, y es cuando los estrógenos alcanzan su pico más alto. **Este aumento puede hacer que sientas aún más confianza, energía y un deseo sexual elevado.**

¿Cómo te sientes?

- Enérgica, sociable y creativa. Suelen ser días perfectos para hacer planes con amigas o familia, o para estar hacia fuera.
- Con una autoestima alta y segura de ti misma.
- Con buena memoria, y con rapidez y claridad mental.

En consecuencia, la ovulación es un gran momento para **tomar decisiones importantes o para realizar actividades que requieran confianza**, como presentaciones en el trabajo o citas importantes.

No obstante, las mujeres que son sensibles a los estrógenos pueden sentir **mayor ansiedad**, ya que un exceso de esta hormona puede elevar la actividad del sistema nervioso y hacer que se sientan nerviosas o con los pensamientos acelerados.

Fase lútea

Esta fase tiene lugar cuando el óvulo ya ha sido liberado. En ella, la hormona protagonista y dominante es la **progesterona**, que es la que traerá **la calma y la tranquilidad**.

¿Cómo te sientes durante la primera parte de la fase lútea?

- Más relajada y con ganas de descanso, con menos energía.
- Más introspectiva y menos sociable.
- Con menor tolerancia al estrés.
- Con más ganas de comidas reconfortantes.

En esta fase, solemos conectar con el lado más negativo de las situaciones o nos fijamos más en lo que no nos gusta. Esto ocurre porque los niveles de serotonina acostumbran a disminuir estos días con respecto a los primeros días del ciclo.

Como puedes observar, **durante tus años fértiles**, tu estado de ánimo, tu energía, tu metabolismo…, **absolutamente todo está dominado por tus hormonas**. Por eso es tan importante conocer cómo funciona tu ciclo, pues esto te permite **adaptar** el ejercicio, la alimentación, la forma en que gastas la energía o hasta cómo afrontas temas laborales y personales en determinados momentos del ciclo.

Las hormonas dominan la toma de decisiones, tu energía y hasta tu estado de ánimo.

Los dos protagonistas clave de este baile hormonal son **el estrógeno y la progesterona, los cuales interactúan con el cortisol** y pueden hacer que te sientas de maneras completamente diferentes según la fase del ciclo en la que te encuentres.

Como hemos visto, los estrógenos predominan en la primera fase del ciclo, la folicular, y el pico más alto se da horas antes de la ovulación. Su función principal es la de estimular el crecimiento del endometrio (la capa más interna del útero), pero también se relacionan con la elasticidad de la piel, regulan los niveles de serotonina en sangre, ayudan a mantener una buena densidad ósea y disminuyen el riesgo cardiovascular.

Por su parte, en la fase lútea predomina la progesterona, también conocida como la «hormona de la calma» porque regula los niveles de cortisol. Eso explica que en estos días del ciclo menstrual te sientas con menos energía. Además, su déficit puede provocar irritabilidad, insomnio y nerviosismo, así como un exceso de síntomas premenstruales, lo cual se debe a que, entre sus funciones, destacan la calma y la regulación del sueño, además de que modula la respuesta inflamatoria y compensa los niveles de estrógenos.

En definitiva, **para que todo funcione correctamente, necesitas unos niveles adecuados de estrógenos y progesterona**. La falta de una de estas hormonas hará que la balanza se desequilibre y aparezcan síntomas de hiperestrogenismo o dominancia estrogénica, ya sea por exceso de estrógenos o por déficit de progesterona.

Ocurre también algo curioso y de lo que se habla poco: el «robo de pregnenolona». No te asustes, que ahora te lo explico. El precursor de la progesterona es la pregnenolona, que distintas enzimas transforman hasta llegar a formar esta hormona. Sin embargo, **la pregnenolona no es solo precursora de la progesterona, sino también del cortisol**. Por ello, cuando tus niveles de estrés se mantienen elevados de forma sostenida, el cuerpo prioriza la síntesis de cortisol y toda la pregnenolona se utiliza para generar esta hormona. En consecuencia, los niveles de progesterona bajan, lo que altera la proporción entre estrógenos y progesterona, y provoca una dominancia estrogénica relativa, incluso cuando los niveles de estrógenos son normales. Esto puede manifestarse de las siguientes formas:

- Ciclos irregulares o anovulatorios, es decir, en los que no se da la ovulación.
- Síndrome premenstrual.
- Ansiedad, irritabilidad y retención de líquidos.
- Infertilidad sin causa aparente.
- Inflamación y sensibilidad mamaria.
- Disminución del deseo sexual y baja energía.

La solución «fácil» de la medicina tradicional es recetar anticonceptivos con el fin de «regular» las menstruaciones. Al fin y al cabo, estos crean un **ciclo sintético** al suprimir la ovulación y reemplazar las hormonas naturales. No obstante, con anticonceptivos no existe un sangrado real, sino un sangrado por deprivación, que se da porque se interrumpe de forma temporal el consumo hormonal. Pero hoy en día sabemos, sobre todo desde la medicina funcional, que hay que mirar más allá: hay que encontrar el origen del problema y, después, **tras valorar qué pasa realmente en el organismo, regular la síntesis hormonal de forma natural**. En este caso, si apoyamos la función de las glándulas suprarrenales y regulamos el cortisol con adaptógenos y técnicas específicas, podemos conseguir que la pregnenolona vuelva a sintetizar la progesterona necesaria.

Por último, quiero destacar que el ciclo hormonal no opera de forma aislada, sino que está regulado desde el cerebro, de manera similar al eje del estrés. Este sistema se conoce como el eje hipotalámico-hipofisario-gonadal. El hipotálamo libera la hormona GnRH (factor liberador de gonadotropinas) para darle una orden a la hipófisis. Esta, a su vez, libera las hormonas FSH y LH, que estimulan a las gónadas, es decir, a los ovarios o a los testículos.

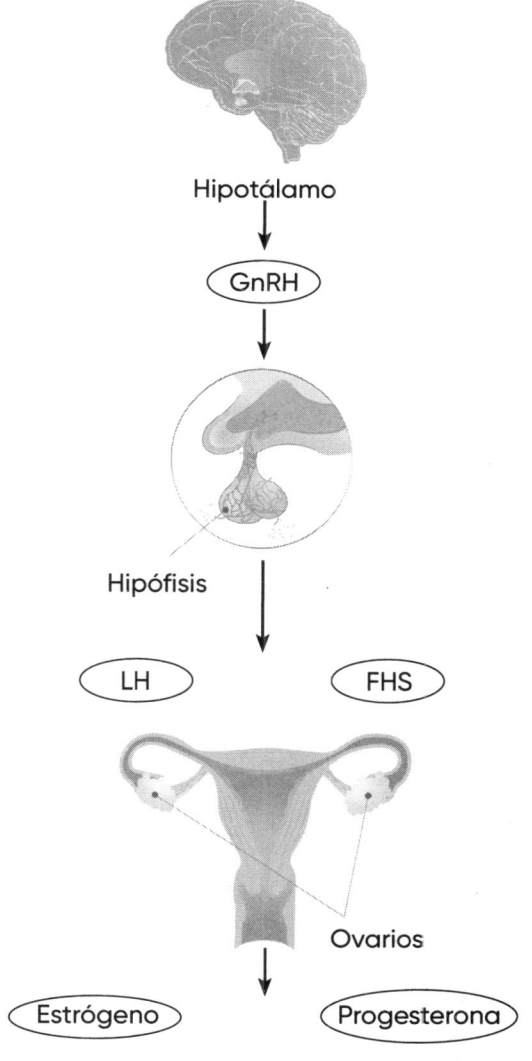

Si tu cuerpo está en condiciones óptimas, todo fluye: tus hormonas funcionan adecuadamente, cada mes tienes la menstruación y estás lista para la reproducción. Pero, como ya hemos visto, **hay factores que pueden alterar este eje**, y uno de los más importantes es el cortisol.

Igual que ocurre con la tiroides, el cortisol afecta al eje hipotalámico-hipofisario-gonadal, que se inhibe en momentos y situaciones estresantes. Recuerda que todo lo que sea una amenaza para tu cuerpo hace que se ponga en modo «ahorro de energía», por lo que, como puedes intuir, el ciclo menstrual, encargado de la reproducción, es de los primeros en alterarse.

Esto explica, por ejemplo, la amenorrea —es decir, la ausencia de ciclos menstruales durante más seis meses— hipotalámica. Si tu cuerpo está en modo «ahorro energético» es como si estuviera listo para echarse a correr antes de que te coman los leones. Así, **está claro que lo menos importante para el organismo en esos momentos es prepararse para un posible embarazo**. Su único objetivo es almacenar energía, y una forma de hacerlo es **suprimiendo la reproducción y, para ello, deteniendo los ciclos menstruales**.

Cuando ya no hay «fases» y solo eres tú

Es importante también hablar de la **menopausia**. Por desgracia, durante años, la menopausia se ha asociado socialmente con el principio de una etapa de declive. De hecho, solía relacionarse con la vejez, con una etapa cargada de pérdidas y molestias. Pero… ¿qué pasaría si te dijera que, lejos de ser el final, **la menopausia es una puerta hacia una versión más real, sincera, libre y fuerte de ti misma, y con más experiencia?** Es el momento de tu vida en el que **ya no estás sometida al baile hormonal**, de modo que eres realmente tú, y no las hormonas, quien controla tu humor, tu estado de ánimo, tu apetito, tus ganas y tu energía. ¡Qué mejor que eso!

Es una etapa de la que se habla bastante y a la que muchas mujeres, equivocadamente, temen, y está marcada por el cese de la menstruación. En este momento, los niveles hormonales descienden drásticamente. Y es que no solo los estrógenos se reducen, sino también la progesterona. Por eso, **durante esta etapa muchas mujeres sufren ansiedad, insomnio o tristeza, y son erróneamente diagnosticadas de ansiedad o depresión.**

De hecho, hay que tener cuidado, porque a menudo **asumimos como verdaderos ciertos diagnósticos y etiquetas, sin revisar previamente los niveles hormonales** y sin buscar qué puede haber detrás que provoca esos cambios en el estado de ánimo. Durante la menopausia, la progesterona desciende, por lo que muchos de los síntomas que mencionaba —ansiedad, insomnio o tristeza— pueden ser esperables. Por eso, mi recomendación es que trabajes en ti, controles siempre el nivel de tus hormonas y, sobre todo, disfrutes esta etapa. Como me gusta decir a mis pacientes: «Es el momento en que sale la diosa que tienes dentro; ahí te conocerás y sabrás quién eres realmente y cómo es tu personalidad sin estar cada mes bajo los efectos de los ciclos de las hormonas».

Así que intenta **llegar a esta etapa de la mejor forma: con una buena masa muscular, con buenos niveles de calcio, una masa ósea adecuada y una alimentación correcta. ¡Verás que es una de las etapas que más disfrutas!**

Sin embargo, debido a la disminución de las hormonas sexuales, el cuerpo **puede volverse más sensible al cortisol**, lo que puede intensificar síntomas habituales de la menopausia. Algunos de los más frecuentes son:

- **Sofocos y sudores nocturnos:** el cortisol puede afectar a la regulación de la temperatura corporal y exacerbar estos síntomas.

> - **Alteraciones del sueño:** los niveles elevados de cortisol en esta etapa están asociados a insomnio y mala calidad del descanso nocturno, a menudo por los despertares causados por los sofocos.
> - **Cambios de humor:** como ya hemos visto a lo largo de este libro, el cortisol influye en la química cerebral, lo que puede contribuir a sentir mayor ansiedad o depresión.

No obstante, la transición hacia la menopausia debería ser fisiológica y progresiva, de modo que no se experimenten demasiados síntomas y mucho menos que estos lleguen a alterar tu calidad de vida. Pero, para que eso ocurra y **vivas una perimenopausia o menopausia «normales», dependerá en gran medida de cómo esté tu cuerpo los años previos**.

¿A qué me refiero con ello?

En condiciones normales, las glándulas suprarrenales —las que se encargan de generar cortisol— también producen DHEA —que, como conté, es una hormona que compensa el cortisol elevado—. Durante esta etapa, estas glándulas desempeñan un rol fundamental debido a que, con la llegada de la menopausia, los ovarios se apagan y el cuerpo empieza a depender más de las glándulas suprarrenales. Esto ocurre porque el DHEA tiene la capacidad de transformarse en los tejidos periféricos en hormonas sexuales, como los andrógenos, los estrógenos y la testosterona, a través de un proceso denominado aromatización.

Sin embargo, si durante toda tu vida has sobreexigido a estas glándulas para que la producción de cortisol fuera muy alta —ya fuera por unos niveles altos de estrés, por la inflamación, por falta de descanso nocturno o de micronutrientes esenciales o por practicar ejercicio demasiado intenso—, es probable que este abuso **provo-**

que una desregulación llegada la menopausia. En consecuencia, esto exacerba y empeora los síntomas, ya que significa una menor producción de DHEA justo cuando tu organismo más lo necesita.

Ya lo mencioné en capítulos anteriores —sobre todo en el capítulo 6—, pero te recuerdo brevemente los síntomas asociados a la fatiga adrenal:

- Fatiga extrema.
- Insomnio persistente.
- Ansiedad o cambios de humor, irritabilidad extrema.
- Sensibilidad emocional.
- Disminución del deseo sexual y de la vitalidad.
- Antojos y necesidad de dulce.

En general, se suelen atribuir todos los síntomas de la menopausia al déficit de estrógenos. Pero nos olvidamos de la progesterona, del cortisol y del resto de las hormonas que intervienen, y de la importancia de la nutrición y el ejercicio en esta etapa de la vida. No olvides, pues, que **es muy importante cómo llegas a esta etapa, pues de eso dependerá también tu forma de transitarla.**

**No debes tenerle miedo a la menopausia.
¡Todo lo contrario! Disfrútala, vívela y acéptala.**

De hecho, puedes aprovechar sus múltiples beneficios. Como apuntaba más arriba, por primera vez en muchos años, tu biología deja de preocuparse por la reproducción y te regala la oportunidad de centrarte en ti misma. **Es momento, entonces, de priorizarte.**

Quiero explicarte el caso de Carmen, una paciente a la que recuerdo perfectamente y a la que tengo muchísimo aprecio. Carmen acudió a mi consulta desesperada, pues tenía unos síntomas que nunca había experimentado, como dificultad para descansar por la noche, piel seca, pelo sin brillo y, lo peor de todo, su energía estaba por los suelos. Además, su cuerpo había cambiado por completo: tenía exceso de grasa en zonas en las que nunca había tenido, le costaba ganar masa muscular y tonificarla, y había aumentado de peso a pesar de comer lo mismo y hacer más ejercicio.

«Debe de ser la menopausia».

La noche anterior apenas había dormido por culpa de los sofocos y su paciencia con sus hijas y con su jefe se estaba agotando. Carmen no sabía entonces que su cuerpo no estaba en su contra, sino que estaba entrando en otra etapa de su vida, con sus cosas buenas y sus cosas malas, pero de la que, por desgracia, apenas tenía información.

Carmen había decidido que no quería seguir sintiéndose agotada todo el tiempo. Su ginecóloga le había sugerido una terapia hormonal, pero ella **quería probar primero a hacer cambios en su estilo de vida**. Así que nos pusimos manos a la obra.

Comenzamos ajustando su rutina para reducir el estrés. Se dio cuenta de que su cuerpo ya no toleraba bien el café, de modo que cambiamos esa taza matutina por infusiones de cúrcuma y jengibre o por un *chai latte* con canela para no caer en la monotonía. Además, redujo su jornada laboral, se comprometió a dormir mejor y comenzó a cambiar el tipo de ejercicio que practicaba, y alternó días de fuerza con clases de yoga para estimular el nervio parasimpático. En su caso, también le receté algunos suplementos naturales, como omega 7, fitoestrógenos y *reishi* y *Cordyceps*, que la ayudaron a regular la mayor parte de los síntomas.

En solo dos meses, los sofocos habían disminuido y su energía había aumentado increíblemente. Su piel lucía más luminosa e hidratada, y la sequedad vaginal también había mejorado gracias al tratamiento sistémico de las mucosas que realizamos. Pero lo más importante era que se sentía mucho mejor de ánimo, podía relacionarse mejor con sus hijas, su jefe y su marido, y comenzó a percibir cambios en todos los aspectos y ámbitos de su vida.

Si te identificas con Carmen, debes saber que no eres la única que pasa por esto. Busca ayuda y vive esta etapa de la mejor forma posible.

Algunos consejos para esta etapa de tu vida:

- **Prioriza el sueño y el descanso:** un nivel elevado de cortisol junto con las fluctuaciones hormonales y los sofocos nocturnos hacen del insomnio uno de los síntomas más habituales durante la menopausia. Para evitarlo, mantén una buena higiene del sueño. La clave está en establecer una rutina nocturna, reducir la exposición a pantallas al menos dos horas antes de dormir, cenar lo más pronto posible (cerca de las ocho de la noche como tarde) y evitar comidas pesadas por la noche. Además, un factor clave que influye en tu descanso es la temperatura de la habitación, que debe ser la adecuada. Según los datos de la Sleep Foundation, la temperatura ambiente óptima para dormir es de aproximadamente 18,3 °C, aunque puede variar unos grados de una persona a otra.
- **Adapta tu alimentación a los requerimientos de esta etapa:** tu metabolismo cambia durante la menopausia debido a los cambios hormonales, y eso también influye en la salud ósea y cardiovascular, así como en la distribución de la grasa corporal. Por eso, es importante que no olvides consumir suficiente proteína de calidad. En general, a todas las edades solemos estar por debajo del consumo mínimo proteico, pero durante la menopausia es fundamental llegar a los requerimientos mínimos, pues necesitas la proteína para las hormonas y para la formación de masa muscular, que es clave en este momento de la vida. Esto se debe a que, a medida que

los niveles de estrógenos bajan, la pérdida de músculo se acelera. Así pues, prioriza el consumo de proteínas magras, como pollo, pescado, huevos y legumbres, pero ten en cuenta que la ingesta diaria de proteínas debe ser de 1 a 1,2 gramos por cada kilo de peso corporal y que debes practicar ejercicio de fuerza de forma regular.

- **Asegura una buena ingesta de líquidos:** es muy importante que haya un buen aporte hídrico a tu organismo para asegurar el transporte de nutrientes y oxígeno, así como para favorecer el metabolismo celular, el sistema gastrointestinal y el peristaltismo y mejorar la calidad de la piel. Los estrógenos y la progesterona afectan no solo al sistema cardiovascular, sino también al equilibrio de líquidos y electrolitos. Por eso, durante esta etapa puedes tener una menor sensación de sed, lo que puede resultar en una disminución significativa de la ingesta de líquidos.
- **Añade a tu dieta colágeno hidrolizado, caldo de hueso y gelatina natural para la salud de las articulaciones y la piel:** además de contribuir a una buena salud de las articulaciones y la piel, el colágeno también es beneficioso para el intestino. Esto se debe a que ayuda a mejorar la integridad de la barrera intestinal, evitando así el paso de toxinas y sustancias no deseadas que puedan desencadenar inflamación en el organismo, es decir, contribuye a disminuir la permeabilidad intestinal. Si optas por suplementos, ten en cuenta que es mejor el colágeno hidrolizado. Esto significa que la molécula de colágeno ha sido descompuesta en fragmentos mucho más pequeños: los péptidos. Su menor tamaño hace que se absorban más fácilmente en el intestino y así estimulen la síntesis endógena —es decir, la que produce tu propio cuerpo— de nuevo colágeno.
- **Toma alimentos fermentados** (chucrut, *kombucha* o kéfir): te ayudarán a mejorar la microbiota intestinal y la absorción de nutrientes.

- **Incluye grasas saludables para el equilibrio hormonal:** las grasas saludables son esenciales para la producción de hormonas y para la salud cerebral y cardiovascular. Por ello, incorpora aguacate, aceite de oliva, frutos secos y pescado azul (se recomienda consumir pescados como salmón, sardina o atún de dos a tres veces por semana) en tu dieta y asegúrate de ingerir suficiente omega 3. En este sentido, un estudio publicado en la revista científica *Nutrients* en 2023 destacó la importancia de la ingesta dietética de ácidos grasos omega 3 porque contribuyen a reducir la inflamación y protegen el corazón al disminuir el riesgo cardiovascular.
- **No olvides la fibra y los carbohidratos de calidad:** según el mismo estudio, también es fundamental tomar unos 30-45 gramos al día de fibra. Una excelente manera de lograrlo es reemplazando los granos refinados por integrales, ya que su consumo se asocia con un menor riesgo de enfermedad coronaria, igual que una mayor ingesta de legumbres y frutos secos. Asimismo, las recomendaciones de la OMS incluyen consumir al menos 400 gramos de verduras y frutas al día.
- **Prepara tus huesos con calcio:** en esta etapa, preocupa especialmente la pérdida de masa ósea; la famosa osteoporosis. Esto se debe a que la brusca disminución de estrógenos acelera la desmineralización ósea, lo que aumenta el riesgo de padecer osteoporosis. Para prevenir su aparición, los lácteos no son imprescindibles —a pesar de lo que suele decirse—, pues hay fuentes mucho mayores de calcio y más biodisponibles. Así pues, aumenta el consumo de alimentos ricos en calcio como el brócoli, las almendras, el tofu, las sardinas con espinas y los vegetales de hoja verde (espinaca, kale). Asimismo, debes asegurarte de tener un nivel adecuado de vitamina D, ya sea a través de la exposición solar o con suplementos si es necesario.

- **Reduce el consumo de cafeína y alcohol:** durante la menopausia, la manera en la que metabolizas la cafeína y el alcohol puede cambiar y exacerbar algunos síntomas, como los sofocos, el insomnio y la ansiedad. Por ello, reduce el café y opta por infusiones de hierbas, y limita el alcohol, sobre todo el vino y las bebidas destiladas.
- **Ejercicio adaptado:** ya he comentado que el ejercicio moderado ayuda a regular el cortisol, mientras que en exceso puede disparar sus niveles. En consecuencia, opta por caminatas, yoga y entrenamiento de fuerza. Es muy importante que consigas tener un buen porcentaje de masa muscular, ya que el músculo esquelético es antiinflamatorio y te ayudará a que tu metabolismo sea mucho más activo.

¡Ya sabes por dónde comenzar!

Cortisol, niveles de glucosa e insulina

¿Alguna vez has necesitado imperiosamente consumir algo dulce, o no has podido controlarte frente a hidratos de carbono o comida poco saludable, o simplemente has tenido la sensación de que el cuerpo te pedía chocolate?

A menudo, el cortisol modula qué comes, qué te pide el cuerpo y qué necesidades tienes. Así, es normal y fisiológico que, **cuando estás estresado, tienes poca energía y unos niveles altos de estrés, el cuerpo te pida alimentos dulces o con mucho sabor**. Pero ¿por qué? Porque el organismo necesita una fuente rápida de «energía» como los carbohidratos simples, que, aunque son poco saludables, activan tus papilas gustativas y tu sistema dopaminérgico y de recompensa. **Estos alimentos disparan la li-**

beración de dopamina, el neurotransmisor asociado al placer y a la motivación**. De esa forma, le estarás dando una **sensación placentera a tu cerebro**, una recompensa momentánea que, cuando estás bajo estrés, ofrece una sensación de alivio y calma emocional.

Como sabemos, el cuerpo necesita energía, y una de las principales funciones del cortisol, como hormona glucocorticoide que es, es mantener los niveles de glucosa en sangre elevados aunque no se ingieran alimentos. Así pues, como ya expliqué, **recurrirá a cualquier medio para conseguirlo**, y, para ello, es capaz de consumir tus «reservas» corporales para aumentar los niveles de glucosa en sangre. Sin embargo, cuando esto no es suficiente, **tu cerebro pedirá de forma inmediata azúcar**. Y hará lo que sea para que lo consumas. Incluso puede que te cambie el humor, y estés más irritable y enfadada. ¿Te ha pasado alguna vez?

Un ejemplo es el de Laura, una paciente de treinta y tres años que entró en mi consulta con la mirada cansada y una lista de síntomas que parecían no tener relación entre sí: fatiga extrema, ciclos menstruales irregulares, insomnio y sensación de ansiedad constante. «Siento que algo en mi cuerpo está desequilibrado, y nadie me da una respuesta para mis síntomas —me dijo—. No soy la misma de antes, doctora. Antes podía manejar el estrés, pero ahora todo me afecta».

Otro es el de Pedro, un ejecutivo de cuarenta y dos años que, en consulta, me contó que, a pesar de ejercitarse con regularidad y cuidar su alimentación, no lograba perder peso. Su médico le había sugerido que el problema podía estar en sus hormonas, pero no le explicó en detalle cómo **el estrés podría ser el causante de su resistencia a la insulina y su aumento de grasa abdominal**.

Estas historias, no obstante, no son casos aislados. En mi práctica médica, es muy habitual en mi día a día ver a pacientes con síntomas difusos que, cuando se analizan en conjunto, revelan un factor común: **el estrés crónico, la inflamación sistémica de base y su impacto en el sistema hormonal**.

De ahí la importancia de la psiconeuroinmunoendocrinología,

que tiene una visión integral y funcional del paciente, pues valora la interrelación de todos los sistemas del organismo y no cada sistema de forma individual.

Como comentaba unos párrafos atrás, el cortisol está íntimamente relacionado con el metabolismo y es capaz de alterarlo. En condiciones fisiológicas óptimas, se encarga de mantener los niveles de azúcar en sangre estables, algo que es capaz de hacer incluso en ayunas. Pero ¿cómo lo hace? Para ello, eleva la glucosa al promover tanto la gluconeogénesis (a partir de proteínas y grasas) como la glucogenólisis (desde las reservas hepáticas de glucógeno). Además, es capaz de disminuir la acción de la insulina al reducir la captación de glucosa en los tejidos periféricos. Y, en situaciones de ayuno prolongado o de estrés sostenido, prioriza el catabolismo, es decir, el suministro de energía a través de proteínas y grasas. Sin embargo, **si la situación se prolonga en el tiempo, esto puede provocar alteraciones metabólicas y favorecer la resistencia a la insulina.**

Recuerda que, cuando los niveles de glucosa en sangre son altos, **el páncreas se encarga de liberar insulina para equilibrar estos valores** y permitir que la glucosa entre en las células. La insulina es, como ya dije, una hormona anabólica, es decir, que permite la creación de tejido y el almacenamiento. Así, además de mantener un nivel adecuado de glucosa en sangre, favorece su almacenamiento —en forma de glucógeno— en el hígado y en los músculos, y también ayuda a la formación de proteínas a partir de aminoácidos para el desarrollo muscular. Al mismo tiempo, esta hormona es la responsable del almacenamiento de grasa a partir de ácidos grasos y de glucosa no utilizada. En resumen, **la insulina tiene unos efectos totalmente contrarios a los del cortisol.**

Todo este sistema está pensado para **protegernos** ante una falta energética o para momentos en los que necesitamos **energía de manera inmediata** —como cuando nos perseguía un león u, hoy en día, para afrontar ejercicios intensos, días de ayuno o enfermedades infecciosas, entre otros—. Es decir, está diseñado para **momentos puntuales**. Por ello, **cuando esto ocurre de forma sostenida y prolongada en el tiempo**, casi todos los días de la semana, **el cuerpo comienza a responder equivocadamente**. Estos niveles de azúcar elevados de modo constante obligan al páncreas a liberar cada vez más insulina para tratar de controlarlos, lo que se conoce como hiperinsulinemia compensatoria. Sin embargo, con el tiempo, **las células dejan de responder de la misma manera a la insulina**, pues se vuelven menos sensibles, y es entonces cuando **aparece la famosa resistencia a la insulina**, que altera nuestro metabolismo.

El cuerpo, al activar el sistema de lucha y huida, lo primero que hace es enviar señales que dicen: **«¡Basta de almacenar energía! Vamos a sacarla y a utilizarla, o a dejarla disponible para que se pueda usar cuanto antes»**. En ese momento, como decía, las células dejan de responder adecuadamente a la insulina y se vuelven menos sensibles, por lo que cambia todo el metabolismo. Ya no hay anabolismo —es decir, formación de tejido—, sino que se activa el modo catabólico —el de destrucción—. Así pues, se utiliza el glucógeno para obtener glucosa, las proteínas para conseguir aminoácidos —que también se usan como fuente de energía— y se liberan ácidos grasos en sangre al destruir el tejido adiposo —es decir, la grasa—. Todo ello para darle al cerebro el combustible necesario, **aunque tenga un alto coste para el cuerpo si se mantiene en el tiempo**.

Es posible que, al leer «catabolismo» y «destrucción de tejido», lo hayas asociado a «quema de grasa», pero nada más lejos de la realidad. Lo que ocurre es que **las células se vuelven resistentes a la insulina y no son capaces de utilizar la energía de forma eficiente**. En consecuencia, en la sangre hay glucosa y lípidos en exceso y, con el tiempo, estos **se acaban realmacenando como grasa, sobre todo en la zona abdominal**.

De hecho, este círculo vicioso de catabolismo —en el que no se pierde peso, sino que incluso se gana si el estrés y la inflamación se mantienen— es el origen de **muchas alteraciones funcionales y patologías** relacionadas con el metabolismo, como la resistencia a la insulina, la prediabetes y la diabetes, la obesidad visceral, el aumento de grasa abdominal y el síndrome metabólico.

En este sentido, cada vez hay más estudios, como el publicado en la revista *Annals of the New York Academy of Sciences* en 2006, que muestran que tanto la desregulación neuroendocrina del eje hipotalámico-hipofisario-adrenal como las alteraciones periféricas del metabolismo del cortisol podrían influir en la fisiopatología de la obesidad abdominal.

Cuando esta situación se cronifica, no solo sube el cortisol —que, recordemos, es una hormona catabólica que destruye para liberar energía—, sino que, al mismo tiempo, muchas otras hormonas disminuyen, como la DHEA, la testosterona y la hormona del crecimiento —que son hormonas anabólicas que construyen y protegen al cuerpo—, lo que empeora aún más la situación. Esto lleva a una **pérdida de la masa muscular, a una reducción del gasto calórico en reposo y, a la vez, a un aumento del apetito**, sobre todo de alimentos dulces y procesados y nada saludables. Todo ello, pues, contribuye al aumento del tejido adiposo, en especial abdominal, y predispone a enfermedades metabólicas.

Estudios como el publicado en 2024 en la revista *Advances in Clinical Chemistry* muestran que el cortisol está íntimamente relacionado en el origen y el desarrollo del **síndrome metabólico**. Este, que fue descrito originalmente por el doctor Reaven en 1988, quien lo denominó síndrome X o síndrome de resistencia a la insulina, es un conjunto de trastornos metabólicos que incluyen los siguientes factores:

- Resistencia a la insulina e hiperglucemia.
- Hipertensión.
- Colesterol HDL reducido y triglicéridos elevados.
- Aumento del perímetro de la cintura.

Un estudio publicado en la revista científica *Circulation* en 2005 demostró que esta condición aumenta el riesgo de desarrollar diabetes *mellitus* tipo 2 y enfermedades cardiovasculares.

En resumen, **el cuerpo almacena grasa como un mecanismo de protección** para épocas de hambruna o de ayuno prolongado, tal como ocurría miles y miles de años atrás. Sin embargo, en la actualidad, en una vida de sobrealimentación, de falta de movimiento y mucho sedentarismo, claramente, no supone una adaptación al medio. Por ello, nos lleva a la inflamación y a la enfermedad.

La grasa, especialmente la visceral —es decir, la del abdomen—, no es solo un «almacén de energía», sino que actúa como un órgano endocrino capaz de producir y liberar sustancias proinflamatorias, como TNFα, IL-6 y leptina.

Como comprobó un estudio publicado en *The Journal of Clinical Investigation* en 2003, **la grasa acumulada genera inflamación crónica de bajo grado**. De hecho, este estudio reveló que ciertas células del sistema inmunitario llamadas macrófagos se infiltran en el tejido adiposo, donde juegan un papel activo en la obesidad y la inflamación. Por este motivo, se considera que **la resistencia a la insulina es, en gran medida, una enfermedad inflamatoria que se inicia en el tejido adiposo.**

Detrás de cualquier acumulación de grasa hay un estado de inflamación escondido que afecta a todo el organismo, potenciando y empeorando más aún la situación.

Esto ocurre porque las citoquinas **proinflamatorias** liberadas por el tejido adiposo atraen la infiltración de macrófagos a los tejidos, lo que refuerza aún más la inflamación y genera una **cadena de disfunción de las células que almacenan la grasa y de las mitocondrias, inflamación sistémica y falta energética considerable y visible**, todo lo cual promueve el daño celular.

Por eso, más allá de las modas o la estética, **nuestro objetivo debe ser siempre mantener una buena composición corporal, equilibrada y sin llegar a extremos**, ni de sobrepeso u obesidad ni tampoco de delgadez, ya que la falta de masa muscular también es algo que nos aleja de un estado de salud óptimo.

La **falta de masa magra (músculo) vuelve más lento el metabolismo** y altera el equilibrio del organismo, haciendo que el cuerpo entre en estado de ahorro energético y dificultando la oxidación de los lípidos —es decir, quemar la grasa.

Mi principal objetivo, pues, es que recuperes tus niveles de energía, para lo cual debes aportarle al cuerpo una sensación de seguridad y tranquilidad, nutrientes y un ambiente que no lo lleven a activar su modo de ahorro energético y huida. Para ello, es necesario que tengas **una buena estrategia alimentaria** y que cumplas con el requerimiento nutricional acorde a tu sexo, edad, metabolismo, actividad diaria, etcétera.

Es difícil que en este capítulo pueda hablar de cada caso particular, ya que cada persona es un mundo. No obstante, hay algunas premisas que me gustaría que tengas en cuenta y que empieces a poner en práctica hoy mismo. Así, es fundamental que haya un mínimo aporte de cada macronutriente para que el cuerpo funcione correctamente y recuperes tus niveles de energía.

Al final de este libro, encontrarás consejos para una alimentación antiestrés. Sin embargo, antes de centrarnos en las soluciones, es clave entender cuáles son los **errores más habituales que nos impiden reducir la grasa, potenciar el metabolismo y aumentar nuestro nivel de energía**.

Si tu objetivo es acercarte a tu peso óptimo —desde el punto de vista de la salud, no estético— y tener el cortisol bajo control, debes apostar por estrategias que puedas mantener en el tiempo. De lo contrario, no será un cambio real ni duradero.

> **Importante:** Recuerda que, aunque te veas «bien» o tengas un «peso saludable», estar delgado no siempre es sinónimo de salud. Puedes estar «delgada», pero metabólicamente enferma. Es decir, tus niveles de colesterol pueden estar alterados y puede haber una inflamación sistémica y, en consecuencia, riesgo cardiovascular. Así pues, lo más importante no es el peso ni la estética, sino tu estado interno de salud, que es el que está en riesgo de enfermar.

Analicemos, pues, los errores más frecuentes que cometen la mayoría de las personas que quieren bajar de peso:

- **Dietas hipocalóricas:** una restricción excesiva de calorías en la alimentación puede llegar a ser contraproducente. Recuerda que el cuerpo puede **interpretar la falta de ingesta como un estado de escasez**, por lo que activará una reacción de alarma y se pondrá en estado de «ahorro energético», es decir, en modo supervivencia. Esto, como sabemos, **disminuye el metabolismo**, de modo que se dificulta la quema de calorías y, en consecuencia, la pérdida de peso. Además, puedes tener una baja masa muscular debido a la falta de ingesta de proteínas, lo que te llevará a estancarte en el proceso.
- **Alimentos inadecuados:** no es tan importante la cantidad de lo que comes como su calidad. Así pues, si te obsesionas en contar calorías, es posible que sufras un **déficit nutricional**, ya que a menudo los alimentos con menos calorías **son los menos densos nutricionalmente**. En otras palabras, consumirás alimentos con pocas calorías, pero, a la vez, poco saludables por su bajo o nulo valor nutricional, como galletas de arroz procesadas, yogur light o refrescos con cero azúcar. En este sentido, es importante tener en cuenta que todos los alimentos procesados con un alto índice glucémico pueden provocar en

tu organismo una desregulación metabólica, con **picos de insulina y tendencia al almacenamiento de grasa**. En cambio, los alimentos con un bajo índice glucémico y altos en fibra y proteína o grasa de calidad **te harán sentir más saciada y favorecerán tu metabolismo**.

- **Hacer demasiado ejercicio sin cuidar la alimentación:** debes saber que el ejercicio no puede compensar una mala alimentación. Recuerda que **comes para nutrirte**, no solo para saciarte, por lo que debes asegurarte de ingerir los macronutrientes y las vitaminas que el cuerpo necesita para funcionar correctamente y poder generar tejidos nuevos. De lo contrario, si solo piensas en saciarte y comes lo primero que encuentras en la cocina, es probable que no sea de la mejor calidad. En este caso, aunque tu peso no lo muestre, tu salud interna no será la adecuada: tu cabello y tus uñas estarán débiles, y tu intestino, inflamado, y, a pesar de que hagas todo el deporte del mundo, no lograrás compensar el déficit nutricional.

- **Ignorar las hormonas en la oscilación del peso:** centrarte solo en el ejercicio y la alimentación dejando de lado tus hormonas sexuales y tiroideas y el cortisol es ser reduccionista. Como te he explicado, a menudo, aunque lo hagas todo bien, **si tus hormonas están desequilibradas, no habrá forma de que consigas tus objetivos**. A veces nos frustramos o nos desanimamos al no ver resultados, pero es normal que sea así si nadie te ha hecho una analítica completa y funcional para valorar tu metabolismo tiroideo, para analizar si tu insulina está en el rango correcto o si tus niveles de estrés te están provocando una resistencia a la insulina... Así que no dudes en acudir a un médico especialista para revisar antes y durante todo el proceso cómo están tus hormonas y tu tiroides, y para reequilibrar tus niveles de cortisol.

9
Estrés, su reflejo en la piel y en la longevidad

En este capítulo quiero hablarte sobre otro eje: el eje intestino-cerebro-piel. Muchas enfermedades actuales que **afectan de forma directa a la piel**, como el acné, la rosácea, la psoriasis o la dermatitis, son tan solo un **reflejo de nuestro interior**. Son, en definitiva, una señal de que algo no funciona bien, y suelen tener en común una **base inflamatoria**, así como una **afectación en la integridad de la barrera intestinal y en el equilibrio de la microbiota**, de lo que ya he hablado en capítulos anteriores. Así, **el estrés suele ser un factor que dispara o agrava** la mayor parte de las afecciones o patologías de la piel.

Para entender **cómo el estrés afecta a la piel** —que pasa de un aspecto saludable y luminoso a la aparición de granitos, eccemas, rojeces e imperfecciones, e incluso al aumento de las líneas de expresión—, primero quiero hacer un pequeño resumen de la formación del cuerpo humano y, en especial, de la piel.

El cortisol y tu piel

¿Sabías que la piel y el sistema nervioso tienen un mismo origen embrionario: el **ectodermo**? Quizá te parece que este dato no te aporta gran información, pero te aseguro que te ayudará a comprender muchas cosas.

Durante el desarrollo fetal, en la barriga de mamá, **el sistema nervioso y la piel se forman a partir de la misma capa de células**, denominadas ectodérmicas. Estas se transforman, por un lado, en el cerebro y la médula espinal y, por otro, en células epidérmicas, cabello y uñas. Esa **conexión temprana entre el sistema nervioso y la piel** explica muchas de las cosas que comentaré en este capítulo, pero, sobre todo, permite entender la relación entre **el intestino y el cerebro, y por qué la piel está tan influenciada** por el sistema nervioso y el estrés.

De hecho, hay algo muy espectacular: **la piel tiene la capacidad de reaccionar de forma independiente al sistema nervioso a unos niveles elevados de cortisol**. Esto es posible gracias a la gran cantidad de receptores que tiene, como demostró un estudio realizado en Japón en 2016.

Y es que la piel no solo recibe órdenes del cerebro y del sistema endocrino —es decir, de las hormonas—, sino que **puede producir su propio cortisol**, sin necesidad de la activación de las glándulas suprarrenales. Pero vamos a explicarlo mejor:

La piel está formada por **diez capas de células**, una encima de otra, en las cuales hay diferentes tipos de células. Entre ellas, las más importantes son las siguientes:

- **Queratinocitos**: las principales y más abundantes, pues constituyen casi el 90 por ciento de las células de la piel.
- **Fibroblastos**: producen colágeno y dan estructura.
- **Células inmunitarias**: nos protegen frente a los agresores.
- **Melanocitos**: nos dan color y, a la vez, nos protegen de la radiación solar y de los rayos UV.

En las membranas de estas cuatro células hay receptores de glucocorticoides, de modo que esta puede generar y liberar cortisol de manera independiente. Esta es la razón, pues, de que **el estrés afecte directamente a la piel, sin necesidad de pasar por el cerebro**. Así, por ejemplo, un exceso de cortisol puede llevar a una mayor producción de sebo por parte de las glándulas sebáceas y a la alteración de la microbiota, lo que predispone a la aparición de acné.

Asimismo, el cortisol también activa la inflamación en la piel, lo que afecta a su función de barrera y a su capacidad de regeneración y modifica su pH. En consecuencia, el equilibrio microbiano de la piel —es decir, la dermobiota— se altera, como veremos en detalle en este capítulo. Después de todo lo que te he explicado, no es ninguna novedad que el estrés afecta a tu cuerpo. Así, igual que influye en el resto de los sistemas —como en el hormonal o el intestinal, como ya hemos visto—, también lo hace en la piel. De hecho, a menudo es responsable de la aparición o el empeoramiento de patologías de este órgano que nos separa y a la vez nos comunica con el medio externo.

La piel, que es el órgano más extenso del cuerpo, es en realidad una barrera defensiva semipermeable. Es, pues, la que **nos separa y protege del medio externo** contra la entrada de toxinas, bacterias, radicales libres y contaminación a la que nos exponemos todos los días. Está formada por tres grandes estructuras: la epidermis, la dermis y la hipodermis (de más exterior a más interior), así como por el pelo y las uñas, que tienen una importante función de salud y protección.

Las capas de la piel
- **La epidermis**, que contiene los melanocitos, actúa como un escudo protector frente a los patógenos y los daños físicos o químicos.

- **La dermis**, la segunda capa, es algo más gruesa que la anterior y también es más resistente. Está formada por fibras de colágeno y elastina, que dan firmeza, resistencia y elasticidad a la piel. Asimismo, en ella se alojan los folículos pilosos, las glándulas sebáceas y las sudoríparas, que permiten la termorregulación y la hidratación interna.
- **La hipodermis** es la capa más profunda y de mayor grosor. Está formada principalmente por tejido adiposo, que nos ayuda a regular la temperatura, ya que funciona como un aislante térmico.

La piel es un indicador vital de nuestra salud en general.

Por este motivo, los cambios en la coloración, la textura o la apariencia de la piel pueden ser señales del estado de salud de la persona. Además, también **es una forma de comunicarnos** a través del lenguaje no verbal. Así, el hecho de que una persona esté roja significará, según la situación, que siente vergüenza o está sofocada; en cambio, si está pálida, pensaremos que tiene miedo.

Además, la piel está «invadida» por millones de microorganismos, que, en conjunto, forman lo que denominamos **dermobiota**, es decir, la microbiota de la piel. Aunque es menos conocida que la microbiota intestinal, su equilibrio es igualmente importante. Gracias a él, podemos tener una buena homeostasis, una piel saludable y con un pH en equilibrio y un buen funcionamiento del sistema inmune, lo que evita patologías. Algunos estudios, como el publicado en la revista *Clinics in Dermatology* en 2021, señalan que **la microbiota del intestino y la de la piel están íntimamente relacionadas y que, si una se altera, probablemente la otra también**. Por eso, debemos verlas en conjunto y no como dos sistemas aislados; en otras palabras, lo que se conoce como el **eje intestino-piel**, del que cada vez hay más estudios.

Dada esta estrecha relación, no es de extrañar que el reequilibrio de la microbiota se haya convertido en una parte fundamental del tratamiento para muchas de estas patologías, como el acné, la rosácea, la dermatitis o la psoriasis. De hecho, se han observado grandes mejoras en este tipo de afecciones, que se pueden lograr a través de diferentes estrategias, como una alimentación que potencie la microbiota intestinal, el uso de suplementos o de prebióticos y probióticos específicos. Además, el impacto de este eje sigue siendo un campo de investigación para otras enfermedades cutáneas, como el fotoenvejecimiento o la cicatrización de heridas cutáneas.

Psoriasis

Recuerdo un caso muy impresionante. El paciente se llamaba Juan y tenía treinta y dos años cuando se presentó en mi consulta por un caso de **psoriasis**. Esta es una afectación inflamatoria y autoinmune de la piel que con frecuencia se presenta en forma de sarpullido con manchas rosadas que se descaman y pican de tal forma que afectan a la calidad de vida del paciente. Se localiza sobre todo en zonas como rodillas, codos, tronco y cuero cabelludo y, como la mayoría de las enfermedades autoinmunes, suele presentarse por brotes que remiten con corticoides.

Juan, pues, acudió por brotes incontrolables de psoriasis. Habían pasado cinco años desde su diagnóstico y no había logrado que las manchas en la piel remitieran; el picor mejoraba o empeoraba por épocas sin saber exactamente qué lo exacerbaba. Había pasado por varios médicos, que tan solo le habían recetado tratamiento con corticoides, pero no conseguía controlarlo. Hasta que vino a mi consulta.

En la primera visita le hice un exhaustivo y profundo interrogatorio. **A simple vista, no tenía más síntomas que llamaran la**

atención. A nivel digestivo no refería molestias ni hinchazón, el sueño estaba bastante controlado, no se percibía nervioso ni ansioso y, bajo su punto de vista, **su vida era bastante «tranquila»** y se sentía con un nivel de energía de 7 sobre 10. Nada mal comparado con muchos de los pacientes que recibo a diario.

A pesar de eso, había algo que no me cuadraba. Su piel mostraba que algo en su interior estaba desequilibrado. Dada su patología, inflamatoria y autoinmune, **yo sospechaba que su intestino no estaba al cien por cien**, y mucho menos su microbiota. Así pues, aun sin tener síntomas, decidí realizarle **un test de microbiota** para valorar exactamente el estado de su intestino, ver los marcadores funcionales y los inflamatorios, y analizar si había una disbiosis asintomática.

Mientras esperábamos los resultados, comenzamos con un tratamiento de base, de un mes de duración, para **trabajar el contexto inflamatorio y reducir una probable permeabilidad intestinal**, pues, como ya he contado, suele ser la base de cualquier patología inflamatoria y autoinmune. Así, le receté glutamina, espino amarillo (que contiene omega 7) y omega 3, y trabajamos mucho en su alimentación. Le propuse **dos cambios clave** que suelo pedirle a cualquier paciente con una patología autoinmune: **retiramos el gluten y los lácteos casi al cien por cien** durante ese mes.

El test de microbiota de Juan estaba algo alterado y mostraba permeabilidad intestinal así como disbiosis. **Aunque no tenía síntomas digestivos, su microbioma estaba alterado.** Así que, en una segunda fase, continuamos trabajando las mucosas y la inflamación. Para ello, seguimos con dosis elevadas de omega 3 y omega 7, que ayudan a mejorar el estado de la piel, y **añadimos un tratamiento herbáceo antibacteriano** junto con un par de tandas de diferentes cepas de **probióticos**. Además, aumentamos los alimentos fermentados y con probióticos y, dado que no tenía síntomas digestivos, también el almidón resistente.

El objetivo era ofrecer el mejor alimento a sus bichitos intestinales. Así, fueron dos meses de tratamiento más un último mes para repoblar su intestino con más biodiversidad bacteriana, continuar con altas dosis de omega 3 y añadir un par de suplementos más que nos ayudaron a equilibrar el eje del cortisol. Aunque Juan no se sentía estresado, acostumbro a trabajar el cortisol en la consulta porque **a menudo no somos conscientes de que absolutamente todo estresa a nuestro cuerpo: el trabajo, los niños, el tráfico, la contaminación, etcétera. Por eso, en una enfermedad en la que el cortisol puede predisponer a tener un brote**, me parece adecuado trabajar en él.

Así, después de tres meses de tratamiento y de cuidar su alimentación —para lo que evitó alimentos proinflamatorios que pudieran provocar hiperpermeabilidad y disminuyó la cantidad de granos que consumía, aunque no llegué a aplicarle un protocolo AIP—, así como de vigilar todo lo que pudiera hiperactivar el sistema inmune, **conseguimos que los brotes remitieran durante un año. Y lo logramos después de cinco años padeciendo psoriasis y sin notar ninguna mejoría.** Hasta entonces, solo lo habían tratado con corticoides y cremas que lo único que hacían era empeorar la situación. Esto ocurre porque, aunque reducen la inflamación a corto plazo, a la larga alteran el equilibrio inmunológico de la piel, debilitan su barrera protectora y alteran la dermobiota, lo que a menudo provoca una mayor sensibilidad.

> **Protocolo AIP:** enfoque terapéutico para personas con enfermedades autoinmunes basado en una dieta diseñada para regular el sistema inmunitario. Con este objetivo, se eliminan los alimentos proinflamatorios e inmunorreactivos, como el gluten, los lácteos, algunos cereales o las legumbres, entre otros.

El de Juan es tan solo un ejemplo, pero me sirve para demostrarte que sí se puede, que no todo es blanco o negro, que no se trata solo de corticoides o tratamiento funcional o integral. Y es que estoy segura de que puedes bajar la dosis de inmunosupresores o corticoides y, aun así, reducir la recurrencia de los brotes y mejorar tu calidad de vida si tratas tu intestino y equilibras tu microbiota intestinal.

Rosácea

La rosácea es otra afectación de la piel muy conocida y habitual. Sin embargo, poco se habla de su relación con *Helicobacter pylori* y con la disbiosis intestinal. De hecho, es probable que, a pesar de que os hayan diagnosticado rosácea, no os hayan preguntado sobre síntomas digestivos. Pero la realidad es que están íntimamente relacionados, como demostró un estudio publicado en 2021 en la revista *Advances in Therapy*.

La rosácea también suele presentarse con brotes, con periodos de remisión y exacerbación, y se ha vinculado con alteraciones gastrointestinales, como el colon irritable, la celiaquía, la enfermedad inflamatoria intestinal (Crohn o colitis ulcerosa), la infección por *Helicobacter pylori* y el SIBO.

A pesar de que la evidencia es aún controvertida, curiosamente, es una de las patologías de la piel más frecuentes en personas con afectación del tubo digestivo. Por ello, los medicamentos para erradicar el SIBO y *Helicobacter pylori* proporcionan una respuesta terapéutica eficaz y prolongada en la rosácea, mientras que la terapia convencional suele no ser suficiente, pues con ella se dan recaídas frecuentes.

En este sentido, algunos estudios, como el publicado en 2002 en el *Journal of the European Academy of Dermatology and Venereology*, muestran que la rosácea es **entre dos y veinte veces más frecuente en personas con SIBO que en la población general** y, además, los síntomas remiten cuando se resuelve el desequilibrio microbiano. **Se cree que la relación entre ambas patologías reside en la hiperpermeabilidad intestinal**, que podría ser la causante de la sintomatología cutánea. Esto ocurre porque afecta al sistema inmunológico al permitir que microbios y otras sustancias pasen del intestino a la sangre, **lo que provoca una inflamación sistémica que también se refleja en la piel.**

Así, aunque el número de estudios todavía es muy limitado y faltan investigaciones al respecto, los resultados obtenidos hasta ahora sobre **la regulación del microbioma como un enfoque terapéutico para las enfermedades de piel son prometedores**, como muestra el estudio publicado en 2021 en la revista *Biomedicines*. El hecho de saber que podemos modificar tanto la microbiota intestinal como la dermobiota —por ejemplo, a través de probióticos y cambios en la alimentación— abre la puerta a un nuevo campo de tratamiento. Estas herramientas nos permiten mejorar la sintomatología de muchas patologías ofreciendo **una visión integral de la medicina que no debemos dejar de lado.**

Dermatitis atópica y acné

La **dermatitis atópica** es otra patología habitual que afecta a la piel y al cuero cabelludo, y se ha visto que la dermobiota de las personas que la padecen suele estar **alterada, existiendo una menor diversidad de bacterias**, como bifidobacterias, con un sobrecrecimiento de *Staphylococcus aureus* y un exceso de *Clostridium* o enterobacterias. Por ello, en estos casos, el tratamiento integral implica **mejorar y diversificar la microbiota** con diferentes herramientas. Así, por ejemplo, se ha demostrado que algunas cepas de probióticos específicas, como *L. rhamnosus*, mejoran la dermatitis, tanto en niños como en adultos.

Y es aquí donde el cortisol vuelve a jugar un papel crucial. Como sabemos, **al estar elevado, tiene efectos directos sobre la dermobiota**, pues disminuye la producción de ácidos grasos esenciales, lo que debilita su función de barrera protectora. En consecuencia, podemos observar **mayor sequedad y deshidratación, así como un aumento de las líneas de expresión**. Este efecto es similar al que provoca un jabón agresivo, que elimina la capa de grasa natural de la piel, cuya función principal es proteger y mantener la hidratación. Además, el cortisol puede provocar un **aumento de la sensibilidad** a los irritantes y los alérgenos, lo que genera una mayor predisposición a enfermedades inflamatorias, como el eccema o la dermatitis.

Otra afectación directa del cortisol sobre la piel es el acné. Seguro que conoces a alguien —si no te ocurre a ti— cuya piel, **cuando se enfrenta a situaciones y momentos estresantes**, de mayor carga laboral o mayor preocupación y tensión, **se vuelve más apagada, con más imperfecciones, y sufre brotes de acné o rosácea**.

El estrés es un desencadenante bien conocido del acné adulto y juvenil.

Esto ocurre porque **el cortisol aumenta la producción de sebo** al estimular las glándulas sebáceas, lo que favorece la aparición de comedones —debido a la obstrucción de los poros— y de granos. Además, crea el ambiente propicio para el sobrecrecimiento de determinadas bacterias o para otros tipos de disbiosis al **cambiar el pH propio de la piel**. Todo esto favorece un **desequilibrio microbiano y el crecimiento de patógenos**.

En este sentido, el estudio de 2021 de *Clinics in Dermatology* que ya he citado, también señala que **el estrés suprime la inmunidad de la piel**, de modo que permite que las bacterias crezcan sin control. Sin embargo, el mayor problema es que muchas de estas bacterias son capaces de crear un biofilm, que es una delgada capa protectora que impide que los antibióticos actúen. Así, en primer lugar debemos eliminar este biofilm con enzimas específicas que aportamos a través de la suplementación. Otras investigaciones, como la revisión publicada en el *Journal of Clinical Medicine* en 2019, destacan una posible coexistencia entre el acné y la disbiosis intestinal y, para ello, han estudiado las cepas de probióticos específicos que pueden ayudar a regular la aparición de brotes.

La relación entre piel, intestino y cerebro es uno de los campos más estudiados por parte de la psiconeuroinmunoendocrinología y de la medicina integral y funcional. Esto se debe a que se han visto resultados increíbles al mejorar y equilibrar el intestino en personas que solo **presentaban síntomas y signos en la piel y que, aparentemente, no tenían ninguna otra afección digestiva o extradigestiva**. A pesar de lo que pudiera parecer, el intestino tenía que ver (y mucho) con el modo en que se veía la piel de estas personas.

> **La microbiota intestinal, el sistema nervioso y la piel interactúan de manera compleja y están en constante comunicación a través de conexiones bidireccionales.**

Por suerte, hoy en día tenemos herramientas que nos permiten abordar correctamente y de manera integral estos tres sistemas que hasta ahora en muchos casos solo eran tratados con corticoides en forma de cremas.

El cortisol te envejece

El cortisol también influye en el envejecimiento y, de hecho, es uno de los factores aceleradores, algo que han comprobado estudios como el realizado por un equipo de investigadores en Arabia Saudí, que publicaron sus resultados en la revista *Journal of Cosmetic Dermato-*

logy en 2025. Es, en fin, lo que hoy se conoce como *inflammaging*, es decir, **el envejecimiento producido por una inflamación crónica**. Pero, aunque el paso del tiempo es inevitable, hay herramientas que te permiten conseguir un envejecimiento saludable.

Sin duda, **el envejecimiento es un proceso biológico por el que todos, tarde o temprano, vamos a pasar**, y se caracteriza por un declive progresivo de las funciones fisiológicas y una mayor vulnerabilidad a enfermar. En este punto, quiero aclarar que, aunque probablemente hayas pensado en la piel —las arrugas, las líneas de expresión—, **envejecer es un proceso que afecta a todos los órganos y tejidos del cuerpo**. De esta forma, si bien es verdad que la piel es uno de los indicadores más evidentes del envejecimiento, al menos a simple vista, no es ni mucho menos el único.

Envejecer, pues, va mucho más allá de la piel y está condicionado por factores **intrínsecos**, es decir, del propio individuo —como la predisposición genética, el metabolismo celular, el sexo, los cambios hormonales, los procesos metabólicos o el deterioro del sistema inmunológico— y **extrínsecos**, externos a la persona —como la exposición ambiental a tóxicos, la radiación UV, la contaminación ambiental, el estilo de vida, el nivel de estrés, el sedentarismo o la alimentación—. De este modo, es crucial estudiar la piel y el envejecimiento, así como los factores que influyen en él y las herramientas que pueden ayudarnos a mitigar sus efectos; es algo que **va más allá de un tema estético**.

¿Has observado, al mirarte en el espejo, que estás envejeciendo más rápido de lo normal? ¿Tu piel luce apagada, con manchas o más líneas de expresión, arrugas y patas de gallo? A todos nos gusta mirarnos en el espejo y vernos la piel radiante, pero también **deseamos sentirnos activos**, con energía y sin dolores musculares ni articulares.

Pues puedo asegurarte que ambas cosas van de la mano y que juntos podemos conseguir mejorarlo.

Factores biológicos que afectan al envejecimiento

- **Senescencia celular:** es la detención permanente de la división celular, que se desencadena por el estrés celular o por haber alcanzado un número crítico de divisiones. Actúa como un mecanismo protector para evitar una proliferación de células dañadas que pueden generar células cancerígenas. Sin embargo, cuando envejecemos, estas células se pueden ir acumulando, lo cual altera la capacidad regenerativa celular. Esto, a su vez, disminuye la producción de colágeno y elastina, que son componentes para dar firmeza a la piel y evitar la flacidez.
- **Acortamiento de telómeros:** los telómeros son secuencias de ADN ubicadas en los extremos de los cromosomas que funcionan como un capuchón de protección para evitar el deterioro o la fusión con los cromosomas adyacentes. No obstante, cada vez que una célula se divide, sus telómeros se acortan, hasta que su longitud es demasiado corta y pasan a un estado de senescencia o apoptosis, es decir, de «muerte celular». Por ese motivo, el acortamiento de los telómeros nos sirve como un identificador del envejecimiento celular.

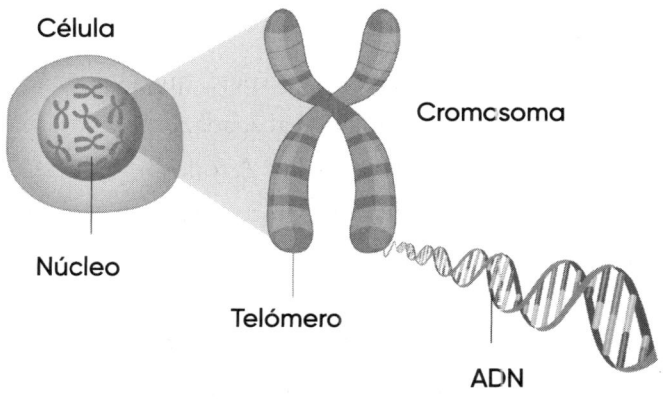

- **Estrés oxidativo y radicales libres:** los radicales libres pueden dañar algunos componentes celulares, como los lípidos, las proteínas y el ADN. En la piel, el exceso de estos radicales libres y de estrés oxidativo provoca daños que deterioran la función celular y aumentan el envejecimiento.
- **Factores genéticos:** en algunos casos, hay una predisposición genética que afecta a nuestra respuesta celular frente a ciertos factores estresores ambientales. Hay genes, por ejemplo, que pueden influir en la velocidad de degradación del colágeno, lo que influye en la mayor velocidad de aparición de arrugas. Otros, en cambio, están asociados a respuestas del cuerpo frente al estrés oxidativo y modifican la capacidad del individuo para neutralizar los radicales libres, lo que repercute en el envejecimiento cutáneo.

Factores intrínsecos que afectan al envejecimiento

- **Cambios hormonales:** a lo largo de la vida estamos expuestos a diferentes ciclos hormonales, con subidas y bajadas que afectan al resto del cuerpo. Un claro ejemplo es la menopausia, de la que hablé en el anterior capítulo. Durante esta etapa, la disminución de estrógenos afecta profundamente a la piel, y disminuye su grosor, hidratación y elasticidad debido a una menor producción de colágeno. Los cambios que acostumbran a aparecer durante la perimenopausia o la menopausia son, entre otros, mayor sequedad de la piel, envejecimiento acelerado, adelgazamiento y pérdida de elasticidad. Sin embargo, no solo las mujeres lo sufrimos. Algo similar les ocurre a los hombres, en los que el descenso de testosterona afecta a la salud de la piel, pues esta hormona influye en su grosor y en la producción de sebo, por lo que también les afecta de forma negativa.
- **Procesos metabólicos:** a medida que envejecemos, los procesos metabólicos se ralentizan, de modo que las células reci-

ben menos energía y nutrientes, lo que perjudica su función y su capacidad de regeneración.
- **Declive del sistema inmunológico:** con la edad, el sistema inmune pierde eficacia, un fenómeno conocido como inmunosenescencia. Se trata de un conjunto de alteraciones a nivel celular que nuestro sistema inmune sufre y que disminuye su función. Esto se traduce en una menor resiliencia de la piel, una cicatrización más lenta y una mayor susceptibilidad a infecciones y a enfermedades autoinmunes o crónicas.

Factores extrínsecos que afectan al envejecimiento

Asimismo, como he apuntado, también estos están **implicados en el envejecimiento**. Y aquí es donde entra en juego el cortisol. Por suerte, estos factores se pueden **modificar**, de modo que podemos hacer cambios para mejorar nuestro envejecimiento. En este caso, los más importantes son los siguientes:

- **Radiación UV:** el sol es un factor externo muy importante que contribuye a lo que denominamos fotoenvejecimiento. Los rayos UV dañan las células cutáneas y provocan la aparición de radicales libres, los cuales generan un exceso de estrés oxidativo. Esto supone un daño para el ADN celular y puede ser el origen de mutaciones genéticas capaces de activar oncogenes —es decir, genes que han sufrido una mutación y tienen el potencial de causar un cáncer— o, por el contrario, de inactivar genes supresores de tumores. Además, induce una respuesta inflamatoria local. Por ello, las personas que más se exponen al sol sufren una degradación de las fibras de colágeno y la elastina que causa arrugas y pérdida de elasticidad cutánea, lo que da a la piel un aspecto envejecido.
- **Polución ambiental:** a diario nos exponemos a contamina-

ción ambiental, ya sea del humo del tabaco o de los coches, lo que genera oxidación y daños en las células epiteliales. Por eso, dentro de la rutina de *skincare*, mi recomendación es aplicar cada mañana un sérum de vitamina C o ácido ferúlico, pues son muy altos en antioxidantes y ayudan a contrarrestar estos efectos.

- **Factores asociados al estilo de vida:** una dieta rica en antioxidantes ayuda a proteger la piel frente el daño oxidativo y determinados nutrientes —como la vitamina C o la E, el omega 3, el zinc, el selenio, los flavonoides o los carotenoides— tienen efectos protectores. Por el contrario, los hábitos dañinos, como fumar, son proenvejecimiento, pues disminuyen el flujo sanguíneo y de oxígeno, lo que reduce el aporte de nutrientes a nivel celular. De igual modo, el consumo excesivo de alcohol deshidrata la piel, deteriora su función como barrera, y provoca sequedad y envejecimiento. También el sueño es clave, ya que, durante la noche, nuestras células se regeneran y reparan. Por eso, dormir lo suficiente es crucial para lucir una piel saludable.
- **Niveles de cortisol:** un exceso de cortisol disminuye las hormonas del crecimiento, la testosterona y el DHEA, por lo que nuestra piel se verá más seca, arrugada y menos tersa. Además, como ya hemos visto, el cortisol lleva a una desregulación de los sistemas nervioso, endocrino (hormonal) y metabólico, lo que, a su vez, afecta al correcto funcionamiento del sistema inmune y, finalmente, acelera el envejecimiento. En la piel, el cortisol genera una inflamación interna que contribuye al exceso de radicales libres y provoca un daño celular y de los tejidos que afecta sobre todo a las fibras de colágeno y elastina, proteínas que mantienen la piel firme y elástica. Sin embargo, como ya he remarcado, cuando hablo de envejecimiento no me refiero solo a la piel, sino también a la afectación y disminución de la funcionalidad de todos los órganos y tejidos del organismo. Y el cortisol, en este caso,

predispone a un estado inflamatorio crónico y a la desregulación de la homeostasis —es decir, el equilibrio— del organismo.
- **Skincare:** las prácticas del cuidado de la piel son esenciales para mitigar el envejecimiento, y es importante elegir productos adecuados, que contengan retinoides, antioxidantes, péptidos y protectores solares. Todos ellos nos protegen contra el daño ambiental y promueven una correcta producción de colágeno, lo que mejora la hidratación de la piel. Por ello, debes tener cuidado con los productos que utilizas. Hoy en día, la mayor parte de los cosméticos son altos en disruptores endocrinos, que, como te expliqué en el capítulo 1, son sustancias capaces de ocupar los receptores hormonales de nuestro cuerpo y producir alteraciones. Así, por ejemplo, las pieles sensibles se irritan con mayor facilidad, pues hay daños en la función de barrera que generan una mayor inflamación. De modo que mi recomendación es que busques opciones totalmente naturales y libres de tóxicos o que optes por utilizar aceites esenciales, como los de almendra, jojoba o rosa mosqueta, que pueden sustituir a las cremas de farmacia.
- **Alimentación:** lo que comes afecta de forma directa al estado de tu piel. Se sabe, por ejemplo, que el azúcar envejece. Estudios como el de Honorato de 2010 muestran que, mediante un proceso de glicación, el azúcar tiene unos efectos muy negativos en la piel y acelera el envejecimiento. La glicación es un proceso enzimático por el cual el azúcar de la sangre es capaz de unirse a proteínas y generar un producto conocido como AGE. En el caso de la piel, este altera la estructura y la funcionalidad de la elastina y el colágeno, que se vuelven rígidos, menos flexibles. Esto contribuye a la formación de arrugas y agrava la oxidación y la inflamación en los tejidos. Asimismo, un exceso de productos lácteos, sobre todo de los que provienen de la vaca, un animal grande y muy hormonado, suele relacionarse

también con la producción de acné, como sugiere una revisión publicada en la *Revista del Centro Médico Pascua* en 2020.
- **Microbiota intestinal:** estudios como el publicado en la revista *Nutrients* en 2020 muestran una relación entre la microbiota y el fotoenvejecimiento. Sin embargo, se han descubierto cepas específicas de bacterias que nos protegen de los radicales libres generados por la radiación UV. La explicación es que algunas bacterias y hongos comensales producen melanina y son capaces de modular el pigmento de la piel como mecanismo de protección y, por tanto, de captar estos radicales libres.

Por suerte, no todo está determinado por nuestros genes. Estos últimos años se han dedicado muchos esfuerzos al estudio de cómo **los factores de nuestro entorno, nuestro estilo de vida y hasta nuestros pensamientos y emociones son capaces de generar grandes cambios en la expresión genética**.

Para simplificar, es posible que tengas una **predisposición genética a cierta enfermedad, pero que no la desarrolles en ningún momento de tu vida**. Aquí entra en juego la **epigenética**, que ya mencioné y que, recordemos, es el estudio de los factores externos que pueden influir en la expresión o inhibición de ciertos genes, aunque sin alterar propiamente la cadena de ADN. En palabras sencillas, es como si hubiera un botón que nos permite **encender o apagar un gen** que influye en la mayor o menor predisposición a cierta enfermedad.

Pero ¿por qué te cuento esto ahora? Porque quiero que entiendas que todo lo que puedes hacer para proteger tus genes o para evitar una expresión no deseada de estos también ayuda a enlentecer el envejecimiento. Así pues, todos **estos factores extrínsecos son elecciones diarias que tienes a tu alcance en pro de tu salud y de un envejecimiento saludable**. Como decía Groucho Marx, «cualquiera puede envejecer. Basta con vivir lo suficiente». Pero no queremos vivir más años simplemente por vivir más; **queremos vi-**

vir más años de calidad, de disfrutar la vida, sin dolores, sin padecimientos, con buena movilidad ¡y de la mejor manera posible!

Mis consejos

Si bien la genética es sin duda el punto de partida y de algún modo influye, no estás condenada por tus genes. Como te dije, **aquello que comes, dices, piensas y haces puede influir en los procesos biológicos celulares** clave en el proceso de envejecimiento y, por tanto, repercutir en tu longevidad.

Así que toma nota: a continuación me centraré en **cuatro pilares básicos** que te ayudarán no solo a ser más longeva, sino a vivir **años de calidad**, con una buena función mitocondrial y energía para disfrutar al máximo.

1. Alimentación

No hace falta ser experto en nutrición para saber que el azúcar y los productos procesados y refinados deben estar lejos de tu día a día. Me gusta hablar de **alimentación y no de dieta**, porque lo ideal no es restringir alimentos, sino simplemente comer según nuestra naturaleza y biología.

Una de las premisas fundamentales respecto a nuestra forma de alimentarnos es comer menos para vivir más. En este sentido, un pilar fundamental en el campo del envejecimiento, vigente hoy en día, es la **restricción calórica**. Según un estudio de Leonard Guarente publicado en 2011, comer pocas calorías y poca cantidad supone la intervención no farmacológica más consistente para **aumentar la esperanza de vida** y proteger contra el deterioro de las funciones biológicas. Sin embargo, en todos los casos, **la reducción de calorías debe estar supervisada por un profesional y nunca ser menor a las calorías recomendadas para mantenerte saludable.**

Ingerir menos calorías, así como las técnicas de ayuno, permiten activar las **sirtuinas**, que son una clase de enzimas de estructura proteica capaces de regular el ADN celular, el metabolismo energético, la reparación y recombinación del ADN, la diferenciación celular, la apoptosis (muerte celular) o la longevidad... Es decir, juegan un rol importante en el **control de la respuesta al estrés**, asegurando que el daño del ADN no se propague y no se acumulen mutaciones genéticas que pueden ser peligrosas.

Actualmente, se está estudiando mucho estas enzimas y, de hecho, existe una alimentación específica para potenciar las sirtuinas: el *sirtfood*. **Este nuevo tipo de dieta está compuesta por alimentos ricos en sirtuinas y tiene el objetivo de mejorar su actividad para así mejorar el metabolismo y aumentar la longevidad.** Compuestos como el resveratrol, el piceatanol, la antocianidina y la quinina son posibles moduladores que se pueden obtener a través de ciertos alimentos, como los de la siguiente tabla:

Componentes *sirtfood*	Fuente dietética
Resveratrol	Cacahuetes, uvas negras y tés seleccionados.
Quercetina	Bayas, manzanas, tomates, judías y cebollas.
Fisetina	Fresas, manzanas, caquis, uvas, melocotón, raíz de loto, pepino, tés, cebollas, kiwi y col rizada.
Isoflavonas	Soja, legumbres, cereales integrales, bayas y frutos secos.
Piceatanol	Uvas, maracuyá, té blanco, legumbres asiáticas y ruibarbo coreano.
Antocianidina	Bayas, grosellas, uvas, verduras con hojas de colores, cereales, raíces y tubérculos.

Además, dado que los *sirtfood* son de origen vegetal, tienen un **gran poder antioxidante**. Asimismo, nutren a nuestra **microbiota intestinal**, que, como ya sabemos, **si está equilibrada y es adecuada**, tiene un gran efecto positivo en nuestra salud general. Por ese motivo, en cualquier tipo de alimentación es crucial tener en cuenta **el entorno intestinal para conseguir los beneficios deseados**, porque la composición de nuestra microbiota marca una gran diferencia. En este sentido, se han demostrado diferencias significativas entre un intestino saludable (en eubiosis) y uno no saludable (en disbiosis). De hecho, hay microorganismos específicos que tienen la capacidad de transformar los componentes activos de los *sirtfoods* en los metabolitos que realmente ejercen las funciones biológicas beneficiosas en nuestro organismo.

Sustancias específicas que han mostrado que pueden retrasar el envejecimiento

- **Resveratrol**: ayuda a evitar la muerte de las células que funcionan correctamente así como el envejecimiento de las neuronas. Aunque puedes encontrarlo en los alimentos mencionados en la tabla, para conseguir las dosis adecuadas, lo mejor es tomar un suplemento de 1.000 mg diarios.
- **Rapamicina**: aunque aún no hay estudios en humanos, una investigación publicada en 2021 en la revista *GeroScience* demostró que una inyección de rapamicina en ratones viejos consigue eliminar el 80 por ciento de las células senescentes, que son las que ya no sirven. Esto permite que los tejidos se renueven y los órganos funcionen mejor durante más tiempo. Asimismo, la rapamicina es utilizada después de ciertos trasplantes y en algunos tipos de pacientes. Sin embargo, no se utiliza con el fin de aumentar la longevidad, ya que es inmunosupresora, lo que supone una desventaja, pues disminuye

la funcionalidad del sistema inmune. Así, a pesar de haber demostrado que aumenta la esperanza de vida en ratones, para poder aplicarlo en humanos se necesita más investigación.

- **Alfa-cetoglutarato (AKG)**: es otra sustancia que también está en estudio, y es incluso más interesante que la rapamicina, porque no solo frena el envejecimiento, sino que parece que mejora la calidad de vida. El AKG ya ha sido utilizado para aumentar el rendimiento físico, pues desempeña un papel esencial en el metabolismo energético. Así, es clave para extraer energía de lo que comemos, como los hidratos de carbono y la grasa. Además, reduce la oxidación y la inflamación en el organismo y forma aminoácidos nuevos. El AKG, pues, tiene muchísimas funciones, pero su nivel en el cuerpo se reduce con la edad, y esta disminución acelera el envejecimiento.

  Las noticias positivas son que se ha visto que consumirlo reduce la morbilidad al 50 por ciento, es decir, disminuye los años que viviremos con enfermedad. Y, como ya he comentado, es más importante mejorar la calidad de vida que simplemente aumentar el número de años de vida. En 2023, la revista *GeroScience* publicó el protocolo clínico de un estudio realizado en humanos que muestra su efecto en la edad biológica, y todo parece indicar que su uso durante siete meses reduce hasta ocho años la edad biológica de los participantes.

- **NAD**: todas tus células necesitan esta sustancia para tener energía y funcionar correctamente. De hecho, cuanto más NAD tienes, mejor funcionan estas. Pero ¿cómo podemos obtenerlo? Podemos reciclar el que ya tenemos o bien producirlo a partir de precursores como el triptófano o la vitamina B3. Sin embargo, cuanta menos energía tiene una célula,

> más NAD vamos a consumir, ya que la célula, al tener menos energía, intentará recuperarse y sobrevivir.
>
> Para ello, repara el ADN, activa las sirtuinas y produce más ATP, todos ellos procesos que dependen del NAD. Además, potencia las sirtuinas y puede prevenir la muerte de las células funcionantes, lo que disminuye el daño que sufre el ADN con la edad y con el estrés oxidativo. De todos modos, aún se están investigando sus efectos y sus beneficios.

El estudio de estas sustancias está en auge, y cada vez hay más investigaciones en animales y en humanos que analizan cómo pueden aumentar la longevidad y mejorar la calidad de años de vida. Sin embargo, respecto a la alimentación, para maximizar tu expectativa de vida, te aconsejo que combines múltiples estrategias que ya hayan sido comprobadas en el ser humano y que se potencien entre sí.

Así, para promover una mayor longevidad y calidad de vida, mi recomendación es que, si no tienes ninguna contraindicación específica, comiences con un ayuno intermitente —del que te hablé en el capítulo 6— y reduzcas también el índice glucémico de los alimentos que consumes. Eso te permitirá mantener tu energía estable y unos niveles adecuados de glucosa.

Además, para vivir más y mejor, **evita cualquier tipo de déficit nutricional** y asegúrate de consumir **alimentos reales que nutran y que aporten** zinc, selenio, magnesio y vitaminas, así como **omega 3**. Todos ellos te ayudarán a modular la inflamación. De todos modos, al final del libro te detallaré cómo debería ser una alimentación antiinflamatoria. Asimismo, para potenciar la longevidad, puedes ayudarte de suplementos como NAD o resveratrol.

2. Ejercicio

Se habla mucho de los beneficios del ejercicio y del deporte, pero, según cuál sea tu objetivo, será mejor una u otra disciplina. **Es evidente que cualquier movimiento y ejercicio es mejor que nada, pero, si tienes una meta en concreto, es mejor informarte sobre cuál es el ejercicio más adecuado para ti.**

Si quieres vivir mejor y más años, debes tener en cuenta una métrica muy relacionada con la longevidad: el **VO_2 máx. Este mide el volumen máximo de oxígeno que utiliza tu cuerpo por minuto** para que puedas producir energía, lo cual no depende solo de tus pulmones, sino también del oxígeno de las arterias y las venas. Así pues, sirve para determinar cómo es tu estado físico y cómo de sano estás, y es independiente de tu genética. **Cuanto más alta sea la métrica, más sano estás, más años vivirás y más longevo serás.** En estudios como en el realizado en Canadá en 2016 se asegura que una mejor capacidad cardiorrespiratoria —que equivale a tu VO_2 máx.— está relacionada con una mejor expectativa de vida, así como con un menor riesgo de morir y de enfermar. Además, se asocia con otros beneficios para la salud, como la disminución en la incidencia de enfermedades crónicas, y el aumento de la calidad y la expectativa de vida.

La mayoría de las personas asocian el **ejercicio aeróbico** con quemar calorías, pero la realidad es que es mucho más que eso, ya que te ayuda a mejorar tu VO_2 máx., lo cual impacta en casi todos los aspectos de la salud. Así pues, si no te gusta hacer cardio porque pierdes masa muscular al practicar ejercicio aeróbico, te interesa lo que te contaré. Sabemos que, en su justa medida, el ejercicio permite aumentar **el flujo sanguíneo, lo que hace que lleguen más nutrientes al músculo, de modo que también colabora en el aumento de la masa muscular** —sobre todo si lo acompañamos de una alimentación adecuada.

A medida que envejecemos, perdemos capacidad aeróbica, y la pérdida es mayor si dejamos de entrenar. Así, algunas buenas opciones para mejorarla son caminar rápido, trotar o ir en bici a un ritmo moderado —es decir, en el que puedas mantener una conversación sin quedarte sin aire— durante al menos cuarenta y cinco minutos unas tres veces a la semana. Esto te permitirá aumentar la resistencia y **ayudará a las mitocondrias a utilizar mejor la grasa como combustible sin sobreexigir a tu sistema nervioso**. El resto del ejercicio que practiques debe ser de alta intensidad (HIIT), del que ya te he hablado, ya que es una de las formas más eficaces de mejorar tu VO_2 máx.

Combinar ambos tipos de ejercicio optimiza tu estado físico, pues cada uno aporta beneficios diferentes.

Así pues, es posible desarrollar la musculatura y bajar grasa a la vez. El problema es que creemos que para bajar grasa solo necesitamos consumir menos calorías. Sin embargo, si consumimos menos calorías de las indicadas, **perdemos la capacidad de sintetizar proteínas nuevas, lo que dificulta la formación de masa muscular**. Además, corremos el riesgo de entrar en un estado de reducción del metabolismo, lo que lleva al cuerpo al modo de «ahorro energético» y no podremos quemar la grasa deseada. Por eso, aunque no es fácil, debes asegurarte de hacerlo bien para conseguir tus objetivos. Y, como decía al comienzo de este apartado, **debes adecuar tu rutina de ejercicio a tu estado y situación actual, así como a tus metas**.

De hecho, es increíble el modo en que **cualquier tipo de movimiento tiene la capacidad de resetear** nuestro organismo. Por eso, debemos ser conscientes de que **tenemos una herramienta antiinflamatoria en nuestro poder**. Solo depende de ti aprovecharla y disfrutar de sus beneficios. Y es que el ejercicio activa la liberación de IL-6 —que son sustancias antiinflamatorias—, modula la inmunidad y el metabolismo, mejora la oxidación de las grasas, la función mitocondrial y el eje adrenal —es decir, el eje hormonal del cortisol.

Sin embargo, **cuando tenemos el cortisol elevado, no todos los ejercicios son beneficiosos**. Así, si estás sometido a un estrés sostenido, sufres insomnio o sigues una dieta hipocalórica o baja en nutrientes, en ningún caso te recomiendo el ejercicio aeróbico ni los entrenamientos de alta intensidad seis días a la semana, pues con ellos **solo conseguirás aumentar aún más tus niveles de cortisol**.

Tipos de ejercicio recomendados

1. **Ejercicio HIIT (intervalos de alta intensidad)**
   - Series: de 4 a 10 repeticiones de 30 a 60 segundos.
   - Duración: de 20 a 30 minutos.
   - Frecuencia recomendada: de 2 a 3 veces por semana.

   Es muy beneficioso si tu objetivo es **activar la función mitocondrial y mejorar la longevidad**. Sin embargo, si tienes el cortisol elevado, el HIIT no está indicado, pues es un estímulo agudo que aumenta el cortisol. A pesar de ello, es importante aclarar que el ejercicio HIIT no desgasta el eje HPA, sino que **el cuerpo se va adaptando de forma progresiva, de un modo similar al entrenamiento con resistencia**.

2. **Ejercicio de fuerza**
   - Series: de 3 a 4 con 8-12 repeticiones por ejercicio, descansando de 60 a 180 segundos entre series.
   - Frecuencia recomendada: de 3 a 5 veces por semana.

   El trabajo de fuerza busca el **desarrollo muscular, reduce inflamación y, sobre todo, supone un *reset* de las catecolaminas**, la adrenalina y la noradrenalina.

Recomendaciones de ejercicio para personas con desequilibrio en el cortisol

1. Si tienes un **exceso de cortisol** —denominado hipercortisolemia—, el objetivo debe ser:
   - Disminuir la hiperactividad del eje HPA.
   - Modular el sistema simpático.
   - Estimular las células musculares que liberan citoquinas antiinflamatorias sin picos hormonales excesivos.
   - **Evitar el entrenamiento HIIT o de fuerza llevado al extremo**, ya que provocan la activación de las catecolaminas y del eje, lo que, sin una buena recuperación, genera más estrés.

   Para ello, te recomiendo:
   - Trabajo de resistencia moderado.
   - De 30 a 60 minutos con series de 8 a 12 repeticiones entre 4 y 6 días por semana.
   - Puedes escoger entre diferentes modalidades: caminar rápido, ir en bici, nadar, elíptica, correr suave... Lo importante es que, practiques lo que practiques, sea SUAVE, pues de esa forma reducimos la reactivación del sistema simpático.

2. En cambio, si tienes **niveles crónicamente bajos de cortisol** —la denominada hipocortisolemia—, el objetivo es diferente:
   - Estimular el eje HPA de forma controlada, pues **queremos elevar las catecolaminas y el cortisol de manera gradual** y sin agotarlos.
   - **Evitar el ejercicio aeróbico largo** porque implica un desgaste del eje.

   Para ello, te recomiendo:
   - Trabajo de fuerza.
   - Dosis de HIIT controladas, es decir, de 1 a 2 veces por se-

> mana, en series de 30 segundos de ejercicio intenso, con una duración máxima total de 15 a 30 minutos.
> - De 2 a 4 sesiones a la semana de ejercicio de moderada intensidad sin llegar al fallo.
> - Idealmente practicarlo al sol para activar los ritmos circadianos.
>
> En este momento, es muy importante conectar con tus sensaciones corporales y **no sobreexigirte**.

3. Cortisol bajo control y calidad de vida

Como ya te he explicado, **el cortisol es un factor acelerador del envejecimiento** fisiológico, por el cual todos pasamos. Así, los niveles de cortisol a los que hemos estado sometidos a lo largo de toda nuestra vida, tarde o temprano, pasan factura.

Si tus niveles han sido demasiado altos, probablemente tengas un aspecto más envejecido, más arrugas, la piel más fina y con hiperpigmentación o manchas. Sin embargo, eso es solo lo que vemos a simple vista: recuerda que, por dentro, también hay cambios que pueden llevarte a estados inflamatorios o enfermedades no deseadas. **Por eso, la gestión del estrés es un pilar fundamental en cualquier momento de la vida en el que te encuentres.**

No voy a entrar de nuevo en los pormenores del cortisol, porque ya te he hablado mucho de ellos. Sin embargo, es importante que tengas presente cómo influyen en tu visión de la vida y el contexto en el que vives en tu longevidad y calidad de vida.

En Okinawa, en Japón, una de las zonas más longevas del mundo, toda la comunidad tiene algo en común: un propósito de vida. Tras estudiar a su población, se ha llegado a la conclusión de que, para vivir más años, tienes que **encontrar un sentido a la vida, definir**

tu meta y vivir en comunidad, aspectos que comparten todas las áreas más longevas del mundo, como demostraron en un artículo publicado en el *American Journal of Lifestyle Medicine* en 2016. De hecho, las investigaciones respecto al propósito de vida —que en Japón llaman *ikigai*— apuntan a que puede llegar a ser determinante en el rejuvenecimiento celular y el equilibrio hormonal.

En definitiva, **contar con una comunidad, una red de apoyo y un lugar seguro no solo es valioso a nivel emocional, sino que tiene beneficios hormonales. Los abrazos, el contacto físico y pasar tiempo con tus seres queridos provocan una liberación de oxitocina y endorfinas que afectan a la modulación del cortisol.** En tiempos de sobrecarga, cuando te sientes sobrepasado por la situación, **volver a la naturaleza y a lo humano es medicina.**

Así que, **en vez de vivir en piloto automático, busca cuál es tu propósito**, encuentra un hobby, algo que **realmente te haga feliz y te haga sentirte completo.** Quizá es ayudar a los que te rodean, quizá es un deporte, quizá es simplemente ser amable con los demás… Busca aquello que te «llene» y te haga sentir en paz y satisfecha.

4. Sueño

Es bien sabido que la calidad del sueño es esencial y que, **si quieres vivir más años, necesitas que tu sueño sea profundo y reparador**, de entre siete y ocho horas diarias como mínimo, para que tu cuerpo pueda regenerarse.

En un estudio publicado en *Nature Communications* en 2021 se analizó casi a ocho mil personas y se vio que las que tenían entre cincuenta y setenta años y dormían **seis horas o menos cada noche tenían un mayor riesgo de desarrollar demencia en algún momento de la vida.** Por otro lado, en un estudio publicado en la revista *Current Biology* en 2020, se llegó a la conclusión de que un sueño inadecuado se relaciona con la acumulación de una proteína llamada beta amiloide, que está **asociada con la enfermedad de Alzheimer**.

Mi recomendación, pues, es que mantengas una buena higiene del sueño, pero, como ya he comentado más de una vez, no hace falta que lo hagas todo al mismo tiempo. Puedes empezar poco a poco, marcándote metas cortas y alcanzables, una vez a la semana, luego dos o tres veces, hasta que consigas convertirlo en un hábito.

Tienes a tu alcance **múltiples herramientas para cambiar pequeños hábitos** en tu día a día que modifiquen todos estos factores extrínsecos. De este modo, aunque pasen los años, tu cuerpo se sentirá cada vez mejor.

10
Tu mente y el cortisol

Te recuerdo que no necesitas a ningún león para activar tu modo de supervivencia.

Ya hemos comentado que el eje hipotalámico-hipofisario-adrenal desempeña un papel central en nuestra **respuesta fisiológica al estrés físico agudo** mediante la liberación de glucocorticoides. Estos permiten que el cuerpo se adapte y movilice la energía almacenada para hacer frente a una situación estresante. No obstante, los estudios demuestran que, en la sociedad actual, **el estrés tiende a ser mayoritariamente psicológico**.

Recuerda que el cuerpo reacciona de la misma forma ante un estrés físico que ante uno psicológico.

Por eso, aunque la amenaza **solo esté «en tu cabeza»**, esta también provocará un aumento de ACTH, de catecolaminas, de cortisol, de la frecuencia cardiaca y de la presión arterial. En cambio, el estrés psicológico, a diferencia del físico, no está vinculado a una mayor demanda metabólica ni tiene un inicio ni un fin claros y definidos.

> A pesar de que tomes el mejor suplemento y tengas unos hábitos perfectos, si tu mente y tus pensamientos no van en sintonía, es muy difícil que consigas un cambio real y un estado de completo bienestar.

Por suerte, **el autocuidado empieza a ser una prioridad**. Se habla mucho del estrés y de la ansiedad como producto de **vivir en el futuro, más centrados en lo que queremos conseguir y lograr que en lo que tenemos; sin ser capaces de disfrutar del aquí y ahora, del momento presente**. Pero aún seguimos pasando por alto nuestras verdaderas necesidades, las internas, y nos dejamos llevar por lo que vemos en redes y por todo lo que desde fuera, desde nuestras creencias, nos dicen que necesitamos para ser exitosos o felices. Al menos para ser «exitosos» según los cánones de la sociedad actual.

Pero ¿qué es el éxito para ti?

Vivir así, sin escucharte y buscando agradar a los demás, pensando más en el afuera que en ti mismo, **acaba generando una gran disociación** entre lo que YO SIENTO, QUIERO y NECESITO y lo que hago y dejo de hacer.

Es entonces, en ese momento de incoherencia, cuando aparecen los síntomas o la enfermedad, como la ansiedad, los ataques de pánico, la depresión, las alteraciones digestivas —los desequilibrios de la microbiota, el famoso colon irritable, las gastritis crónicas o enfermedades inflamatorias intestinales, como la de Crohn o la colitis ulcerosa—, las enfermedades autoinmunes, la fibromialgia…, y así podría continuar con una lista infinita.

Así pues, **el estilo de vida moderno, productivo y acelerado provoca enfermedad** y el desarrollo de síntomas que se vuelven tan comunes y frecuentes que acabamos por naturalizarlos y hasta llegamos a creer que es normal.

Si les pasa a todos, será normal, ¿no?

Sin embargo, que sea algo habitual no significa que sea normal. Quizá deberías frenar un momento y analizar cómo estás gestionando tu vida. **¿Estás viviendo la vida o solo estás transitando por ella?** Porque, aunque parece lo mismo, son cosas muy diferentes.

Sin duda, debes trabajar, cumplir con tus obligaciones y horarios, **pero recuerda que solo se vive una vez.** Vivimos constantemente atrapados en el «deber hacer», pero **nunca has de desconectarte de ti y de tu sentir.** Desde que te levantas, **cada día tienes una nueva oportunidad para crear cómo quieres estar hoy. Tienes el poder de decidir cómo posicionarte ante ese nuevo día, si afrontarás cualquier situación que se te presente con optimismo o con pesimismo.**

Además de hacer, debes vivir, disfrutar de los pequeños placeres, aprender a escucharte y a reconocer qué necesita tu cuerpo y qué quieres tú en realidad. Debes aprender a conectar contigo mismo.

Para lograrlo, te animo a buscar esos momentos de **desconexión mental** que todos necesitamos y a hacer una pequeña pausa, indispensable para ser más productivo en los momentos en que lo necesites. Porque, si no lo haces, **tu mente terminará por agotarse.**

Es probable que muchos de vosotros seáis incapaces de desconectar del todo del trabajo, aun en vacaciones. Y, si no os ocurre a vosotros, seguro que conocéis a alguien a quien le sucede. Así que **¿qué** podemos hacer para estar más atentos a nuestro ser interior y empezar a protegernos de todo aquello que nos produce estrés o nos crea ansiedad?

Desde la perspectiva funcional con la que enfoco la salud, entiendo que el proceso de autocuidado debe ser tanto a nivel emocional como conductual, es decir, físico y también mental. Así pues, **debes cuidar tu interior con lo que comes, lo que dices, lo que piensas, lo que haces y lo que dejas de hacer.** De lo contrario, tu cuerpo se inflama y se enferma.

Cómo reconectar contigo mismo

Nuestra sociedad vive en general en piloto automático. **Nuestro sistema de recompensa está sometido constantemente a estímulos y libera sin cesar dopamina en el cerebro.** Por ello, **cada vez necesitamos más y más** para que algo nos provoque una verdadera sensación de placer, satisfacción y recompensa.

Como ya he explicado, la dopamina es un neurotransmisor muy poderoso que actúa en el cerebro y nos enfoca, nos da motivación y sensación de placer y recompensa. Sin embargo, **los estímulos a los que estamos acostumbrados no son, por desgracia, de calidad.** Liberamos dopamina en función de la cantidad de «me gusta» que nos dan en Instagram, debido a las visualizaciones que hemos conseguido, a ese helado cargado de azúcar y aditivos, al *scroll* infinito viendo vídeos de TikTok... Pero luego no somos capaces de disfrutar al ver el amanecer, al caminar en soledad y en silencio por la naturaleza, **no toleramos la frustración y mucho menos sabemos aburrirnos.**

¿Te ha ocurrido alguna vez que has luchado mucho tiempo por conseguir algo, pero, una vez que lo has logrado, no te has sentido orgulloso de ello? O no has podido disfrutar de ese momento en que por fin tenías eso que tanto anhelabas. Puede que fuera el hecho de graduarte, conseguir un ascenso en el trabajo, quedarte embarazada o tener una conversación pendiente con alguien importante. De hecho, quizá te haya ocurrido y ni siquiera fuiste consciente de ello.

¿Por qué no podemos disfrutar de nuestras pequeñas victorias y logros?

Nuestra cultura **premia y celebra más el esfuerzo que el disfrute**. Así, parece que la frase «No tengo tiempo» es sinónimo de éxito y productividad. Sin embargo, la presión social, el qué dirán, el ser expuesto o juzgado, las comparaciones y las exigencias constantes no solo agotan tu mente, sino que destruyen tu cuerpo.

Vivimos tan acelerados que no somos capaces de frenar para agradecer, para festejar y para sentirnos orgullosos de nosotros mismos. Y, cuando vivimos en un estrés crónico y sostenido, en ese que forma parte de nuestra vida y del que ni siquiera somos conscientes, se llega a bloquear la capacidad de sentir placer, calma y satisfacción. **Es como si tu cuerpo no pudiera registrar que ya ganaste. Porque, para él, sigues «luchando por sobrevivir».**

Para cambiar esto, primero necesitas **desacelerar tu vida, salir del piloto automático**. No me refiero a dejar de trabajar, estirarte en el sofá y no hacer nada, sino a **bajar el volumen del bombardeo constante de estímulos de mala calidad que saturan tu sistema de recompensa**. Hay quienes lo llaman **ayuno de dopamina, y es, en definitiva, una forma consciente de reducir el hacer constante y el placer inmediato** (las notificaciones, las redes sociales, la multitarea, etcétera). Se trata de volver a lo natural, de permitir que tu cerebro sienta de nuevo satisfacción por una caminata en silencio, por el tiempo de calidad con amigos, por conversaciones profundas o por ser capaz de terminar y conseguir aquello que tanto te importaba y por lo que tanto trabajaste.

En segundo lugar, **debes celebrar tus logros, por pequeños que sean.** Escríbelos, cuéntaselos a alguien o haz algo simbólico que tu cuerpo asocie con una recompensa. **Cada vez que reconoces tu logro con intención, fortaleces las rutas neuronales del placer y estás entrenando a tu mente para disfrutar sin necesitar más, más y más.**

La teoría es simple, pero ponerla en práctica no es tan fácil. **Requiere frenar, reconocer lo conseguido y sentirte orgulloso de ello para mantener un estado de dopamina sostenido en el cuerpo.** Esto provocará cambios positivos en todas tus células. Aunque te parezca imposible, es así. Y solo debes empezar a practicarlo.

Con este propósito, quiero proponerte seis acciones que te ayudarán a aumentar la dopamina de forma real y natural:

- **Escuchar música:** la música activa áreas del cerebro como el sistema límbico, ligado a las emociones y al placer. Establece asociaciones con recuerdos o emociones pasadas, y crea una conexión emocional que lleva a la liberación de dopamina y produce bienestar.
- **Alimentación:** aumenta el consumo de alimentos que contengan tirosina, un aminoácido fundamental para la composición de la dopamina. Puedes encontrarla en las almendras, los plátanos, el aguacate, el pollo, el chocolate, los huevos...
- **Ejercicio:** practicar ejercicio no solo ayuda a aliviar el estrés y a aumentar las endorfinas, sino que también estimula la liberación de dopamina. El ejercicio físico en general —es decir, cualquier movimiento corporal consciente— tiene un efecto directo en tu estado de salud, desde el ejercicio car-

diovascular, el HIIT, el baile o la danza hasta el yoga o el pilates.
- **Establecer metas claras:** escribe en un papel tus objetivos, tareas o metas, de forma clara y simple. Cada vez que te fijas una meta, ya sea grande o pequeña, y la cumples, tu cerebro activa el sistema de recompensa. Esto libera dopamina y, en consecuencia, produce satisfacción, así como un aumento de la motivación para seguir. Por eso, te recomiendo dividir tus metas en otras más pequeñas, para que sean más alcanzables y tengas más estímulos de dopamina, motivación y enfoque.
- **Agradecer:** antes de irte a dormir, escribe en un papel tres cosas o situaciones que agradeces de ese día. No hace falta que sean grandes logros; el simple hecho de levantarte, tener un plato de comida caliente o tomar un café con una amiga pueden ser un gran motivo de agradecimiento. De esa manera, estarás enviando señales de satisfacción a tu cerebro antes de acostarte, lo que estimula los circuitos de recompensa cerebral.
- **Estar en contacto con la naturaleza:** ver paisajes verdes, sentir el sol en la piel, escuchar el ruido del viento o el trinar de los pájaros o tan solo observar sin más lo que te rodea activa zonas del cerebro ligadas al placer, la sorpresa y la curiosidad, lo cual libera pequeñas dosis de dopamina en el cerebro.
- *Mindfulness:* esta técnica consiste en estar en el momento presente, con atención plena en él. De esa forma, apagas el ruido mental, la rumiación y cualquier pensamiento negativo o repetitivo que pueda aparecer. Así, al reconectar con el aquí y ahora, con el presente, aumenta la producción de dopamina y disminuyen los niveles de ansiedad, lo que potencia el estado parasimpático de tu sistema nervioso.

¿Cómo se desintoxica tu mente?

Seguro que muchos de vosotros coméis bien, practicáis deporte y, teóricamente, lleváis una «vida sana». A pesar de eso, se os hincha la barriga, tenéis dolores musculares o migrañas muy a menudo, brotes de eccemas en la piel, o en primavera os aumentan las alergias.

Como ya he comentado, no se trata solo de buscar los mejores suplementos o el mejor alimento. **Para conseguir una detoxificación y una desinflamación verdadera, primero debemos implementar cambios en nuestro día a día.** Deben ser cambios en los circuitos neuronales que nos permitan llegar un poco más allá: a **la desintoxicación, tanto de los pensamientos intrusivos como de los sentimientos negativos y de la ansiedad generados por el cortisol elevado.**

En segundo lugar, una vez hecho ese primer cambio, obviamente también debes cuidar tu alimentación. Esto no solo implica tener una buena salud intestinal, sino también apoyar la función detoxificadora del hígado, ya que el cortisol elevado puede disminuir esta capacidad. Puedes ayudarte incorporando alimentos como el brócoli, el apio, el té verde, el pomelo, la zanahoria o el jengibre. Además, es fundamental mantenerte en movimiento y trabajar en la raíz del malestar, ya sea con ayuda psicológica o médica —que indefectiblemente debe valorar los niveles de tus hormonas.

Ser capaces de elegir nuestros propios pensamientos es, pues, fundamental. No obstante, sin un intestino sano es muy difícil que tengas la mente clara y tomes buenas decisiones. De hecho, la realidad es que es un conjunto. Como siempre digo: somos un todo, y es así como debemos vernos.

En este sentido, en el siguiente apartado te propongo diferentes herramientas que pueden ayudarte a reconocer qué quieres, **a saber** cómo actuar ante situaciones «estresantes» para tu cuerpo y a modular tus niveles de cortisol.

Recuerda, sin embargo, que el problema no es solo el «exceso» de esta hormona, sino también el déficit. De hecho, hoy en día muchas personas experimentan niveles muy bajos de energía **asociados a una producción insuficiente de cortisol. Esta a menudo se debe al estrés prolongado y mantenido en el tiempo,** una de cuyas principales causas es el **agotamiento mental**. Este, como ya te he explicado, genera apatía, irritabilidad, fatiga y cansancio extremo, confusión o niebla mental, antojos de dulce…; todos ellos síntomas característicos de un nivel bajo de cortisol en sangre. Cuando estás así, necesitas desconectar de verdad, darle a tu mente un espacio para recuperarse y descansar. De modo que, una vez más, se pone en evidencia la importancia de frenar, de desactivar el modo «piloto automático» y permitirte sentir lo que tu cuerpo te quiere decir.

La hiperactividad mental —o el ruido mental, como me gusta llamarlo— nos roba energía sin darnos cuenta. El hecho de sobrepensar, de estar ocupados 24/7, trabajando, produciendo…, nos lleva a planificar, a tratar de tenerlo todo bajo control, a querer resolver los problemas de forma rápida… No obstante, también sume a nuestra mente en un **estado de alerta continuo**. Quizá ahora no eres consciente de ello, pero a la larga provoca insomnio, problemas digestivos, una disminución del sistema inmune, irritabilidad y agotamiento constante a pesar de dormir horas y horas.

Así pues, te propongo que lleves a cabo una **desconexión verdadera**, que estés presente contigo mismo, en soledad, sin pensar en las exigencias externas, y te permitas algunos momentos de desconexión mental. Puede ser dar un paseo, disfrutar del silencio, reflexionar o escribir en un papel todo lo que pase por tu mente, aunque no tenga sentido; el objetivo es, en fin, tener la mente en calma para estar alineado con lo que realmente importa.

Así pues, **saber distanciarse de los pensamientos que nos**

atrapan en una espiral emocional negativa **es sin duda una habilidad fundamental.**

> **¿Quién de nosotros no se ha arrepentido de decir o hacer algo en un momento así, algo que incluso podría haberse evitado?**

Si a menudo sientes que te asaltan pensamientos negativos o que reaccionas de forma exagerada ante ciertas situaciones, te propongo que pruebes los siguientes ejercicios.

Desvío de atención y otras técnicas

El mecanismo voluntario de desatención, o desvío de atención, es una habilidad que podemos trabajar y desarrollar en nuestro día a día. Algunas maneras de aplicarlo son:

- Contar de tres en tres.
- Describir el camino que haces hasta llegar a tu casa del trabajo.
- Pensar en palabras que comiencen por la A.
- Pensar en nombres con cada letra del abecedario.
- Pensar en situaciones positivas, como las vacaciones, un paseo, etcétera.
- Leer un libro.
- Recordar situaciones que te generen emociones positivas.

Con estas prácticas, **engañamos a nuestro cerebro** y desviamos el foco de atención de aquello que nos está generando malestar. Sin embargo, cuando el compromiso emocional es alto, estas tareas se hacen más difíciles de aplicar y debemos hacer un esfuerzo mayor para lograr lo que nos proponemos conscientemente.

Este acto de cambiar de manera deliberada el foco de atención para salir de un estado emocional negativo es un proceso mental muy potente. Implica, en primer lugar, ser conscientes de nuestra respuesta emocional y de la necesidad de ajustarla o modelarla. A continuación, requiere frenar el impulso de reaccionar emocionalmente de forma automática para, finalmente, desviar la atención y llevarla hacia un estado emocional más neutro o constructivo.

Ahora bien, para que este mecanismo mental surja de un modo más automático, es necesario practicar. **Debes haber trabajado antes para que este nuevo tipo de respuesta se consolide en tu memoria**, lo cual repercutirá en tu bienestar y en tu calidad de vida. Como es evidente, esta habilidad también se refleja en cómo interactuamos con los demás. Y la buena noticia es que se puede aprender.

Recuerda siempre que tu cerebro no deja de aprender.

Si estás acostumbrado a actuar siempre siguiendo un tipo de pensamiento determinado, **deberás enseñarle un nuevo camino neuronal** para que la próxima vez sea capaz de pensar y actuar de diferente manera. Te aseguro que, con el tiempo, te saldrá solo.

Para ello, hay que poner en práctica herramientas que nos ayuden a salir de esta espiral negativa y repetitiva, del pensamiento en bucle sobre hechos que ya no podemos modificar. Por eso, además del desvío de atención, te propongo otras herramientas:

- **Observa los pensamientos, no te aferres a ellos:** esta técnica consiste en dejar de luchar contra tus pensamientos negativos. Imagina que son una nube que pasa delante de ti. Eres capaz de verlos y dejarlos pasar, pero ninguno te sirve, no te suman.

> Así que debes aprender a observarlos a distancia, como a esa nube, y a no quedarte anclado a ellos. Respira, obsérvalos con los ojos cerrados y déjalos ir. No te aportan nada. Entonces, vuelve a conectar con el presente, observa el espacio que te rodea, escucha el ruido de la sala, toca lo que tengas cerca...; activa tus cinco sentidos. Eso te permitirá, poco a poco, soltar esos pensamientos negativos que no deben quedarse contigo.
>
> - **Practica la autocompasión:** otra estrategia muy útil —personalmente, me ayuda muchísimo— es no interpretar los errores como una sentencia o algo irreversible; es decir, no juzgarte tan duramente a ti mismo. No sirve de nada castigarte con frases como: «Ay, qué tonto, siempre hago lo mismo. ¿Cómo puede ser? Otra vez he vuelto a fallar».
>
> Si tu mejor amiga hubiera fallado, ¿le hablarías de esa manera? Probablemente no. Así que empieza a practicar la compasión contigo mismo; háblate bien, todos nos equivocamos, nadie nace sabiendo, y el error es parte del crecimiento y de la vida. Acepta, reconoce y aprende para que no vuelva a ocurrir, pero no te castigues por aquello que podrías haber hecho mejor.

Son pequeños cambios de pensamiento, técnicas mentales que pueden ayudarte mucho más de lo que imaginas a construir una vida diferente, con menos inflamación, menos dolor, menos síntomas y con el cortisol bajo control y en equilibrio.

11
¡Recupera tu equilibrio!

Si has llegado hasta aquí, quiero decirte que **viene la parte más entretenida y divertida**, la que probablemente te interese más y la que tanto esperas. En este capítulo te daré **herramientas y consejos desde mis estudios y experiencia, tanto personal como profesional, para que puedas tener el «cortisol a raya»**.

Entonces..., ¿por dónde empiezo si quiero tener **un sistema nervioso equilibrado y un cuerpo desinflamado, o mejor dicho, modular correctamente la inflamación?** (Recuerda que la inflamación es fisiológica y necesaria para el organismo, igual que el cortisol, pero el propio cuerpo debe ser capaz de controlarla, regularla y resolverla).

Vamos al grano: para que todo esto ocurra, **necesitamos en primer lugar una nutrición correcta**, claramente antiinflamatoria, como te explicaré a continuación en detalle. Así, no debe incluir alimentos que puedan dañar la barrera intestinal, que sean prooxidantes ni tampoco que hiperactiven el sistema inmune.

Y es que cualquier alimento que aumente la oxidación en nuestro cuerpo agravará el estrés de nuestro organismo al favorecer una mayor producción de cortisol. Por ello, necesitamos una alimentación acorde con nuestra biología, que nos permita tener energía para nuestras actividades diarias, pero sin caer en la sobrealimentación, en picos de glucosa innecesarios o en exceso de grasa abdominal y disminución de masa muscular.

Desde mi punto de vista, como sociedad **necesitamos mejorar nuestra relación con la comida.** En mi práctica diaria en consulta, cada vez veo más este problema: una relación insana con la comida. Y no hablo solo de déficit de ingesta o de atracones, sino que a menudo lo que me encuentro es un **hipercontrol**: de lo que sí tolero, lo que no tolero, lo que me hace bien, lo que no...

De este modo, se produce un **control obsesivo y excesivo que genera un círculo vicioso de elevación de cortisol**, mayor oxidación, mayor permeabilidad intestinal, desequilibrio en la microbiota, malas digestiones, peor tolerancia a alimentos que solían sentar bien..., y así se cierra el círculo. Sin embargo, este hipercontrol a menudo es una de las causas que impide el éxito de los tratamientos.

Como ya hemos visto a lo largo de este libro, necesitamos que nuestro **sistema digestivo esté en buenas condiciones,** lo que significa sin hipoclorhidria y sin hiperpermeabilidad intestinal, con las mucosas sanas, que sea capaz de absorber y tolerar la mayor variedad de alimentos posibles para tener los micronutrientes y los macronutrientes en valores óptimos.

Dieta antiinflamatoria

Empecemos por el principio. Seguro que estás abrumado por la cantidad de información que recibes de las redes sociales o de libros: que si dieta cetogénica, que si ayuno intermitente, que si veganismo, que si dieta paleo... ¿Todas son buenas? ¿Cuál es la mejor para mí?

En realidad, no me gusta hablar de dieta, sino de alimentación.

A nivel inconsciente, la palabra «dieta» nos produce una pequeña sensación de «restricción», y es que solemos asociar la dieta a pasar hambre. Pero nada más lejos de la realidad. Sin embargo, ninguna es la mejor y todas son buenas. ¿A qué me refiero con esto? Como bien expresa Ari Whitten en su libro *Comer energía*, **«olvídate de la dieta perfecta»; todas funcionan** siempre que comas suficiente proteína en cada comida y que consumas alimentos mínimamente procesados, es decir, comida real y principalmente verduras.

Ahora bien, si sufres hinchazón abdominal, debes tener cuidado con el consumo de frutas y verduras, pues puede empeorar los síntomas. De hecho, la hinchazón puede hacernos sospechar de la presencia de algún tipo de desequilibrio microbiano en el intestino.

Así pues, si es tu caso, **te recomiendo en primer lugar reequilibrar tu intestino**. Esto te permitirá tener una alimentación variada que aporte cantidad suficiente de fibra soluble, que sirve como prebiótico cuando llega a tu intestino grueso. Ahí, las bacterias fermenten la fibra y se alimentan de ella, lo que favorece una buena biodiversidad en tu intestino, que es la base para una microbiota saludable e ideal.

Volviendo a la inexistente «dieta perfecta», así lo expresa también el Dr. David Katz en su artículo «Can we say what diet is best for health?», publicado en 2014. Tras revisar varios estudios científicos sobre cómo la dieta —ya sea baja en hidratos, en grasa, mediterránea, paleo, vegana o vegetariana— influye en el estado de salud de una persona, él y su equipo llegaron a la conclusión de que, aunque faltan estudios comparativos entre una dieta y otra, **las más saludables comparten tres aspectos clave:**

> - **Alimentación basada en alimentos mínimamente procesados**, baja en azúcares y almidones refinados e ingesta limitada de ciertas grasas.
> - **Énfasis en productos de calidad**, lo más cercanos a la naturaleza posible.
> - **Mayoritariamente constituida por vegetales, cereales integrales, pescado, aves y mariscos**, con o sin carnes magras.

Según afirma Katz, seguir una alimentación que cumpla con todos los puntos anteriores está directamente asociado con la promoción y la prevención de enfermedades.

Ahora pasaremos a las bases, que es probable que ya conozcas, pero que no quiero dejar de recordar.

Elimina los alimentos proinflamatorios y prioriza los antiinflamatorios

A nivel general, sin entrar en materia aún respecto al cortisol y a la alimentación dirigida a equilibrar el eje adrenal, quiero empezar mencionando que el azúcar, los productos procesados, los hidratos de carbono refinados, ciertas grasas saturadas y los aceites vegetales son alimentos que pueden **dañar nuestro epitelio intestinal y provocar inflamación**, y no solo en el intestino, sino a nivel sistémico, en todo nuestro organismo. Por otro lado, otros alimentos, como los frutos secos y las legumbres —de los que hablaremos más adelante—, sobre todo **consumidos en exceso, pueden empeorar el panorama si ya tenemos de base el intestino inflamado**. Como ya hemos visto, todos estos alimentos aumentan el nivel de cortisol en el organismo.

En el otro extremo de la balanza están los alimentos conocidos como antiinflamatorios o prorresolutivos de la inflamación. Estudios como el publicado en *Contemporary Clinical Trials* en 2020 han demostrado que **ciertos alimentos o nutrientes tienen la capacidad de disminuir algunos síntomas asociados a enfermedades «crónicas» o autoinmunes**, como la artritis reumatoide o la psoriasis, así como un efecto positivo en la prevención de las enfermedades cardiovasculares. Esta relación directa se explica por el impacto que nuestra dieta tiene en el microbioma. Los alimentos antiinflamatorios promueven un cambio positivo en nuestras bacterias intestinales (los «bichitos» de tu intestino). A su vez, una microbiota saludable produce metabolitos beneficiosos que circulan por el cuerpo y que **ayudan a modular la inflamación**, lo que afecta también a los niveles de glucosa en sangre y potencia el poder antioxidante del organismo.

En resumen, **la mayoría de las personas pueden mejorar su salud** si basan su alimentación en frutas y verduras altas en antioxidantes. Así, en general, debemos priorizar los alimentos de origen vegetal, consumir mucha fibra, proteínas de origen animal (pescado, aves pequeñas o conejo) y grasas saludables de calidad, moderar la ingesta de frutos secos, legumbres, cereales y pseudocereales, y limitar la carne roja, de la cual siempre hay que escoger la ecológico o de pastoreo.

A pesar de que he afirmado que ninguna alimentación es perfecta y que todas las dietas, si cumplen ciertos requisitos básicos, sirven, debo añadir que **la dieta mediterránea es un tipo de alimentación que reúne casi todas las características de la dieta antiinflamatoria**. Y digo «casi» porque la dieta mediterránea recomienda el consumo de frutos secos, legumbres y lácteos. En cambio, según mi punto de vista, formación y experiencia, si hay problemas de base —como el intestino inflamado, síntomas digestivos, colon irritable, Crohn, colitis o una enfermedad autoinmune diagnosticada— o si queremos desinflamar por completo el intestino y el cuerpo en general, deberíamos **reducir o moderar el consumo de estos alimentos, al menos durante unos meses, mientras se trabaja el problema original**.

En este sentido, ya hay estudios que sugieren que su consumo debería ser moderado, como el publicado en la revista *Crohn's & Colitis 360* en 2019. Y es que, en exceso, pueden ser proinflamatorios, ya sea debido a su alto contenido en antinutrientes, como ocurre con las legumbres y los frutos secos, o en alfa-caseína, una proteína que se encuentra principalmente en la leche de vaca, de los que hablaremos en detalle a continuación.

Para que no lo olvides, te resumo a continuación, siguiendo un artículo de la Clínica Mayo, los conceptos básicos de la dieta mediterránea, que, **como su nombre indica, es un tipo de alimentación basada en cocina tradicional del mar Mediterráneo**. Así pues, la dieta mediterránea se basa en:

- Consumo diario de **alimentos de origen vegetal**: vegetales, frutas, granos o cereales integrales y grasas vegetales.
- Comer todas las semanas **pescado, aves, legumbres y huevos**.
- Consumo **moderado de productos lácteos**.
- **Limitar el consumo de carne roja**.
- **Reducir al máximo** el consumo de **alimentos con azúcar añadido**.

Sin duda, puedes seguir estas reglas, pero siempre me gusta añadir algunos matices. Porque seguro que te estarás preguntando: «¿Y los lácteos? ¿No has dicho que eran inflamatorios? ¿Y los frutos secos?». Ahora lo veremos en detalle, pero quería mostrarte una forma de alimentación considerada antiinflamatoria que puedes poner en práctica para mejorar tus niveles de inflamación.

Sin embargo, como ya he dicho, si tienes problemas digestivos, enfermedades autoinmunes o desequilibrios específicos en la microbiota, es probable que tengas que **restringir un poco algunos**

alimentos durante un tiempo limitado, mientras trabajas el origen de tu desequilibrio de base. Esto te permitirá más adelante poder seguir una dieta «estilo mediterránea».

Así, por ejemplo, si tienes disbiosis o SIBO, es muy posible que la hinchazón abdominal, los gases y el malestar aumenten al consumir alimentos como el ajo, la cebolla, el puerro, las alcachofas o los espárragos —todos ellos alimentos altos en FODMAP, como vimos—. Pero recuerda que **eliminarlos no es la solución al problema**.

Por otro lado, si tienes una enfermedad autoinmune, como psoriasis, artritis reumatoide o Hashimoto, sobre todo cuando tienes un brote, es probable que te hayan recomendado el protocolo AIP o uno similar. En estos casos, deberás reducir el consumo de granos, lácteos o frutos secos, pues son alimentos que pueden hiperactivar aún más tu sistema inmunitario.

> Como ves, es muy difícil hacer un plan alimentario adecuado para todo el mundo, pero puedo resumirte algunas **recomendaciones para tener una alimentación antiinflamatoria**:
> - **Aumenta el consumo de fibra, es decir, de frutas y verduras** ricas en polifenoles y antioxidantes.
> - **Come cantidades óptimas de proteína, grasas de calidad e hidratos de carbono** de bajo índice glucémico. Aunque las necesidades de proteína diaria varían mucho de una persona a otra y **están relacionadas con la edad y la actividad física**, las recomendaciones generales para adultos suelen moverse en un amplio rango que va desde los **0,8 gramos por kilo de peso (para las personas sedentarias) hasta los 2 gramos por kilo (para atletas)**. Más adelante veremos cuál es el rango óptimo que recomiendo para mejorar tu salud.

- **No sigas dietas hipocalóricas** y mucho menos ayunes en periodos de alto estrés o insomnio.
- **Aumenta el consumo de grasas ricas en omega 3** de calidad. Para ello, consume pescado azul graso y, cuanto más pequeño, mejor —la sardina, el boquerón, el jurel o la caballa.
- **Reduce los aceites vegetales refinados** (altos en omega 6), como el aceite de soja, de girasol, de canola, de maíz o de palma, y también el de los productos envasados y procesados, pues aumentan la inflamación en tu organismo.
- **Infórmate del origen de los alimentos que consumes.** Come huevos de gallinas libres y bien alimentadas, mantequilla de calidad, carne vacuna de vacas alimentadas con pasto y que pueden moverse... Y es que la manera como han sido alimentados los animales influye en si la grasa que ingieres al comerlos desempeña un rol proinflamatorio o prorresolutivo, es decir, antiinflamatorio. Por eso no es lo mismo consumir una carne vacuna de pastoreo que una carne de animales criados en un corral de engorde. La razón es que estos últimos, al moverse menos y ser alimentados principalmente con granos (como maíz o soja), tienen más cantidad de tejido adiposo depositado dentro del músculo. Además, su perfil de ácidos grasos es más inflamatorio, ya que tienen más omega 6 y menos omega 3 en comparación con la carne de pastoreo.
- **Añade cúrcuma, jengibre, pimienta, canela u otras hierbas y especias que potencien el efecto antiinflamatorio** de tus bebidas o comidas, pues te ayudarán a tener buenas digestiones y a regular los niveles de glucosa en sangre. Y, si quieres que actúen directamente sobre tu cortisol, opta por melisa, tilo o pasiflora; seguro que notarás su efecto relajante.
- **Evita la sobrealimentación o el exceso de alimentos.** En general, ingerimos demasiadas calorías y alimentos que no ne-

> cesitamos. ¿Cuántas veces comes sin hambre? ¿Tan solo porque socialmente es la hora de comer o por ansiedad? Recuerda que la restricción calórica es una de las herramientas que las investigaciones han demostrado que es capaz de aumentar la longevidad y disminuir la inflamación del organismo.

Imagino que tras leer estas recomendaciones todavía tendrás algunas dudas. ¿Repasamos las más frecuentes?

¿Debo eliminar el gluten?

Hoy en día, el gluten es un problema para muchos de nosotros, algo que antes no ocurría. De hecho, antes se consumían alimentos con gluten a diario, y fue la base de la alimentación durante miles de años sin crear problemas. En cambio, en la actualidad, no solo hay personas con celiaquía —una enfermedad autoinmune bien definida—, sino también muchas otras que, **sin ser celiacas, presentan intolerancia o sensibilidad al gluten**. Estas personas pueden experimentar diversos síntomas al consumir alimentos que lo contienen, aunque sus pruebas médicas no siempre reflejen un diagnóstico claro. Aun así, **su malestar es real y, por suerte, cada vez más reconocido**.

Así que no, no es una moda. El problema es que **nuestros genes no han cambiado, mientras que los del trigo sí**. De hecho, **el 99 por ciento del trigo que se cultiva hoy en día es un trigo alterado llamado «trigo semienano»**, según explican plataformas especializadas como AgWeb. Esta especie es más resistente a sequías, pero tiene más almidón que el original y también más gliadina, que es una de las principales proteínas inflamatorias del gluten. Este tipo de trigo fue muy importante el siglo pasado, tanto que en 1970 le otorgaron el Premio Nobel de la Paz al científico estadounidense Norman Borlaug. Se lo premiaba por su trabajo en la mejora de los cultivos, en especial del trigo, pues desarrolló el trigo enano, que salvó de la hambruna a miles de personas.

Como bien explica la Federación de Asociaciones de Celiacos Española, el gluten es una proteína que está presente en el trigo, la espelta, la cebada, el centeno, el triticale (un híbrido del trigo y el centeno) y posiblemente en la avena. Actualmente, pues, es un problema para nuestro sistema digestivo, ya que **nuestras enzimas no son capaces de digerir esta proteína por completo**. Al digerirla solo de forma parcial, los péptidos de gliadina (es decir, los pequeños fragmentos) que no han sido del todo digeridos **atraviesan la barrera intestinal** y pasan al torrente sanguíneo. Ahí actúan como sustancias extrañas o tóxicas para el organismo, lo que **provoca una respuesta del sistema inmunitario y, en consecuencia, inflamación**.

Sin embargo, **no todos reaccionamos igual**, ni todos los panes o las pastas nos provocan el mismo malestar. ¿Por qué? Pues porque influyen varios factores, por ejemplo, dónde ha sido cultivado el trigo, si ha tenido contacto con pesticidas como el glifosato, cuál ha sido el proceso de cocción o la forma en que leuda (es decir, en que fermenta con levadura). Por eso, suele recomendarse el pan de masa madre, en especial el de fermentación larga. Durante este proceso, las bacterias y las levaduras actúan sobre la masa y ayudan a descomponer parcialmente las proteínas del gluten, lo que facilita su digestión y reduce el malestar que puede causar en algunas personas.

Por otro lado, **el estado de tu microbiota también determina la forma en la que tu intestino reacciona al consumir estos cereales**. Pero, sea como sea, el gluten ha demostrado que provoca permeabilidad intestinal, hiperactividad de tu sistema inmune y, como consecuencia, inflamación sistémica. De hecho, como mostró el estudio publicado en la revista *Scandinavian Journal of Gastroenterology* en 2006, todos reaccionamos con permeabilidad intestinal al consumo de gluten. El hecho de que haya personas que no presentan síntomas al consumirlo se debe a que tienen un sistema inmune más fuerte, que genera sustancias antiinflamatorias. Pero, aun así, tendrán permeabilidad intestinal e inflamación igual que el resto, solo que no tendrán síntomas.

Esto no significa, no obstante, que tengas que seguir una dieta sin gluten ni que vayas al supermercado a llenar el carro de productos sin gluten, que, por otro lado, son procesados, altos en azúcar, con endulzantes, saborizantes y sustancias aún más dañinas para tu intestino que el propio gluten. Mi recomendación es, en cambio, que optes por los cereales denominados **pseudocereales** (como la quinoa o el amaranto), consumas **hidratos de carbono complejos** que no provocan picos de glucosa en sangre, mejores tu microbiota con **prebióticos, probióticos y alimentos fermentados** (como el kéfir o el chucrut) y comas **alimentos ricos en fibra** (como puerro o espárragos). También te recomiendo que repares la integridad de tu intestino, sobre todo la mucosa intestinal, que puede estar dañada. Para ello, puedes tomar caldo de huesos o colágeno, ya que ayudan de forma natural a reparar las mucosas y la posible permeabilidad intestinal.

Por otro lado, debes saber que no todos los cereales tienen la misma cantidad de gluten. A continuación puedes ver qué cereales contienen gluten y cuáles no.

Principales cereales con gluten	Principales cereales sin gluten
• Trigo (el que más gluten tiene) • Centeno • Espelta • Cebada • Grano de espelta verde • Escanda menor • Centeno blanco • Kamut • Triticale • Avena (excepto la certificada sin gluten)	• Arroz • Trigo sarraceno o alforfón • Teff • Amaranto • Quinoa • Maíz • Mijo

¿Debo eliminar los lácteos?

Esta es otra pregunta muy habitual, tanto en consulta como en redes sociales, probablemente porque **el consumo de lácteos es una cuestión controvertida.** Para empezar, te diré que no es lo mismo consumir leche de vaca de pastoreo, poco procesada, que consumir una leche de vaca semidesnatada. Como ocurre con la mayoría de los alimentos que consumimos hoy en día, **antes de llegar a nuestra boca, los lácteos también pasan por muchos procesos industriales** que los acaban cambiando por completo y que la mayoría de las veces alteran sus beneficios.

La realidad es que **los lácteos no son malos *per se*.** En este sentido, los estudios científicos, como el publicado en 2024 en la revista *Nutrients*, no demuestran una relación entre el consumo de lácteos y un aumento de los marcadores inflamatorios en personas sanas. Sin embargo, si se sufre intolerancia a la lactosa, una enfermedad inflamatoria intestinal —como Crohn o colitis ulcerosa—, una enfermedad autoinmune, alteraciones hormonales u otras situaciones puntuales, es recomendable no consumirlos. El motivo es que en estos casos pueden exacerbar los síntomas, ya sea aumentando la inflamación de base o provocando cambios hormonales. De modo que, si este es tu caso, mi recomendación es que los limites al máximo en tu dieta.

Por otro lado, es importante que sepas que **los lácteos tienen estrógenos.** Esto se debe a que generalmente los animales son alimentados con pienso ricos en fitoestrógenos, que se suma a sus propias hormonas. Todas ellas pasan a la leche que consumimos y de la cual obtenemos también yogures y quesos. Así pues, **introducimos en nuestro organismo una cantidad impresionante de hormonas** que pueden provocar síntomas de hiperestrogenismo, como un aumento de la producción de sebo y acné.

Por ello, mi recomendación es que, **si tienes síntomas hormonales, reduzcas el consumo de lácteos al máximo.** Si te cuesta prescindir de ellos, te sugiero que escojas aquellos de mejor calidad y que tu sistema digestivo pueda digerir mejor.

No todos los lácteos son iguales.

No es lo mismo consumir lácteos de vaca —un animal grande, **hormonado y con muchos andrógenos**, que produce lácteos altos en alfa-caseína— que lácteos de cabra u oveja —animales más pequeños, **menos hormonados y con otra proteínas menos inflamatorias**—. Asimismo, tampoco es lo mismo consumir una leche del supermercado desnatada que un queso de vaca curado o semicurado, con mucho tiempo de fermentación y con una cantidad de lactosa diferente.

En este sentido, hay que saber que, cuando los lácteos fermentan, las bacterias presentes en el proceso «se comen» o degradan gran parte de la lactosa, que es el azúcar natural de la leche. Por eso, cuanto más fermentado sea el producto, más baja suele ser la cantidad de lactosa y, en consecuencia, es **mejor tolerado** por muchas personas con sensibilidad. Algunos ejemplos de lácteos fermentados son el **kéfir** o el **yogur natural sin azúcares añadidos**, así como algunos **quesos curados o semicurados**, en los que la fermentación es más prolongada.

Sin embargo, en todos los casos **te recomiendo un consumo moderado**, y que, en lo posible, **siempre priorices los lácteos de cabra y oveja** y los quesos de larga fermentación, como los curados o semicurados. Esto se debe a que los lácteos forman parte de un grupo de alimentos que muchas personas no digieren bien o a los que pueden desarrollar alguna intolerancia. La causa de estos problemas puede ser un **déficit de lactasa** (la enzima que digiere la lactosa), una **intolerancia a la lactosa**, una **alergia a las proteínas de la leche** o incluso un **estado de inflamación intestinal previa** que dificulta su adecuada asimilación.

Me parece importante destacar el papel fundamental de la **leche materna** en los primeros meses y años de vida. Rica en **lactoferrina, lisozima y oligosacáridos** —sustancias protectoras con potentes efectos inmunitarios y beneficiosos para la microbiota—, **aporta múltiples beneficios**: mejora el equilibrio de la microbiota intestinal, previene el sobrecrecimiento de bacterias patógenas, contribuye a un buen estado inmunológico y aporta nutrientes esenciales, como la **vitamina D**.

Sin embargo, con el paso del tiempo, en muchas personas **la enzima lactasa** —responsable de digerir la **lactosa**, el principal azúcar de la leche— **disminuye de manera natural**. Esta reducción forma parte de un proceso genético y evolutivo común en gran parte de la población mundial. Como resultado, el consumo de lácteos en la edad adulta —ya sea de vaca, cabra u oveja— puede provocar síntomas típicos de **intolerancia a la lactosa**, como **hinchazón, distensión abdominal, mucosidad** e incluso **diarrea**.

No obstante, hay que diferenciar entre la **intolerancia a la lactosa**, que varía según la cantidad de lactasa que produzca tu intestino y el estado general de salud intestinal, y **la relación de nuestra microbiota intestinal con el consumo de lácteos**, que es un tema diferente, aunque también muy importante para la digestión y la tolerancia de estos alimentos.

En el primer caso, cuando hay mucha inflamación, los enterocitos —que, recordemos, son las células que recubren el intestino— funcionan peor, lo que puede aumentar la **intolerancia no solo a la lactosa**, sino también a otros azúcares, como la **fructosa o el sorbitol, o incluso a compuestos como la histamina**.

En el segundo caso, si tenemos disbiosis —es decir, un crecimiento excesivo de ciertas bacterias—, tras consumir lactosa (el azúcar natural de la leche), cuando nuestra microbiota intestinal fermenta ese azúcar, se producen gases, lo que provoca síntomas como hinchazón y distensión abdominal. Por eso, **si tienes disbiosis intestinal, es posible que los lácteos te sienten mal**, incluso aunque no tengas intolerancia a la lactosa.

Finalmente, también existe la **intolerancia a la caseína**, otra proteína de la leche que puede provocar una respuesta inflamatoria incluso más fuerte que la lactosa. La caseína se presenta en dos tipos principales: **A1 y A2**. La leche de vaca suele contener más caseína tipo A1, mientras que en la leche de cabra y oveja predomina la caseína tipo A2, que es mucho menos inflamatoria para nuestro organismo.

Para concluir, quiero desmontar el mito de que dependemos del consumo de lácteos para tener buenos niveles de calcio. No sufras por la ingesta de calcio. No es cierto que necesitamos consumir lácteos, sí o sí, para tener un nivel adecuado de calcio. **Existen otras fuentes de calcio biodisponible** que nos pueden aportar los requerimientos necesarios, como el yogur de cabra, el sésamo y el brócoli.

¿Debo eliminar la carne roja?

La mayoría de los estudios recomiendan un **consumo limitado de carne roja**. Sin embargo, **no solo es importante la cantidad, sino también la calidad, el contexto y la forma en que la consumimos**. No es lo mismo una hamburguesa de carne procesada con patatas fritas que un entrecot de vaca ecológica de pastoreo acompañado de verduras. Así pues, consumir la carne junto con vegetales y antioxidantes puede compensar el poder oxidativo de esta. Y no olvides que la forma de cocinarla también influye. La nutricionista Lucía Redondo analiza de maravilla este tema en el artículo «Carne roja, ¿amiga o enemiga?», publicado en su web en 2023.

Asimismo, la parte del animal que comemos es otro de los factores que influyen. En la actualidad, la mayoría de los cortes de carne que consumimos provienen del músculo del animal, el cual está formado por aminoácidos esenciales, mientras que es menos rico en otros aminoácidos importantes, como la glicina. Este otro tipo de aminoácidos puedes consumirlo a través de otras partes del animal cuyo consumo es mucho menos frecuente, como las **vísceras** (el hígado, el corazón o los riñones), o en preparaciones como el **caldo de huesos**, ya que cocinándolos así liberan colágeno y aminoácidos no esenciales, pero funcionales para el cuerpo.

Por eso, incluir en nuestra alimentación estas partes menos habituales puede mejorar el equilibrio de los aminoácidos y aportar beneficios adicionales para la salud, sobre todo para los tejidos conectivos, la piel y las articulaciones.

¿Debo eliminar el azúcar?

Sé que lo que vas a leer no te va a gustar, pero probablemente ya te imaginas mi respuesta. En este caso, no te voy a mentir: la realidad es que **deberíamos evitarlo al cien por cien** y buscar otro tipo de alimentos reales que aumenten tu sensación de recompensa y liberación de dopamina cerebral, y provoquen el mismo efecto de placer.

El consumo excesivo de azúcar ha sido muy estudiado y se reconoce como un factor que aumenta la incidencia de enfermedades con base inflamatoria. Entre estas se incluyen la obesidad, las enfermedades cardiovasculares, el síndrome metabólico o la diabetes tipo 2, entre otras, como señala, por ejemplo, un estudio publicado en 2022 en la revista *Frontiers in Immunology*.

Sin embargo, dejarla es todo un proceso. **Si consumes mucho azúcar, es probable que tu cuerpo te pida cada vez más.** Al fin y al cabo, es como una adicción, es decir, cada vez que consumimos azúcar, **el cerebro libera dopamina**, que, como sabemos, es **un neurotransmisor que nos hace sentir placer y bienestar**. Por eso, asociarás siempre el azúcar con una sensación agradable y querrás repetir la experiencia, y justamente por ese motivo suele ser difícil dejarlo.

Al consumirlo de forma frecuente o regular, **el cerebro se acostumbra a esos picos de dopamina y necesita cada vez más para sentir el mismo placer, y es cuando aparecen los antojos y una especie de dependencia.**

Pero no te preocupes, porque puedes reducir su consumo. Poco a poco, cuando comiences a dejarlo, verás que lo necesitas cada vez menos, que sin él puedes mantener tus **niveles de energía más estables durante el día y que sientes menos ansiedad por comer y más calma en general.**

Además, tu cutis se verá muchísimo mejor y **evitarás el envejecimiento prematuro**, ya que el azúcar alto en sangre tiene consecuencias negativas. En el caso específico de la piel, como vimos en el capítulo 9, los niveles altos de azúcar de manera prolongada en el tiempo producen un aumento del proceso conocido como **glicación**. Este, recordemos, genera los famosos AGE, que alteran al colágeno y a la elastina, por lo que **aumentan la aparición de arrugas, la flacidez y el envejecimiento prematuro.**

Por todo esto, te recomiendo eliminar el azúcar y priorizar los hidratos de carbono de bajo índice glucémico (como la patata, el boniato o el plátano macho), que te permitan mantener un nivel de glucosa en sangre estable. Sin duda, eso también te ayudará a tener un buen nivel de energía.

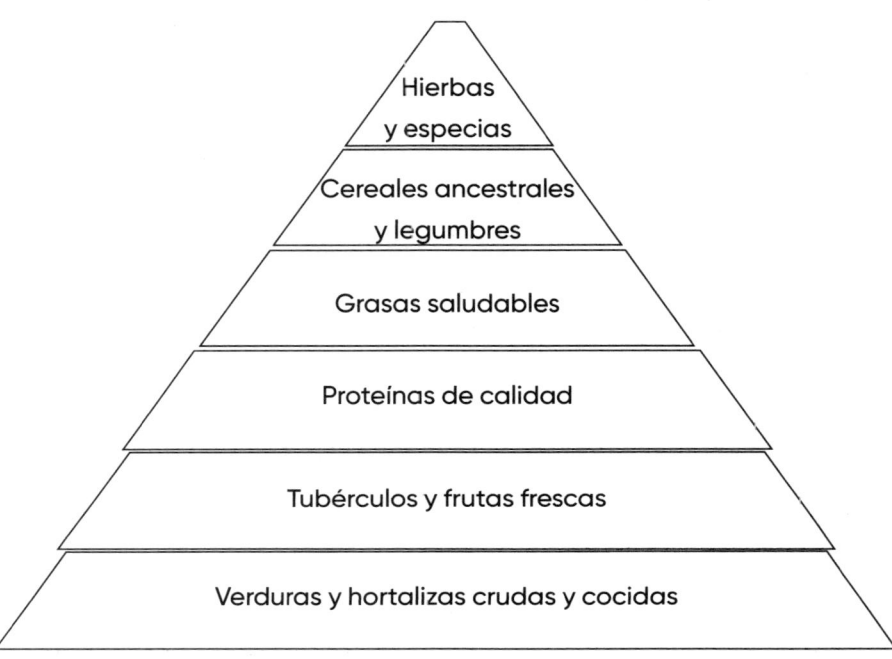

Detonantes tóxicos

También quiero dar una pequeña pincelada sobre este tema. Los detonantes tóxicos son aquellos **alimentos que en personas que tienen un intestino inflamado de base pueden desencadenar una respuesta inflamatoria exagerada**. Los más habituales suelen ser el gluten y los lácteos, por supuesto, pero también los frutos secos (sobre todo el cacahuete), el maíz y las legumbres.

A continuación te explicaré por qué cada uno de ellos puede llegar incluso a inflamarte en algún caso. No obstante, esto **no significa que estos alimentos sean dañinos** para todos ni que debas eliminarlos por completo, pero sí que es importante entender que cualquier alimento que te genere sensibilidad, alergia o que actúe como inflamatorio en tu caso particular puede activar una reacción de alerta en tu cuerpo. Y, cuando esto ocurre repetidamente, se agrava la inflamación intestinal de base.

- **Frutos secos:** seguro que lees «frutos secos» y te viene a la cabeza un *snack* saludable, alto en calorías, que puede engordar, pero a la vez es alto en grasas saludables. Qué lío, ¿verdad? Te cuento lo que son realmente. Sin duda, los frutos secos son alimentos saludables que nos aportan muchos nutrientes, pero hay que tener cuidado, porque también contienen antinutrientes. Estos son sustancias que impiden la buena asimilación de minerales, vitaminas o proteínas. Para reducirlos, puedes optar por dejarlos en remojo o tostarlos, ya que con estos procesos reducirás el contenido de antinutrientes, lo que mejorará la digestión.
- **Maíz:** se trata de un cereal sin gluten que, sin embargo, es alto en otra proteína (la zeína) que puede resultar igualmente inflamatoria y de difícil digestión. Esto no significa que debas eliminarlo por completo, pero, si eres celiaco, tienes sensibilidad al gluten o padeces una inflamación intestinal, quizá el maíz también está provocando una reacción no deseada en tu intestino. Por ello, mi recomendación es que no abuses de él y que limites su consumo.
- **Legumbres:** es otro grupo alimentario considerado un posible detonante tóxico por su alto contenido en algunos antinutrientes, como ya he comentado, los cuales pueden alterar la permeabilidad intestinal y las mucosas digestivas. No obstante, una vez más, la forma de cocinarlos puede reducir estos compuestos y permitirnos digerirlos mejor. Así, podremos disfrutar de su gran poder nutritivo, ya que son una alta fuen-

> te de proteínas y fibra, que se utiliza sobre todo como opción proteica en dietas vegetarianas o veganas. De modo que la clave es la moderación y la forma de cocción. Recuerda: si las dejas en remojo y luego las cocinas, conseguirás reducir los antinutrientes presentes en ella.

Intolerancias alimentarias

Cada vez es más habitual que nuestro intestino **reacciona frente a alimentos «saludables» o que anteriormente nunca te habían provocado reacción alguna.** Este es, de hecho, un motivo frecuente de consulta: personas que no toleran determinados alimentos, a las que todo les sienta mal y ya no saben qué comer, por lo que entran en un círculo vicioso en el que incluso el acto mismo de comer les genera rechazo o miedo.

Entre los diagnósticos o etiquetas que la medicina tradicional coloca, están la **intolerancia al sorbitol, a la fructosa y a la histamina**, que son las tres intolerancias más comunes y frecuentes hoy en día. Sin embargo, lo que no te cuentan es que, en general, **si no la tienes desde que eres pequeño, es probable que todas tengan un mismo origen.** Por eso, muchas veces coexisten y pueden presentarse todas a la vez.

La realidad es que no es la comida en sí lo que te sienta mal, y mucho menos la solución es eliminar de tu dieta alimentos altos en fructosa, sorbitol e histamina para siempre.
¡¡Qué locura!!

Lo que ocurre es que, debido a uno o a múltiples factores —estrés sostenido y prolongado, abuso de antibióticos o de fármacos como el omeprazol, desequilibrio microbiano, antecedentes de gastroenteritis o exceso de alimentos inflamatorios, entre otros—, probablemente se haya **desencadenado una inflamación en tus enterocitos**, que ya te expliqué que son las células que forman la pared de tu mucosa intestinal, y esta altera su función. Esto, a su vez, reduce las enzimas que contienen en su interior, lo que lleva a **una mala metabolización de lo que ingerimos**. Esta cascada de reacciones impide su correcta absorción y favorece el aumento e incluso el sobrecrecimiento de las bacterias. En consecuencia, aparecen los síntomas típicos de hinchazón y exceso de gases, o hasta diarreas y cambios en el hábito evacuatorio al consumir estos alimentos.

Así que, como siempre digo en consulta, **la solución no es eliminar y seguir una dieta restrictiva**. De esa forma, únicamente estarás «tapando y poniendo un parche»; mejorarán los síntomas, pero, a la larga, reducirás tu biodiversidad bacteriana, lo que agravará la situación. Y lo más importante es **que, a nivel mental, tanta restricción y control no es bueno**. Te acabará agotando y frustrando porque no notarás mejoras aun «haciéndolo todo bien», y esto, en consecuencia, aumentará tu nivel de cortisol en sangre. Mi recomendación, pues, es que, **si quieres seguir una alimentación algo más restrictiva, lo hagas solo durante un tiempo limitado, mientras trabajas en el origen del problema y recuperas la función normal de tu intestino**. Si la disfunción intestinal es secundaria a otros factores, a menudo es reversible, por lo que no vivirás toda la vida con ello. Te animo a buscar la solución real.

Histamina y cortisol

Hasta ahora apenas hemos hablado de la **histamina**, pero me parece importante mencionarla aquí, ya que **las personas con el cortisol elevado suelen tener alterado el metabolismo de la histami-**

na. Esto puede generar intolerancia y síntomas como picores, diarreas, migrañas o hinchazón abdominal.

La histamina es una sustancia que el cuerpo obtiene de dos fuentes principales. Por un lado, puede ser endógena —es decir, producida por nuestras propias células inmunitarias—, y, por otro, puede ser exógena —lo que significa que la ingerimos a través de ciertos alimentos ricos en ella—. Cuando la histamina se acumula en la sangre y la tenemos en exceso, aparece lo que conocemos comúnmente como histaminosis, que en general no tiene una causa alérgica. Los síntomas pueden ser diarreas, dolor abdominal, urticaria, eccemas, rojeces, rinitis o dolores de cabeza, entre otros.

Las causas del exceso de histamina en sangre pueden ser varias, pero es habitual que, si no la sufres desde pequeña, sea secundaria. Es decir, como ya explicamos en el apartado anterior, que sea el resultado de una inflamación en tu intestino. Por eso, en estos casos, suelen recomendar una alimentación baja en histamina, en la que se reduzcan los alimentos altos en ella, como el pescado azul —sobre todo si no es muy fresco—, el pescado en conserva, los quesos curados, los embutidos, las carnes ahumadas, el tomate, el aguacate, la berenjena o las espinacas. Asimismo, hay que tener en cuenta que el deporte de alta intensidad, el consumo de ciertos fármacos o incluso algunos microorganismos del colon pueden ser otras fuentes endógenas de producción de histamina.

Sin embargo, UNA VEZ MÁS, no estás trabajando en la causa, simplemente reduciendo síntomas. Es importante que, mientras tanto, vayas mejorando la base para **recuperar tu intestino, potenciar la depuración hepática y equilibrar la microbiota**, ya que una disbiosis también puede ser el origen de un exceso de histamina en la sangre.

Lo primero es buscar cuál es el origen y enfocarte en ello.

No obstante, ahora quiero profundizar en el motivo central de este libro, del que te he ido hablando todo este tiempo: **el estrés**, puesto que está muy relacionado con la histamina e influye en ella. Como sabemos, **el cortisol elevado es capaz de desencadenar, junto con otros factores, trastornos digestivos e inmunológicos, así como síntomas propios de intolerancias alimentarias o alergias**. Esto ocurre porque el cortisol activa los mastocitos, lo que provoca en el cuerpo una liberación de histamina. Los mastocitos son células que forman parte de nuestro sistema inmunológico y que producen sustancias —entre ellas, la histamina— para protegernos de alergias o defendernos de patógenos.

Así pues, en situaciones estresantes, con el fin de protegernos, estas células pueden activarse «de forma equivocada» y defendernos ante antígenos —ya sean alimentos, bacterias o factores ambientales— a los que somos muy sensibles. Esto **provoca en nosotros una reacción de síntomas alérgicos**, altera la permeabilidad intestinal y compromete la integridad del sistema digestivo. Por eso, en situaciones de histaminosis, **es fundamental tener en cuenta la gestión del estrés y trabajar en este pilar de forma consistente para conseguir así mejorar desde la raíz y el origen con una visión 360**.

Intestino

Algo clave y fundamental que se relaciona con tu **nivel de energía y de ansiedad y con tu estado de ánimo** —y, de hecho, con todo lo que hemos estado hablando a lo largo de este libro— es tu intestino. En el capítulo 7 ya te expliqué con más profundidad el porqué, así como la importancia de mantener un intestino saludable y cómo puedes comenzar a mejorarlo. No te olvides de que, después de mejorar tus mucosas, sanar la hiperpermeabilidad intestinal y aumentar el consumo de fibra y prebióticos, puedes **repoblar tu intestino con probióticos**, ya sea a través de alimentos fermentados o de suplementos.

Tener el eje intestino-cerebro equilibrado es fundamental para tener al sistema nervioso bajo control.

La relación, como vimos, **es bidireccional**. Si tu intestino está alterado, inflamado y tiene hiperpermeabilidad, esto puede tener múltiples consecuencias. Puede afectar a tu tránsito intestinal, provocar **inflamación sistémica**, reducir la **diversidad de tu microbiota**, dificultar la **absorción de nutrientes** y predisponerte a la **neuroinflamación**. Además, a nivel cerebral, esta inflamación puede manifestarse con síntomas como **niebla mental, dificultad para concentrarte, pérdida de memoria o falta de enfoque mental**.

En este sentido, estudios como «Depresión, ansiedad y microbiota intestinal: mecanismos neurobiológicos», publicado en el *Acta Neurológica Colombiana* en 2024, han demostrado que **las bacterias intestinales pueden activar los circuitos del estrés**. Lo hacen a través del nervio vago y de las neuronas del sistema nervioso entérico, alojado en el intestino, modulando la producción de neurotransmisores cerebrales y la respuesta inmunitaria. **Asimismo, una mente hiperactiva, los pensamientos obsesivos y tóxicos, así como una alteración en la producción de dopamina y serotonina en el cerebro, pueden influir en la salud de tu intestino y en tu microbiota.**

El estrés provoca una alteración en tu microbiota, y por ello equilibrarla es parte del proceso necesario para recuperar tu equilibrio emocional y mental.

El **cortisol** reduce las bacterias muconutritivas, lo que genera una **microbiota «estresada»**, que, a su vez, puede influir en un sobrecrecimiento de patógenos. Así, puedes ayudarte de **cepas de probióticos que colaboren en la producción de serotonina a nivel digestivo** —recuerda que el 90 por ciento de la serotonina se produce en el intestino—, como algunas cepas específicas de bifidobacterias.

Esta relación se ha demostrado en revisiones científicas como la publicada en el *Journal of Neurogastroenterology and Motility* en 2016, donde se vio que **consumir prebióticos y probióticos reduce los niveles de cortisol en sangre**. Por otro lado, otras investigaciones, como la de Katlein França y Lotti Torello, han estudiado y explorado el uso de probióticos para afecciones como la depresión, la ansiedad, los ovarios poliquísticos, el trastorno autista o el deterioro cognitivo, y publicaron sus resultados en la revista científica *Dermathologic Therapy* en 2017.

Como dato curioso, se sabe que las células microbianas superan en número a las células humanas. Además, **el peso total de los microbios intestinales es de 1 a 2 kilos, un peso muy similar al del cerebro humano**. Así que imagínate el poder que pueden llegar a tener los microbios sobre nosotros.

En este sentido, estudios como el publicado en 2017 en la revista científica *Neurobiology of Stress* han mostrado que ciertas cepas específicas de probióticos son capaces de generar cambios neurotróficos y **mejorar la tolerancia al estrés crónico**, así como nuestra reactividad ante él.

Estos descubrimientos sustentan una nueva terapia conocida como tratamiento con psicobióticos, que consiste en utilizar probióticos capaces de producir beneficios en trastornos mentales psiquiátricos como la ansiedad o la depresión al influir en la microbiota intestinal.

Reduce los picos de glucosa

Tanto los niveles de energía como la ansiedad también pueden estar condicionados por los niveles de glucosa en sangre. Sin embargo, si tienes el cortisol descontrolado, ya sea demasiado alto o demasiado bajo, **tu cuerpo te pedirá azúcar**, alimentos altos en hidratos y probablemente procesados. Seguro que te tienta más un cruasán con chocolate que una patata al vapor. Recuerda que **el cortisol es capaz de alterar tu sensación de hambre y saciedad**.

Por este motivo, te traigo algunos consejos para evitar los picos de glucosa:

- **Consume vinagre de manzana antes de cada comida.** No hace falta que lo consumas solo, sino que puedes diluirlo en agua o aliñar con él tus ensaladas. Pero, al tomarlo antes de ingerir hidratos de carbono, favoreces la sensibilidad a la insulina, lo que equilibra tu nivel de azúcar en sangre.
- **El orden en que comes los alimentos importa.** Consumirlos en el orden adecuado puede influir en tu metabolismo y en cómo tu cuerpo reacciona ante estos alimentos. Así pues, empieza siempre por las proteínas, seguidas de las grasas y deja para el final los hidratos de carbono (tubérculos, arroz o cereales). Y, siempre que consumas un hidrato, hazlo acompañado de fibra. Por ejemplo: mezcla la pasta con espinacas o rúcula o el arroz con verduras... De esta forma, la fibra hará que no tengas picos de glucosa, pues la absorción de los hidratos será más lenta y prolongada en el tiempo, lo que también aumenta tu sensación de saciedad.
- **No caigas en las «dietas» de jugos verdes y zumos matutinos.** Los zumos de fruta aumentan los niveles de azúcar de

forma exagerada. Cuando extraes el zumo de la fruta, le estás quitando toda la fibra, que es uno de los principales elementos que favorecen una digestión lenta y, en consecuencia, evita los picos de glucosa. En vez de eso, toma mejor *smoothies* y licuados, que mantienen la fibra. Además, elige siempre frutas y verduras de bajo índice glucémico si quieres evitar aún más que tu nivel de azúcar aumente, como verduras de hoja verde (pepino, espinaca, apio o calabacín), kiwi, arándanos, frambuesa o fresas.

Mi recomendación es que priorices siempre el consumo de la fruta entera y aún mejor si la acompañas de otro alimento con un alto contenido en grasa —como el aguacate, el aceite de oliva o los frutos secos— o en proteína —como huevo, bonito o sardinas—, ya que enlentecerán aún más su absorción. Y, si, a pesar de todo, tienes un antojo de zumos, elige zumos verdes siempre acompañados de proteínas y grasa (por ejemplo, una tortilla de huevos con jamón serrano); es una combinación ideal para compensar.

- **Elige un desayuno salado, que incluya proteína, grasas y fibra.** Si quieres añadir hidratos, asegúrate de que sean integrales y de bajo índice glucémico.
- **Sal a caminar unos quince minutos después de una comida alta en hidratos de carbono.** En el metaanálisis publicado en *PLoS One* en 2014, por ejemplo, se vio que caminar después de comer puede ayudar a mantener la glucosa estable en sangre. Esto se debe a que una caminata suave no aumenta la glucosa en sangre al no ser un ejercicio tan intenso como para necesitar combustible extra. Por ello, puede regular los niveles de azúcar de la comida que acabas de ingerir.

Por otro lado, como ya expliqué, también es recomendable el entrenamiento de fuerza moderado. Revisiones como

> la publicada en *Avances en Diabetología* en 2012 ya demostraron que, a largo plazo, además de ser antiinflamatorio, aumentar la masa muscular y activar el metabolismo, este tipo de ejercicio contribuye a la producción de mitocondrias en la musculatura. Esto, a su vez, activa el metabolismo y favorece la utilización de la glucosa intracelular como fuente de energía. En consecuencia, se reducen los niveles de glucosa en sangre, lo que lo hace especialmente recomendable para personas diagnosticadas de diabetes tipo 2 o resistencia a la insulina.
> - **Agrega canela a tus infusiones, yogures, batidos o comidas.** Una de las propiedades de la canela es que aumenta la sensibilidad a la insulina. Por ello, tiene efectos muy beneficiosos en pacientes con alteraciones en el metabolismo glucémico, como en aquellos con diabetes tipo 2 o síndrome metabólico, como comprobó el metaanálisis publicado en la revista *Diabetes Research and Clinical Practice* en 2019.

Mis recomendaciones alimentarias para mantener tu cortisol a raya

- Céntrate en **consumir una adecuada cantidad de macronutrientes** —es decir, toma proteínas, grasas de calidad e hidratos de bajo índice glucémico en todas tus comidas— y micronutrientes —vitaminas y minerales—. En cuanto a **las proteínas, el rango óptimo** del que te hablaba antes es de **entre 1,3 y 1,6 gramos por kilo de peso**. Así, una mujer de 60 kilos debe consumir aproximadamente 90 gramos de proteína diarios, idealmente dividida en las tres comidas principales (unos 30 gramos en cada una). **Tener un aporte adecuado de proteínas y aminoácidos esenciales** durante todo el día **es fundamental**, ya que son necesarios para poder producir las hormonas y los neurotransmisores.

Prioriza: huevos camperos, pescados azules —recuerda que, cuanto más pequeños, mejor, ya que tienen menos cantidad de metales pesados, como el boquerón, la sardina o la caballa—, aves de corral —pavo y pollo—, tofu, yogur griego y carne roja de pastoreo de forma puntual.

- **Si estás pasando por un momento de mucho estrés, no elimines los hidratos de carbono ni realices ejercicio intenso, ya que de ese modo sobreestresarás a tu organismo.** Recuerda que, al principio, el cortisol es capaz de movilizar la glucosa desde su almacenamiento para asegurar combustible para el organismo. Sin embargo, si esto se mantiene en el tiempo, puedes llegar a la fase de agotamiento.

Así pues, cuando estés estresado, no le tengas miedo al consumo de hidratos; al contrario, si son de calidad, amortiguarán los efectos negativos del cortisol elevado mantenido en el tiempo. Si haces ayunos o sigues una alimentación *low-carb*, tu cuerpo se verá obligado a producir más adrenalina y noradrenalina para mantener el nivel de glucosa estable y elevado, lo que empeorará el desequilibrio metabólico. Además, también puede alterar el resto de los sistemas, como el tiroideo, cosa que agrava la fatiga y el cuadro sintomatológico.

Por eso, en situaciones de fatiga y falta de energía acompañadas de dificultad para conciliar el sueño, insomnio o sueño no reparador, y de ansiedad, tristeza o irritabilidad, lo mejor es siempre que añadas en tu plato una pequeña porción de **hidratos de calidad**. Estos evitan los picos de adrenalina, favorecen la transformación de triptófano a serotonina durante el día y a melatonina por la tarde-noche, cuando se va la luz del sol —de modo que ayuda a recuperar los ritmos circadianos y favorece un sueño reparador—, estabilizando los niveles de cortisol matutinos.

Así que no dudes en añadir hidratos complejos (como medida orientativa, basta con un puñado); te ayudarán a salir de este círculo vicioso en el que te encuentras. Como consejo, prioriza el consumo de tubérculos —como la calabaza, la patata o el boniato—, arroz —mejor basmati o integral—, legumbres, quinoa y trigo sarraceno. Una cena ideal podría ser, por ejemplo, un filete de pescado a la plancha acompañado de puré de patatas y verduras salteadas.

> **¿Por qué es adecuada?**
> 1. **Incluye hidratos de carbono complejos (el puré de patatas)**
>   Por la noche, una pequeña porción de carbohidratos ayuda a reducir los niveles de cortisol y favorece la producción de serotonina y melatonina, lo que mejora la calidad del sueño. Si el puré es casero y la patata ha sido cocida y enfriada, incluso puede aportar almidón resistente, beneficioso para la microbiota.
> 2. **Incluye proteína magra (el pescado)**
>   Aporta triptófano, un aminoácido clave para la síntesis de serotonina. Si, además, eliges pescado azul (como salmón o caballa), también aporta omega 3, que tiene un efecto antiinflamatorio.
> 3. **Incluye verduras salteadas**
>   Ricas en fibras, antioxidantes y micronutrientes que apoyan la salud intestinal, clave en el eje intestino-cerebro-hormonas.

- **Consume frutas y vegetales, pues aportan una gran cantidad de antioxidantes y cofactores necesarios para las reacciones enzimáticas celulares.** Todas las frutas y verduras son buenas, pero, si puedes escoger, **opta por las que tengan colores fuertes**, ya que suelen ser más ricas en vitaminas y antioxidantes. Idealmente, intenta que en tu plato haya cinco colores diferentes. Por ejemplo: rojo (tomate), verde (espinacas), amarillo (pimiento amarillo), naranja (zanahoria) y azul (arándanos).

> **Otros alimentos ricos en vitaminas**
> - Vitamina C: kiwi, naranja, pimiento rojo, guayaba.
> - Magnesio: espinacas, acelgas y, en general, verduras de hoja verde.
> - Zinc: ostras, carne roja, pipas de calabaza, garbanzos, anacardos.
> - Vitamina E: aguacate, papaya, mango.
> - Polifenoles: arándanos, uvas rojas, granada, fresas.

- **No te olvides de las grasas de calidad.** Lamentablemente, aún mucha gente les tiene miedo a las grasas. Sin embargo, **no todas son iguales**. Al igual que los carbohidratos, si eliges grasas de calidad, favorecerás un estado prorresolutivo de cualquier inflamación activa en tu organismo.

    Sin embargo, **no todo el omega 6 es malo ni debes evitarlo a toda costa**. De hecho, se encuentra en alimentos saludables y muy nutritivos, como en los frutos secos y las semillas. **Lo importante, como siempre, es el equilibrio: que esté en una proporción correcta respecto al omega 3.**

    Esto se debe a que, en los últimos cien o ciento cincuenta años, sobre todo en las grandes ciudades, el cambio en el ritmo de vida y en la forma de comer nos ha llevado a incrementar el consumo de grasas saturadas y omega 6 a la vez que hemos reducido drásticamente el de omega 3. Se han llegado a ratios muy desequilibradas, con proporciones omega 6:omega 3 de 10:1 o incluso 20:1, cuando el valor deseado es 1:1 o 2:1 como máximo. Y es que un exceso de omega 6 puede incrementar el riesgo de padecer enfermedades cardiovasculares o inflamatorias.

Las grasas omega 3 y omega 6, siempre que sean de calidad y en la proporción adecuada, nos ayudan a **resolver los procesos inflamatorios activos**, ya que evitan la oxidación y el estrés oxidativo que puede aumentar el estrés en nuestro organismo. Además, un buen aporte de omega 3, ácido oleico y ácidos grasos esenciales ayuda a mejorar la fluidez de las membranas intracelulares, necesarias para una **buena comunicación intracelular**. Asimismo, **también mejora el funcionamiento del sistema nervioso** al potenciar la síntesis de una sustancia que recubre los nervios (la mielina), lo que permite una buena transmisión del impulso nervioso.

El omega 3 está presente principalmente en el **pescado azul**, pero también en el aguacate, el aceite de oliva virgen extra, el aceite de coco, el *ghee*, la mantequilla ecológica, la yema de huevo de gallinas libres o camperas, el coco o las aceitunas. Además, también puedes encontrarlo en las semillas de chía, el lino y los frutos secos —aunque, como ya comenté, deben consumirse sin piel y mejor tostados, para reducir los antinutrientes—, como la nuez de macadamia o las almendras. No obstante, te recuerdo que es mejor no abusar de ellos en estados muy inflamatorios o cuando hay enfermedades autoinmunes de base.

- **Elimina desde hoy el café, la yerba mate, el té o las bebidas energéticas y estimulantes**, como el guaraná o los refrescos, ya que pueden empeorar tu sensación de ansiedad, agobio y dificultad para gestionar situaciones cotidianas «estresantes».

Si eres la típica persona que necesita un café para comenzar el día, te recomiendo que leas lo siguiente con atención.

El café no te da más energía; simplemente esconde tu falta energética al engañar a tu cerebro.

La cafeína presente en el café, pero también en el té y en las bebidas estimulantes o incluso en ciertos fármacos, es capaz de unirse en el cerebro a los receptores de adenosina. Esta sustancia, que se produce de forma natural en tu cuerpo, se libera en el cerebro y se acumula durante el día para recordarte que estás cansado. Sería como un mensajero o una alarma que tiene tu cerebro para saber cuándo estás cansado y necesitas parar y recargar pilas.

Así, cuando la adenosina se acumula y se une a los receptores cerebrales, percibimos que es momento de frenar y descansar, pues induce una sensación de cansancio y facilita el sueño. Pero la cafeína compite con la adenosina, ya que es capaz de unirse a los mismos receptores cerebrales. De este modo, **tu cerebro creerá que sí tienes energía, a pesar de que, en realidad, tu nivel de energía es muy bajo.** Así que simplemente estás engañando a tu cerebro; la cafeína no te da energía, solo bloquea o silencia el cansancio, lo que puede llevarte a forzar el cuerpo más allá de lo que deberías.

También hay que tener en cuenta que cada persona responde de forma diferente a la cafeína. Hay personas que toman un café después de cenar y pueden dormirse sin problema, mientras que otros toman un café a las tres de la tarde y esa noche tienen dificultades para conciliar el sueño. En este sentido, como recoge un artículo de los National Institutes of Health de 2020, la Dra. Marilyn Cornelis, investigadora en nutrición de la Universidad Northwestern, explica que la rapidez con la que el cuerpo descompone y metaboliza la cafeína depende de nuestros genes. De modo que mi recomendación es que reduzcas al máximo el consumo de cafeína si estás en un periodo de fatiga, estrés, insomnio y alteraciones metabólicas.

- Añade hierbas y condimentos ricos en magnesio, polifenoles, antioxidantes y otros compuestos calmantes, como la L-teanina, que potencien los beneficios de los alimentos que consumes para regular tus niveles de cortisol. Algunas buenas opciones para ello son las siguientes:

- **Cacao puro:** alto en magnesio y polifenoles. El magnesio ayuda a reducir la liberación excesiva de cortisol, promueve la relajación muscular y favorece el equilibrio del sistema nervioso, mientras que los polifenoles son antioxidantes que disminuyen el estrés oxidativo y la inflamación producto de un nivel de cortisol elevado y mantenido en el tiempo.
- **Cúrcuma + pimienta:** esta mezcla es antiinflamatoria y antioxidante, por lo que sirve para neutralizar los radicales libres y protege el resto de los órganos, como el cerebro.
- **Canela de Ceilán.**
- **Jengibre fresco rallado** (en infusiones).
- *Matcha*: aunque he comentado que debes evitar los tés, ya que muchos son estimulantes, es una opción que puedes introducir en tus desayunos. El motivo es que puede ayudarte a aumentar la sensación de calma a la vez que mantienes unos niveles de energía más sostenidos durante toda la mañana.

  Por ello, es una buena opción para aquellos adictos al café que quieren transitar poco a poco a otra bebida que por la mañana les dé esa sensación de «energía», pero sin alterar demasiado su nivel de cortisol.

  El secreto del *matcha* reside en su alto contenido en L-teanina, un aminoácido que tiene un efecto relajante sobre el sistema nervioso sin provocar somnolencia, y en su gran poder antioxidante y antiinflamatorio. Además, a diferencia del café, libera la cafeína de forma más gradual, de modo que se evitan los picos y las caídas bruscas de energía.

Menú de lunes a viernes para tener el cortisol bajo control

	DESAYUNO	COMIDA	CENA
LUNES	Huevos revueltos con aguacate + calabacín + semillas activadas de chía (previo remojo toda la noche) + *matcha latte* (bebida vegetal sin azúcar).	Salmón al horno acompañado de puré de patata y calabaza.	Caldo de huesos (1 taza) + arroz integral o basmati con salteado de verduras y semillas de cáñamo.
MARTES	Tortilla de dos huevos, aguacate y bonito, infusión de canela y romero.	Pollo al horno con cúrcuma + ensalada de kale y semillas.	Lubina al horno con vegetales al vapor (coliflor, zanahoria y calabacín). Opcional: 1 taza de arroz integral o boniato al horno.
MIÉRCOLES	Base de boniato al horno acompañado de sardinas y hojas verdes con AOVE y limón + té *chai* (canela, cardamomo, pimienta...).	Pavo al *curry* con repollo fermentado.	Pescado azul (sardinas o caballa) con judías verdes y patata.
JUEVES	Bol de yogur de cabra con frutos rojos y un *scoop* de proteína + cúrcuma *latte* (bebida vegetal sin azúcar).	Filete de ternera eco con ensalada de rúcula y pera.	Crema de calabaza y zanahoria acompañada de ensalada de ventresca y tomate.
VIERNES	Tostada de trigo sarraceno con dos huevos a la plancha y aguacate + infusión de pasiflora y melisa.	Legumbres con arroz integral y verduras o quinoa con verduras.	Pescado azul o blanco con espinacas salteadas.
POSTRES O *SNACKS*	Dos onzas de chocolate amargo > 90 %. Frutos secos (evitar el cacahuete) previamente tostados y sin piel. Fruta (entera y mejor de bajo índice glucémico). Yogur a base de coco con frutos del boque.		

Recomendaciones adicionales

- **Evita saltarte el desayuno** e intenta comerlo la primera hora después de levantarte.
- **Evita el café en ayunas.** Si estás enganchado a la cafeína, al menos intenta esperar dos horas desde que despiertas para consumirlo, y nunca lo tomes en ayunas.
- **Durante el día, toma infusiones relajantes,** como melisa, lavanda, pasiflora, té de tilo o romero.
- **Evita comidas crudas, prioriza la comida caliente y las verduras cocidas e intenta no saltarte ninguna comida.** Los alimentos tibios y cocidos son relajantes para tu sistema nervioso y favorecen el proceso de digestión.
- **Puedes añadir caldo de huesos o colágeno hidrolizado** sin sabor a tu dieta, ya que, al ser elevados en glicina, favorecen a la activación parasimpática.

Suplementos que pueden ayudarte a regular el cortisol

Con respecto a la suplementación, es importante saber que de **poco te servirá si antes no aplicas todo lo que he explicado hasta ahora**. Así que hagamos una pausa antes de buscar soluciones «fáciles» o mágicas.

Sin duda, todos vivimos en mayor o menor medida con **estrés**, todos tenemos que trabajar, todos tenemos familia, pasamos horas en el coche parados en atascos…; factores todos ellos difíciles de evitar. **Ojalá pudiera recomendarte a ti y a todos mi pa-**

cientes tres meses de vacaciones sin teléfono ni pantallas. Estoy segura de que así mejorarían muchos de los problemas de fertilidad o los síntomas digestivos, cargarías las pilas y mejorarías tu energía, recuperarías tus ciclos circadianos y mucho más.

Pero hay que ser realistas. Es algo casi imposible en la mayor parte de la población. Por eso, lo que sí o sí puedes comenzar desde hoy a poner en marcha son **cambios sostenibles en el tiempo**. Para eso, mi recomendación es que elijas algunos de todos los consejos y *tips* que he ido nombrando y comiences a ponerlos en práctica uno a uno, poco a poco, **para que se transformen en un hábito y dejen de suponer un esfuerzo o de ser una obligación.**

Volviendo a los suplementos, como decía, **no hay una fórmula mágica que sea capaz de regular al instante tu cortisol**. Si fuera así, todo sería más fácil. No obstante, hay una serie de suplementos —ya sean vitaminas, minerales o adaptógenos— que pueden **ayudar a tu organismo a funcionar correctamente**, ya que equilibran el sistema nervioso, mejoran el nivel de energía, reducen el exceso de oxidación y disminuyen la inflamación sistémica. Por ello, a continuación te hablaré brevemente de los que, desde mi punto de vista, son los más beneficiosos para conseguir un cortisol en equilibrio.

Vitamina C

Como mostró la revisión publicada en 2020 en el *Journal of Nutritional Biochemistry*, la vitamina C es necesaria para el correcto funcionamiento del **eje del estrés**, ya que es un cofactor necesario para **sintetizar cortisol y catecolaminas**, y funciona también como un gran **antioxidante**.

Asegúrate, pues, de ingerir alimentos ricos en vitamina C durante el día, como, por ejemplo, naranja, limón, kiwi, mandarina. Y, si lo tomas en forma de suplemento, elige, como te comenté, la forma liposomada, ya que es mucho más biodisponible. La dosis diaria recomendada es de entre 500 mg y 2 g al día suele ser suficiente.

Complejo de vitamina B activa

Las vitaminas B1, B5, B2, B6 y B12 han demostrado tener **efectos positivos en el eje de cortisol y en el sistema nervioso**, pues reducen el estrés oxidativo y la inflamación sistémica, además de mejorar el metabolismo celular y el almacenamiento de energía, como demostró un estudio publicado en la revista *Nutrients* en 2018.

Por su parte, la vitamina B6 participa en la conversión de triptófano en serotonina, lo que mejora el estado de ánimo, como comprobó un estudio publicado en *Stress and Health: Journal of the International Society for the Investigation of Stress* en 2021. Por todo ello, los suplementos de las vitaminas del grupo B son clave en la fatiga adrenal, para mejorar niveles de glucosa en sangre y de energía y para equilibrar el sistema nervioso. Además de en forma de suplementos, también puedes encontrarlas en algunos alimentos, como en las hojas verdes, en las vísceras —como el hígado—, en la carne de pastoreo y en los mariscos.

Omega 3

Como bien indica un artículo publicado en la *Revista Chilena de Nutrición* en 2015, los **niveles más altos de omega 3** se asocian con una mayor longitud de los telómeros, lo que se traduce en una **mayor longevidad, menor inflamación y menor reactividad simpática cardiovascular al estrés**. La alimentación occidental actual, rica en **aceites vegetales refinados, ultraprocesados y grasas saturadas en exceso**, promueve un entorno constante de **inflamación y estrés oxidativo elevado**. Sin embargo, este estado de **estrés metabólico crónico** en el que vivimos la mayoría puede **verse compensado o aliviado** con una **suplementación adecuada en omega 3**, sobre todo si las dosis son lo bastante altas.

Como ya mencionamos antes, los **omega 3** tienen un potente efecto antiinflamatorio y ayudan a **modular el impacto del estrés**

sostenido en el tiempo. No obstante, para que sean realmente efectivos, es clave no solo aumentar su ingesta, sino también **reducir el consumo de omega 6** provenientes de aceites refinados y productos procesados.

Bisglicinato de magnesio

Como vimos, el magnesio es un cofactor esencial para la mayoría de las reacciones enzimáticas corporales que nos permiten tener una buena función celular, favorecer el metabolismo energético, regular la temperatura y reducir el impacto del estrés y la ansiedad. De hecho, **el déficit de magnesio desregula el eje del estrés** o lleva a que este nos impacte mucho más, ya que el cuerpo no responde de la misma manera.

Hay muchos tipos de magnesio, pero, si realmente quieres equilibrar tu sistema nervioso, el **bisglicinato de magnesio (en una dosis de entre 200 y 400 miligramos cada noche)** te ayudará a conseguir un buen descanso nocturno. Aunque es un suplemento muy seguro, si te excedes en las cantidades, puedes presentar síntomas gastrointestinales o diarreas. Así que sigue cuidadosamente las instrucciones del suplemento que elijas y, como siempre, es mejor si te lo receta un profesional.

Glicina

La glicina es un aminoácido clave para el bienestar general, ya que actúa como neurotransmisor inhibitorio en el sistema nervioso central y ayuda a **reducir la excitabilidad neuronal y mejora la calidad del sueño**. Por eso muchas veces se recomienda tomarla por la noche, junto con melatonina, para potenciar sus efectos somníferos y ayudar a la relajación nocturna y a la conciliación del sueño.

Además de tener otras propiedades antioxidantes, es reguladora de la glucosa y digestiva, ya que favorece la síntesis de las sales biliares, lo que mejora la digestión de grasas. Puedes tomarla en forma de suplemento o a través de alimentos ricos en proteínas, especialmente carne, pescado y gelatina (en el caldo de hueso). Entre **3 y 5 gramos de glicina al día** han mostrado mejorar la calidad del sueño, tener un efecto antioxidante y un gran poder relajante.

Adaptógenos

Los adaptógenos reducen el cortisol solo ahí donde es necesario. Como bien indica su nombre, **ayudan al cuerpo a adaptarse a situaciones «estresantes»**. Tienen la capacidad de disminuir la sensibilidad a los estresores y de prolongar la fase de resistencia, lo que protege al organismo y **reduce la sensación de fatiga y ansiedad, y proporciona un mejor descanso**.

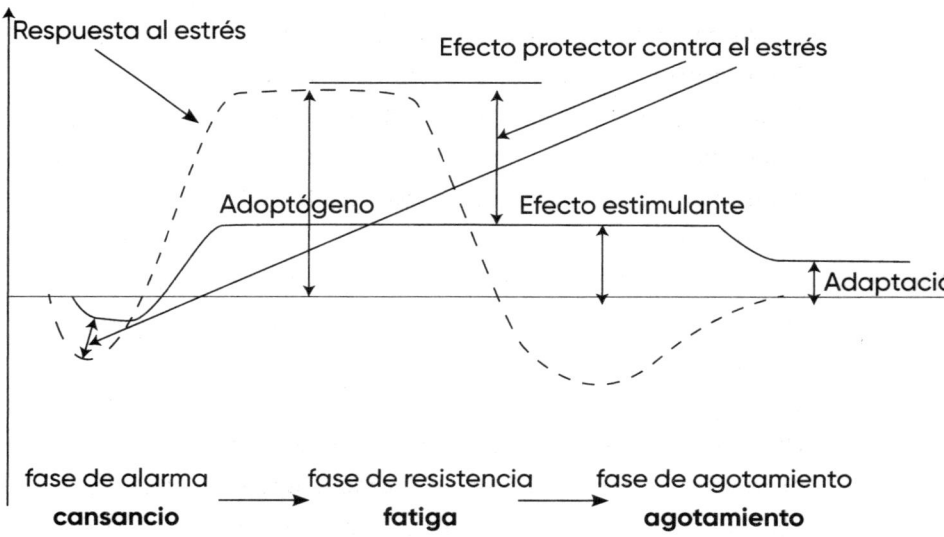

- **Ashwagandha** (125-600 mg/día): esta planta, cuyo nombre botánico es *Withania somnifera*, ha mostrado buenos resultados a la hora de reducir el estrés y la ansiedad, como se vio en un estudio realizado en la India en el año 2000. Además, también se ha visto que mejora los niveles de testosterona, potencia la formación de músculo, y ayuda a la cognición y a la memoria por su poder neuroprotector.
- **Rodiola** (200-400 mg/día): esta planta mejora los niveles de estrés así como los estados depresivos, ya que da una mayor sensación de bienestar.
- **Cordyceps**: aunque es un hongo, se suele englobar dentro de los adaptógenos debido a sus grandes beneficios: actúa en la modulación del cortisol, regula el sistema inmune y cumple funciones antitumorales.

  Así pues, tanto este hongo como otro, el *reishi* (cuyo nombre botánico es *Ganoderma lucidum*), son muy recomendables en estados de estrés sostenido. Esto se debe a su efecto antiinflamatorio, antihistamínico y antialérgico, además de regular el sistema inmune y favorecer el equilibrio hormonal, incluido el cortisol.

  Mi recomendación es que el *Cordyceps* lo tomen las personas que necesitan un *boost* de energía, mientras que, si buscamos únicamente un efecto relajante, la mejor elección es el *reishi*.
- **Otros:** aunque los anteriores considero que son los más importantes, otros adaptógenos —como la esquisandra, el ginseng asiático (*Panax ginseng*) y el americano (*Panax quinquefolius*) o la maca— también han mostrado efectos muy beneficiosos. Sin embargo, como ya he comentado, los efectos de todos ellos pueden mejorar si los combinamos.

Fosfatidilserina

La fosfatidilserina es un tipo de fosfolípido (es decir, una grasa esencial) que encontramos en el cerebro y que ayuda sobre todo a controlar el estrés mental, ya que contribuye a mantener el foco y la concentración. Cumple un papel clave en la comunicación neuronal y en la plasticidad cerebral y mejora los estados de neuroinflamación. Por ello, es muy útil cuando hay síntomas como falta de concentración o de memoria, dificultad para mantener el foco o la disciplina mental. Por ejemplo, en épocas de exámenes o de gran carga intelectual, cuando sufrimos estrés crónico o *burnout*, así como si tenemos problemas de atención o de memoria a corto plazo.

L-teanina

Este aminoácido del que ya he hablado ha demostrado ser beneficioso para aliviar la ansiedad competitiva en deportes que requieren altos niveles de concentración, ya que reduce la liberación de cortisol inducida por el estrés físico o emocional, como se vio en la investigación publicada en la revista *Physical Activity and Nutrition* en 2024. Asimismo, mejora el estado del sistema nervioso, la función cognitiva y la atención e induce un estado de relajación sin somnolencia.

GABA

El GABA es el principal neurotransmisor sedante y su función es reducir la actividad neuronal excesiva, por lo que ayuda a calmar la mente y el cuerpo. Por ese motivo, recomiendo su consumo sobre todo en personas que sufren problemas de sueño (como despertares nocturnos) y cuyo estrés aumenta cuando duermen mal o están muy ansiosos durante el día. Esto se debe a que el GABA disminuye las ondas beta —las ondas cerebrales asociadas con la hiperactividad y el estrés mental— y aumenta las onda alfa —las que nos ayudan a que nuestro sistema nervioso esté más relajado y enfocado.

Además, durante periodos de estrés puede ayudar a mantener la inmunidad de las mucosas, es decir, favorecer las defensas. De modo que, si cuando estás sometido a mucho estrés, acostumbras a enfermar, tienes faringitis o resfriados, te recomiendo su consumo en dosis adecuadas. Estas oscilan entre 250 y 750 miligramos divididos en tres dosis, aunque recomiendo comenzar por dosis más bajas. Asimismo, puede combinarse con magnesio, melatonina u otros suplementos, según el caso, para aumentar su eficacia.

Lo ideal sería tomar, como se suele encontrar en el mercado, un suplemento que contenga una combinación de algunos de estos componentes para así, en las dosis adecuadas, potenciar sus efectos.

De todas formas, **mi recomendación no es que tomes absolutamente todo lo que te he mencionado.** En cambio, te sugiero que trates en primer lugar de poner en práctica todos los hábitos y herramientas de los que te he hablado en este libro y, en especial, en este último capítulo. Si aun así no es suficiente, o sigues con niveles altos de ansiedad y fatiga y tienes síntomas de desequilibrio del sistema nervioso, entonces sí que puedes **ayudarte de algún suplemento en la dosis adecuada y recetado siempre por un profesional** especialista en el tema. Así lograrás potenciar sus efectos y estar en calma, enfocado, relajado, con más energía y menos desequilibrios hormonales, autoinmunes o patológicos que puedan afectar tu calidad de vida.

EPÍLOGO

Volver al origen: desde el cortisol al equilibrio

Este libro no nació para resolver todos tus problemas ni para que lo tengas todo bajo control. Todo lo que comparto contigo **aquí no es una fórmula mágica, sino una invitación a escuchar tu cuerpo para entenderlo y conseguir un estado de sanación desde el origen, desde la raíz y desde lo más profundo**; para que pongas nombre a eso que sientes, para que entiendas cómo tu cuerpo es, en realidad, un conjunto de sistemas hormonales que se interconectan entre sí y que tú tienes en tus manos herramientas para conseguir equilibrarlos.

Quiero que sepas que no necesitas más fuerza de voluntad, más dietas ni más exigencias. Solo necesitas volver a ti.

Durante años, **nos han dicho que el estrés es el malo de la película**; que el estrés es **inevitable** y forma parte de ser un trabajador, un profesional o simplemente un humano en estos tiempos; que todo es culpa del estrés **porque no sabemos gestionarlo**; que el cansancio es normal, que estar **inflamados o tener problemas digestivos** forma parte de la personalidad autoexigente y que no pasa nada, que está todo en nuestra cabeza, y que solo es «estrés» —o distrés, diríamos para ser más precisos—. Y ahí terminan las respuestas o herramientas que nos dan.

Pero no.

Si has llegado hasta aquí, ahora más que nunca sabes que esto no es así. El cortisol, esta hormona de la que tanto hablamos, es mucho más que solo «estrés». **Ahora ya sabes que el cortisol es la voz fisiológica de tu cuerpo pidiendo auxilio, una pausa, ser escuchado y equilibrado.** Es una señal que te informa de cómo estás regulando tu energía, tu inflamación, tu sistema digestivo, hormonal y emocional.

Mi deseo es que este libro haya sido un mapa.

Deseo que, al recorrer este camino juntos, hayas sentido claridad, alivio y, sobre todo, que hayas logrado entender tu biología. Probablemente ya no eres el mismo que comenzó estas páginas. Estoy segura de que, al menos, eres más consciente. Y eso es lo que más me importa que te lleves de este libro; es un regalo para ti. **Recuerda que no se trata de hacerlo perfecto, sino de volver a ti con conciencia y compasión.**

No te exijas más de la cuenta; tu cuerpo tiene sus límites, aunque aún no los percibas.

Entender que tu energía, tu piel, tu digestión, tu deseo sexual y tu capacidad de descansar y disfrutar están conectadas entre sí es algo maravilloso. **Todo, absolutamente todo, tiene un origen.**

Este libro es mi forma de abrazarte en medio del caos. Ojalá haya sido una forma de **volver a ti**.

Pero esto no termina aquí. A diario sigo acompañando a mujeres y a hombres como tú, que deciden mirar hacia dentro, sanar desde el origen, frenar en este mundo acelerado y reconectar consigo mismos, que quieren bajar sus niveles de cortisol no solo para dormir mejor o para desinflamarse, sino para habitar su vida con presencia y energía real, y disfrutar de las pequeñas cosas.

Si este libro ha resonado contigo, te invito a dar el siguiente paso: a profundizar e integrarlo en tu cuerpo y a vivirlo en comunidad. A través de las redes, eventos, *newsletter*, etc. divulgo herramientas prácticas, rituales, reflexiones y nuevas investigaciones desde un enfoque médico funcional e integral. Es un espacio seguro para seguir caminando juntos.

Porque sanar no es lineal, sino un proceso.

Te espero del otro lado. En equilibrio, pero con toda tu fuerza.

Con amor y ciencia,
DRA. VALENTINA STAMATI

BIBLIOGRAFÍA

Introducción

Alcalde, Sergi, «¿Qué son las benzodiacepinas y cuáles son sus riesgos?», *National Geographic España*, 17 de marzo de 2023. Disponible en: <https://www.nationalgeographic.es/ciencia/2022/12/benzodiacepinas-adiccion-ansioliticos-espana>.

Fiksdal, Alexander, *et al.*, «Associations between symptoms of depression and anxiety and cortisol responses to and recovery from acute stress», *Psychoneuroendocrinology*, 102, abril de 2019, pp. 44-52. Disponible en: <10.1016/j.psyneuen.2018.11.035>.

Jeremías, Cristina, *et al.*, *Uso y abuso de los ansiolíticos y depresivos*, Universidad de Barcelona, junio de 2017, pp. 1-14. Disponible en: <https://hdl.handle.net/2445/114220>.

Liu, Yun-Zi, Yun-Xia Wang y Jiang Chung-Lei, «Inflammation: The Common Pathway of Stress-Related Diseases», *Frontiers Human Neuroscience*, 11 (316), 20 de junio de 2017. Disponible en: <doi.org/10.3389/fnhum.2017.00316>.

Ministerio de Sanidad, Consumo y Bienestar Social. «Salud mental en datos: prevalencia de los problemas de salud y consumo de psicofármacos y fármacos relacionados a partir de registros clínicos de atención primaria», *Base de Datos Clínicos de Atención Primaria - BDCAP*, diciembre de 2020. Disponible en: <https://www.sanidad.gob.es/estadEstudios/estadisticas/estadisticas/estMinisterio/SIAP/Salud_mental_datos.pdf>.

Naciones Unidas, Informe de la Junta Internacional de Fiscalización de Estupefacientes correspondiente a 2021, *Junta Internacional de Fiscalización de Estupefacientes*, marzo de 2022, pp. 1-159. Disponible en: <https://www.incb.org/documents/Publications/AnnualReports/AR2021/Annual_Report/E_INCB_2021_1_spa.pdf>.

Organización Mundial de la Salud, «Trastornos de ansiedad», *Organización Mundial de la Salud*, 27 de septiembre de 2023. Disponible en: <https://www.who.int/es/news-room/fact-sheets/detail/anxiety-disorders>.

Rohleder, Nicholas, «Stress and inflammation - The need to address the gap in the transition between acute and chronic stress effects», *Psychoneuroendocrinology*, 105, julio de 2019, pp. 64-171. Disponible en: <doi.org/10.1016/j.psyneuen.2019.02.021>.

Zuo, Li, *et al.*, «Inflammaging and Oxidative Stress in Human Diseases: From Molecular Mechanisms to Novel Treatments», *International Journal of Molecular Sciences*, 20 (18), 10 de septiembre de 2019, pp. 1-39. Disponible en: <doi.org/10.3390/ijms20184472>.

Capítulo 1

Alegría-Torres, Jorge Alejandro, Andrea Baccarelli y Valentina Bollati, «Epigenetics and Lifestyle», *Epigenomics*, 3 (3), 30 de junio de 2011, pp. 267-277. Disponible en: <doi.org/10.2217/epi.11.22>.

American Psychological Association, «How stress affects your health»,

American Psychological Association, 21 de octubre de 2024. Disponible en: <https://www.apa.org/topics/stress/health>.

American Psychological Association, «Stress effects on the body», *American Psychological Association*, 21 de octubre de 2024. Disponible en: <https://www.apa.org/topics/stress/body>.

Avena, Nicole M., Pedro Rada y Bartley G. Hoebel, «Evidence for sugar addiction: behavioral and neurochemical effects of intermittent, excessive sugar intake», *Neuroscience & Biobehavioral Reviews*, 32 (1), 18 de mayo de 2007, pp. 20-39. Disponible en: <https://doi.org/10.1016/j.neubiorev.2007.04.019>.

Basak Engin, Ayse, «Circadian Rhythms in Diet-Induced Obesity», en: Atilla Engin (ed.), *Obesity and Lipoxicity*, Springer, 960, 2017, pp. 19-52. Disponible en: <https://doi.org/10.1007/978-3-319-48382-5_2>.

Delabos, Dr. Alain, *Mincir sur mesure grâce à la chrono-nutrition*, Albin Michel, 2005. [Hay trad. cast.: *Adelgazar a medida gracias a la crononutrición*, De Vecchi, 2006].

Endo, Michiko, Yumiko Nakanishi y Nobuyuki Miyatake, «The relation between insulin resistance and lifestyle in Japanese female university students», *Acta Medica Okayama*, 65 (2), junio de 2011, pp. 199-204. Disponible en: <http://doi.org/10.18926/AMO/46632>.

Franzago, Marica, et al., «Chrono-Nutrition: Circadian Rhythm and Personalized Nutrition», *International Journal of Molecular Sciences*, 24 (3), 29 de enero de 2023, pp. 1-17. Disponible en: <https://doi.org/10.3390/ijms24032571>.

Franzago, Marica, et al., «Chrono-Nutrition: Circadian Rhythm and Personalized Nutrition», *International Journal of Molecular Sciences*, 24 (3), 29 de enero de 2023. Disponible en: <https://doi.org/10.3390/ijms24032571>.

Fuentes Broto, Lorena, «Sincronizando ritmos biológicos: base de una vida saludable a través de la luz, la alimentación y la actividad física en el momento adecuado», *Academia de Farmacia «Reino de Aragón»*, 25 abril de 2023, pp. 9-71. Disponible en: <https://www.academiadefarmaciadearagon.es/docs/Documentacion/Documentacion103.pdf>.

Garaulet, Marta, y Juan A. Madrid, «Chronobiology, genetics and metabolic syndrome», *Current Opinion in Lipidology*, 20 (2), abril de 2009, pp. 127-134. Disponible en: <doi: 10.1097/MOL.0b013e3283292399>.

Heijmans, Bastiaan T., *et al.*, «Persistent epigenetic differences asociated with prenatal exposure to famine in humans», *Proceedings of the National Academy of Sciences of the United States of America*, 105 (44), 4 de noviembre de 2008, pp. 17046-17049. Disponible en: <doi.org/10.1073/pnas.0806560105>.

Hertoghe, Thierry, *The patient Hormone Handbook*, International Medical Publications, 2008.

Jamshed, Humaira, *et al.*, «Early Time-Restricted Feeding Improves 24-Hour Glucose Levels and Affects Markers of the Circadian Clock, Aging, and Autophagy in Humans», *Nutrients*, 11 (6), 30 de mayo de 2019. Disponible en: <https://doi.org/10.3390/nu11061234>.

Leproult, Rachel, Ulf Holmbäck y Eve Van Cauter, «Circadian misalignment augments markers of insulin resistance and inflammation, independently of sleep loss», *Diabetes,* 63 (6), 15 de mayo de 2014, pp. 1860-1869. Disponible en: <https://diabetesjournals.org/diabetes/article/63/6/1860/34298/Circadian-Misalignment-Augments-Markers-of-Insulin>.

Pedrero Morera, Luis, *et al.*, «Biomarcadores en la medición del estrés: una revisión sistemática», *Ansiedad y Estrés*, 25 (1), enero-junio de 2019, pp. 49-58. Disponible en: <https://doi.org/10.1016/j.anyes.2019.02.001>.

Queiroz, Jessica do Nascimento, *et al.*, «Time-restricted eating and circadian rhythms: the biological clock is ticking», *Critical Re-*

views in Food Science and Nutrition, 61 (17), 14 de julio de 2020, pp. 2863-2875. Disponible en: <https://doi.org/10.1080/10408398.2020.1789550>.

Shah, Khushi, Ruchi Kumari y Mukul Jain, «Unveiling stress markers: A systematic review investigating psychological stress biomarkers», *Developmental Psychobiology*, 66 (5), 29 de abril de 2024. Disponible en: <https://doi.org/10.1002/dev.22490>.

Watson, N. F., *et al.*, «Transcriptional Signatures of Sleep Duration Discordance in Monozygotic Twins», *Sleep Research Society*, 40 (1), 1 de enero de 2017. Disponible en: <doi: 10.1093/sleep/zsw019>.

Capítulo 2

Adolfo Elena, Dr. Gustavo, «Estrés: desarrollo histórico y definición», *Revista Argentina de Anestesiología*, 60 (6), 2002, pp. 350-353. Disponible en: <https://www.anestesia.org.ar/search/articulos_completos/1/1/279/c.pdf>.

Encyclopedia Britannica, «Hippocrates», *Encyclopedia Britannica*, 9 de mayo de 2025. Disponible en: <https://www.britannica.com/biography/Hippocrates>.

Guillermo Suárez, Dr. Enrique, *Vivir sin miedo: Guía práctica para descubrir una nueva manera de vivir sin pánico, fobias, miedos o ansiedad*, publicación independiente, 2021.

Lazarus, Richard S., y Susan Folkman, *Estrés y procesos cognitivos*, Barcelona, Martínez Roca, 1986.

MCN Biografías, «Cannon, Walter Bradford (1871-1945). El pionero de la homeostasis y la psicología fisiológica», 2025. Disponible en: <https://mcnbiografias.com/app-bio/do/cannon-walter-bradford>.

Normandin, Sebastian, «Claude Bernard and an introduction to the study of experimental medicine: "physical vitalism", dialectic, and epistemology», *Journal of the History of Medicine and Allied Sciences*, 62 (4), octubre de 2007, pp. 495-528. Disponible en: <doi: 10.1093/jhmas/jrm015>.

Selye, Hans, *The Stress of Life*, McGraw Hill, 1958.

Villanueva-Meyer, Marco, «Thomas Sydenham (1624-1689): El "Hipócrates inglés"», *Galenus*, 25 de octubre de 2011, pp. 80-81. Disponible en: <https://www.galenusrevista.com/thomas-syde nham/>.

Capítulo 3

Ardila, Enrique, «Las publicaciones en endocrinología», *Revista Colombiana de Endocrinología, Diabetes y Metabolismo*, 2 (1), febrero de 2015. Disponible en: <https://revistaendocrino.org/index.php/rcedm/article/view/63/118%5C>.

Campagne, D. M., «Terapéutica en AP. El tratamiento con dehidroepiandrosterona», *Medicina de Familia. SEMERGEN*, 33 (6), junio de 2007, pp. 293-295. Disponible en: <doi: 10.1016/S1138-3593(07)73898-4>.

Cunanan, Aaron J., *et al.*, «The general adaptation syndrome: A foundation for the concept of periodization», *Sports Medicine*, 48, 6 de enero de 2018, pp. 787-797. Disponible en: <doi:10.1007/s40279-017-0855-3>.

De la Caridad Casanova Moreno, Maria, *et al.*, «Hans Hugo Bruno Selye y el estrés, hito en la historia de la Medicina moderna», *Gaceta Médica Espirituana*, 25 (2), 2023. Disponible en: <http://scielo.sld.cu/scielo.php?script=sci_arttext&pid=S1608-89212023000200009>.

Duval, Fabrice, Félix González y Hassen Rabia, «Neurobiología del estrés», *Revista Chilena de Neuro-psiquiatría*, 48 (4), diciembre de

2010, pp. 307-318. Disponible en: <http://dx.doi.org/10.4067/S0717-92272010000500006>.

Gómez González, Beatriz, y Alfonso Escobar Izquierdo, «Neuroanatomía del estrés», *Revista Mexicana de Neurociencia*, 3 (5), pp. 273-282. Disponible en: <https://previous.revmexneurociencia.com/wp-content/uploads/2014/07/Nm0025-04.pdf>.

Jackson, Mark, «Evaluating the Role of Hans Selye in the Modern History of Stress», en: David Cantor y Edmund Ramsden (eds.), *Stress, Shock, and Adaptation in the Twentieth Century*, Rochester (NY): University of Rochester Press, 2014.

Jácome Roca, Alfredo, «Estrés y enfermedad: Enfoque psiconeuroinmunoendocrino», *Revista Medicina* (Bogotá), 32 (3), 11 de septiembre de 2010, pp. 223-236. Disponible en: <https://revistamedicina.net/index.php/Medicina/article/view/90-5>.

Miller, Christopher W. T., «The impact of stress within and across generations: neuroscientific and epigenetic considerations», *Harvard Review of Psychiatry*, 29 (4), julio-agosto de 2021, pp. 303-317. Disponible en: <doi: 10.1097/HRP.0000000000000300>.

Ministerio de Sanidad, Consumo y Bienestar Social, «Salud mental en datos: prevalencia de los problemas de salud y consumo de psicofármacos y fármacos relacionados a partir de registros clínicos de atención primaria», *Base de Datos Clínicos de Atención Primaria - BDCAP*, diciembre de 2020. Disponible en: <https://www.sanidad.gob.es/estadEstudios/estadisticas/estadisticas/estMinisterio/SIAP/Salud_mental_datos.pdf>.

Shane-McWorther, Laura, «Deshidroepiandrosterona (DHEA)», *Manual MSD Versión para público general*, marzo de 2024. Disponible en: <https://www.msdmanuals.com/es/hogar/temas-especiales/complementos-diet%C3%A9ticos-y-vitaminas/deshidroepiandrosterona-dhea>.

Capítulo 4

Aktaş, Gülfidan Kurt, y Vesile Eskici İlgin, «The effect of deep breathing exercise and 4-7-8 breathing techniques applied to patients after bariatric surgery on anxiety and quality of life», *Obesity Surgery*, 33, 8 de diciembre de 2022, pp. 920-929. Disponible en: <https://doi.org/10.1007/s11695-022-06405-1>.

C. Segerstrom, Suzanne, y Gregory E. Miller, «Psychological stress and the human immune system: A meta-analytic study of 30 years of inquiry», *Psychological Bulletin*, 130 (4), julio de 2004, pp. 601-630. Disponible en: <https://doi.org/10.1037/0033-2909.130.4.601>.

Chen, Yinwei, Jinghua Zhou y Li Wang, «Role and mechanism of gut microbiota in human disease», *Frontiers Cellular and Infection Microbiology*, 11, 17 de marzo de 2021. Disponible en: <https://doi.org/10.3389/fcimb.2021.625913>.

Ibarra Camacho, Francisco Daniel, *et al.*, «Inflamación crónica de bajo grado y riesgo cardiovascular», *Revista Latinoamericana de Hipertensión*, 17 (3), 25 de junio de 2022, pp. 235-239. Disponible en: <http://doi.org/10.5281/zenodo.6983506>.

León-Pedroza, José Israel, *et al.*, «Inflamación sistémica de grado bajo y su relación con el desarrollo de las enfermedades metabólicas: de la evidencia molecular a la aplicación clínica», *Cirugía y Cirujanos*, 83 (6), noviembre-diciembre de 2015, pp. 543-551. Disponible en: <https://doi.org/10.1016/j.circir.2015.05.041>.

Ma, Xiao, *et al.*, «The effect of diaphragmatic breathing on attention, negative affect and stress in healthy adults», *Frontiers in Psychology*, 8, (874), 2017. Disponible en: <https://doi.org/10.3389/fpsyg.2017.00874>.

Martín, Arturo Sáenz-San, *et al.*, «Proteína C reactiva, aspectos cardiovasculares de una proteína de fase aguda: una actualización para el médico», *Archivos de Cardiología de México*, 92 (4), 2 de febrero de 2024, pp. 191-202. Disponible en: <doi: 10.24875/ACM.23000032>.

Moya-García, Mariana Belén, y Mora-Jiménez, Alondra Guadalupe, «Microbiota intestinal y su influencia sobre inflamación crónica de bajo grado y enfermedades cardiovasculares: revisión narrativa de la literatura», *Ósmosis Revista Médica Estudiantil*, 4 (4), 26 de junio de 2025, pp. 51-59. Disponible en: <http://revistaosmosis.udg.mx/index.php/rc/article/view/79>.

Rodríguez, Ana Carina, «La técnica de respiración "4-7-8" del Dr. Weil para quedarte dormido en menos de 60 segundos», *Moncloa*, 3 de julio de 2025. Disponible en: <https://www.moncloa.com/2025/07/03/tecnica-respiracion-4-7-8-3244435/>.

Sanhueza Catalán, Julio, Samuel Durán Agüero y Jairo Torres García, «Los ácidos grasos dietarios y su relación con la salud», *Nutrición Hospitalaria*, 32 (3), 2015, pp. 1362-1375. Disponible en: <doi: 10.3305/nh.2015.32.3.9276>.

Valenzuela, Antonio, *Estimula tu nervio vago: La clave para combatir el estrés, mejorar la digestión y reducir la inflamación*, Alienta, 2024.

WebMD Editorial Contributors, «What to know about 4-7-8 breathing», *WebMD*, 27 de junio de 2023. Disponible en: <https://www.webmd.com/balance/what-to-know-4-7-8-breathing>.

Capítulo 5

Adam, Tanja C., y Elissa S. Spel, «Stress, eating and the reward system», *Physiology & Behavior*, 91 (4), 24 de julio de 2007, pp. 449-458. Disponible en: <doi:10.1016/j.physbeh.2007.04.011>.

Chahri, Nadia, «El eje intestino-cerebro: la conexión entre la microbiota y la salud mental», *ADNInstitut*, 2 de febrero de 2025. Disponible en: <https://www.adninstitut.com/el-eje-intestino-cerebro-la-conexion-entre-la-microbiota-la-salud-mental-n-79-es>.

Cortés Romero, Celso Enrique, *et al.*, «Estrés y cortisol: implicaciones en la ingesta de alimento», *Revista Cubana de Investigaciones Biomédicas*, 37 (3), septiembre de 2018, pp. 1-15. Disponible en: <http://scielo.sld.cu/scielo.php?script=sci_arttext&pid=S0864-03002018000300013>.

Delgado Mendoza, Roberth Fernando, Dayana Jamileth Aguayo Palma y Nereida Josefina Valero Cedeño, «Cortisol y metabolismo glucídico en adultos», *Enfermería Investiga*, 7 (4), 3 de diciembre de 2022, pp. 68-73. Disponible en: <https://doi.org/10.31243/ei.uta.v7i4.1870.2022>.

Elejalde Guerra, J. L., «Estrés oxidativo, enfermedades y tratamientos antioxidantes», *Anales de Medicina Interna*, 18 (6), 2001, pp. 326-335. Disponible en: <https://scielo.isciii.es/scielo.php?script=sci_arttext&pid=S0212-71992001000600010&lng=es&nrm=iso&tlng=es>.

Eugene, Andy R., y Jolanta Masiak, «The Neuroprotective Aspects of Sleep», *MEDtube science*, 3 (1), marzo de 2015, pp. 35-40. Disponible en: <https://pmc.ncbi.nlm.nih.gov/articles/PMC4651462/pdf/nihms734829.pdf>.

Fundación Favaloro Hospital Universitario, «Por qué la microbiota intestinal afecta el estado de ánimo», *Fundación Favaloro*, 10 de junio de 2021. Disponible en: <https://www.fundacionfavaloro.org/por-que-la-microbiota-intestinal-afecta-el-estado-de-animo/>.

García-Eguren, Guillermo, *et al.*, «Chronic hypercortisolism causes more persistent visceral adiposity than HFD-induced obesity», *Journal of Endocrinology*, 242 (2), agosto de 2019, pp. 65-77. Disponible en: <https://doi.org/10.1530/JOE-19-0168>.

Graubard, Rachel, Ariadna Pérez-Sánchez y Rajani Katta, «Stress and skin: an overview of mind body therapies as a treatment strategy in dermatology», *Dermatology Practical & Conceptual*, 11 (4), 28 de septiembre de 2021, pp. 1-7. Disponible en: <doi: 10.5826/dpc.1104a91>.

Instituto Nacional del Corazón, los Pulmones y la Sangre (NHLBI), «De un vistazo: sueño saludable», *Instituto Nacional del Corazón*, enero de 2013. Disponible en: <https://www.nhlbi.nih.gov/es/resources/de-un-vistazo-sueno-saludable-glance-healthy-sleep-spanish>.

Li, Huawei, *et al.*, «Effects of regulating gut microbiota on the serotonin metabolism in the chronic unpredictable mild stress rat model», *Neurogastroenterology & Motility*, 31 (10), 19 de julio de 2019, pp. 1-13. Disponible en: <https://doi.org/10.1111/nmo.13677>.

Mayo Clinic, «Depresión y ansiedad: hacer ejercicio puede aliviar los síntomas», *Mayo Clinic*, 16 de marzo de 2024. Disponible en: <https://www.mayoclinic.org/es/diseases-conditions/depression/in-depth/depression-and-exercise/art-20046495#:~:text=Hacer%20ejercicio%20con%20regularidad%20puede,mejorar%20tu%20sensaci%C3%B3n%20de%20bienestar>.

Mazgelytė, Eglė, y Dovilė Karčiauskaitė, «Cortisol in metabolic syndrome», *Advances in Clinical Chemistry*, 123, 24 de junio de 2024, pp. 129-156. Disponible en: <doi:10.1016/bs.acc.2024.06.008>.

National Institute of Child Health and Human Development, «¿Qué es el sueño REM?», 2018. Disponible en: <https://espanol.nichd.nih.gov/salud/temas/sleep/informacion/REM>.

National Institute of Neurological Disorders and Stroke, «Brain basics: understanding sleep», *National Institute of Neurological Disorders and Stroke*, 5 de septiembre de 2024. Disponible en: <https://www.ninds.nih.gov/health-information/public-education/brain-basics/brain-basics-understanding-sleep>.

Oschman, James L., Gaétan Chevalier y Richard Brown, «The effects of grounding (earthing) on inflammation, the immune response, wound healing, and prevention and treatment of chronic inflammatory and autoimmune diseases», *Journal of Inflam-*

mation Research, 8, 24 de marzo de 2015, pp. 83-96. Disponible en: <http://dx.doi.org/10.2147/JIR.S69656>.

Soca, Gabriel, «Grounding o earthing: Beneficios de conectarse con la tierra», *Gaia Español*, 3 de marzo de 2025. Disponible en: <https://www.gaia.com/es/article/grounding-conectarse-con-la-tierra>.

Spiegel, Karine, Rachel Leproult y Eve van Cauter, «Impact of sleep debt on metabolic and endocrine function», *Lancet*, 354 (9188), 23 de octubre de 1999, pp. 1435-1439. Disponible en: <https://doi.org/10.1016/S0140-6736(99)01376-8>.

Strandwitz, Philip, «Neurotransmitter modulation by the gut microbiota», *Brain Research*, 1693 (parte B), 15 de agosto de 2018, pp. 1-14. Disponible en: <https://doi.org/10.1016/j.brainres.2018.03.015>.

Talbott, Shawn, y William Kraemer (prolog.), *The cortisol connection: why stress makes you fat and ruins your health – and what you can do about it*, Hunter House, 2007.

Varela-Trinidad, Gael Urait, *et al.*, «Probiotic: protecting our health from the gut», *Microorganisms*, 10 (7), 14 de julio de 2022, pp. 1-43. Disponible en: <https://doi.org/10.3390/microorganisms10071428>.

Velayos, J. L., *et al.*, «Bases anatómicas del sueño», *Anales del Sistema Sanitario de Navarra*, 30 (1), 2007, pp. 7-17. Disponible en: <https://recyt.fecyt.es/index.php/ASSN/article/view/2093/1522>.

Villalobos-Orozco, Mervin W., «Alteración de la microbiota intestinal y su relación con enfermedades gastrointestinales y hepatobiliares», *Hepatología*, 4 (1), enero-abril de 2023, pp. 75-89. Disponible en: <https://doi.org/10.52784/27112330.168>.

VV. AA., *Manual diagnóstico y estadístico de los trastornos mentales* (DSM-5), 5.ª ed., Asociación Americana de Psiquiatría, Editorial Médica Panamericana, 2014. Disponible en: <https://www.federaciocatalanatdah.org/wp-content/uploads/2018/12/dsm5-

manualdiagnsticoyestadisticodelostrastornosmentales-161006005112.pdf>.

Worth, Tammy, «Sleep is essential – researchers are trying to work out why», *Nature*, 9 de abril de 2009. Disponible en: <https://www.nature.com/articles/d41586-025-00964-w>.

Capítulo 6

Almahayni, Omar, y Lucy Hammond, «Does the Wim Hof Method have a beneficial impact on physiological and psychological outcomes in healthy and non-healthy participants? A systematic review», *Plos One*, 19 (3), 13 de marzo de 2024, pp. 1-19. Disponible en: <https://doi.org/10.1371/journal.pone.0286933>.

Fernández-Cuadros, M. E., *et al.*,«Fibromialgia, disfunción mitocondrial, estrés oxidativo e inflamación: ozono como tratamiento multidiana. Caso clínico y revisión de la literatura», *Revista de la Sociedad Española del Dolor*, 30 (4), 7 de octubre de 2024, pp. 258-264. Disponible en: <doi: 10.20986/resed.2023.3987/2022>.

Ferrer, Miguel D., *et al.*, «The double edge of reactive oxygen species as damaging and signaling molecules in HL60 cell culture», *Cellular Physiology and Biochemistry: International Journal of Experimental Cellular Physiology, Biochemistry, and Pharmacology*, 25 (2-3), 12 de enero de 2010, pp. 241-252. Disponible en: <https://doi.org/10.1159/000276558>.

Haas, Richard H., *et al.*, «Enfermedad mitocondrial: abordaje práctico para los médicos», *Pediatrics*, 64 (6), diciembre de 2007, pp. 321-328. Disponible en: <https://www.elsevier.es/es-revista-pediatrics-10-articulo-enfermedad-mitocondrial-abordaje-practico-medicos-13114053>.

Hof, Wim, *The Wim Hof method: Activate your potential, transcend your limits*, Random House UK, 2020. [Hay trad. cast.: *El método Wim Hof*, Gaia, 2021].

Kouda, Katsuyasu, y Masayuki Iki, «Beneficial effects of mild stress (hormetic effects): dietary restriction and health», *Journal of Physiological Anthropology*, 29 (4), 31 de julio de 2010, pp. 127-132. Disponible en: <https://doi.org/10.2114/jpa2.29.127>.

Kyriazis, Mario, Lama Swas y Tetiana Orlova, «The Impact of Hormesis, Neuronal Stress Response, and Reproduction, upon Clinical Aging: A Narrative Review», *Journal of Clinical Medicine*, 12 (5433), 21 de agosto de 2023, pp. 1-16. Disponible en: <https://doi.org/10.3390/jcm12165433>.

Laukkanen, Tanjaniina, «Association Between Sauna Bathing and Fatal Cardiovascular and All-Cause Mortality Events», *JAMA Internal Medicine*, 175 (4), 2015, pp. 542-548. Disponible en: <doi:10.1001/jamainternmed.2014.8187>.

López Diazguerrero, Norma Edith, *et al.*, «Hormesis: lo que no mata, fortalece», *Gaceta Médica de México*, 149 (4), 2013, pp. 438-447. Disponible en: <https://www.anmm.org.mx/GMM/2013/n4/GMM_149_2013_4_438-447.pdf>.

Mi Sistema Immune, «Salud mitocondrial, salud inmunitaria», 29 de marzo de 2022, *Mi Sistema Inmune*. Disponible en: <https://www.misistemainmune.es/inmunologia/salud-inmune/salud-mitocondrial-salud-inmunitaria>.

Naviaux, Robert K., «Metabolic features of the cell danger response», *Mithocondrion*, 16, mayo de 2014, pp. 7-17. Disponible en: <https://doi.org/10.1016/j.mito.2013.08.006>.

Olsson, Regan, «¿Es la fatiga suprarrenal una enfermedad real?», *Banner Health*, 6 de octubre de 2023. Disponible en: <https://www.bannerhealth.com/es/healthcareblog/teach-me/is-adrenal-fatigue-a-real-disease>.

Pontzer, Herman, *et al.*, «Energy expenditure and activity among Hadza hunter-gatherers», *American Journal of Human Biology*, 27

(5), 30 de marzo de 2015, pp. 628-637. Disponible en: <doi: 10. 1002/ajhb.22711>.

Rodríguez, Eva María, «Entrenamiento HIIT: ¿en qué consiste y cuáles son sus beneficios?», 6 de julio de 2023. Disponible en: <https://mejorconsalud.as.com/entrenamiento-hiit-beneficios/>.

Sureda, Antoni, «Ejercicio físico y estrés oxidativo: una espada de doble filo», *Sociedad Española de Bioquímica y Biología Molecular*, septiembre de 2018. Disponible en: <http://dx.doi.org/10.18 567/sebbmdiv_RPC.2018.09.1>.

Tan, Dun-xian, *et al.*, «Mechanistic and comparative studies of melatonin and classic antioxidants in terms of their interactions with the ABTS cation radical», *Journal of Pineal Research*, 34 (4), 26 de marzo de 2003, pp. 249-259. Disponible en: <https://doi.org/ 10.1034/j.1600-079X.2003.00037.x>.

Wiertsema, Selma P., *et al.*, «The Interplay between the Gut Microbiome and the Immune System in the Context of Infectious Diseases throughout Life and the Role of Nutrition in Optimizing Treatment Strategies», *Nutrients*, 13 (3), 886, 9 de marzo de 2021. Disponible en: <https://doi.org/10.3390/nu13030886>.

Capítulo 7

Adiego Vela, María Pilar, «Cambios fisiológicos del intestino relacionados con la absorción de nutrientes», *Ocronos*, 6 (3): 204, marzo de 2025. Disponible en: <https://revistamedica.com/cambios-intestino-relacionados-absorcion-nutrientes/>.

Al Dera, Hussain, *et al.*, «Leaky gut biomarkers in casein- and gluten-rich diet fed rat model of autism», *Translational Neuroscience*, 12 (1), 31 de diciembre de 2021, pp. 601-610. Disponible en: <https://doi.org/10.1515/tnsci-2020-0207>.

Alemán, Ricardo Santos, Marvin Moncada y Kayanush J. Aryana, «Leaky Gut and the Ingredients That Help Treat It: A Review»,

Molecules, 28 (2) 619, 7 de enero de 2023, pp. 1-34. Disponible en: <https://doi.org/10.3390/molecules28020619>.

Bello, Rita, «Emociones y microbiota, ¿qué relación tienen?», *Cuaderno Emociona*, 24 de marzo de 2021. Disponible en: <https://cuadernoemociona.espacioemociona.com/microbiota-emociones/>.

Berlanga Rubio, Nerea, *et al.*, «La zonulina como marcador de permeabilidad intestinal», *Revista Sanitaria de Investigación*, 4 (1), 8 de enero de 2023. Disponible en: <https://revistasanitariadeinvestigacion.com/la-zonulina-como-marcador-de-permeabilidad-intestinal/>.

Carabotti, Marilia, *et al.*, «The gut-brain axis: interactions between enteric microbiota, central and enteric nervous systems», *Annals of Gastroenterology*, 28 (2), 2015, pp. 203-209. Disponible en: <https://pmc.ncbi.nlm.nih.gov/articles/PMC4367209/>.

Chen, Ron, *et al.*, «Effects of polysaccharide from Pueraria lobata on gut microbiota in mice», *International Journal of Biological Macromolecules*, 158, 1 de septiembre de 2020, pp. 740-749. Disponible en: <https://doi.org/10.1016/j.ijbiomac.2020.04.201>.

Collado Yurrita, Luis, «Nuestra salud empieza en los intestinos», *The Conversation*, 17 de mayo de 2020. Disponible en: <https://theconversation.com/nuestra-salud-empieza-en-los-intestinos-132450>.

Cryan, John F., y Timothy G. Dinan, «Mind-altering microorganisms: the impact of the gut microbiota on brain and behaviour», *Nature Reviews Neuroscience*, 13, 12 de septiembre de 2012, pp. 701-712. Disponible en: <https://doi.org/10.1038/nrn3346>.

Furness, John B., *et al.*, «The enteric nervous system and gastrointestinal innervation: integrated local and central control», en «Microbial Endocrinology: The Microbiota-Gut-Brain Axis in Health and Disease», *Advances in Experimental Medicine and Biology*, 817, 9 de junio de 2014, pp. 39-71. Disponible en: <https://doi.org/10.1007/978-1-4939-0897-4_3>.

Gracia Bonafonte, Enrique Mariano, *et al.*, «Impacto del estrés en la microbiota intestinal. Una mirada en profundidad», *Ocronos*, 7 (4), abril de 2024. Disponible en: <https://revistamedica.com/impacto-estres-microbiota-intestinal/>.

Gravina, Antonietta Gerarda, *et al.*, «*Hericium erinaceus*, a medicinal fungus with a centuries-old history: Evidence in gastrointestinal diseases», *World Journal of Gastroenterology*, 29 (20), 28 de mayo de 2023, pp. 3048-3065. Disponible en: <10.3748/wjg.v29.i20.3048>.

Khoshbin, Katayoun, y Michael Camilleri. «Effects of dietary components on intestinal permeability in health and disease», *American Journal Physiology – Gastrointestinal and Liver Physiology*, 319 (5), 3 de noviembre de 2020. Disponible en: <https://doi.org/10.1152/ajpgi.00245.2020>.

Magne, Fabien, *et al.*, «The Firmicutes/Bacteroidetes Ratio: A Relevant Marker of Gut Dysbiosis in Obese Patients?», *Nutrients*, 12 (1474), 19 de mayo de 2020, pp. 1-17, 1474. Disponible en: <https://doi.org/10.3390/nu12051474>.

National Institutes of Health, Office of Dietary Supplements, «Vitamina B12», *NIH*, 2 de enero de 2024. Disponible en: <https://ods.od.nih.gov/factsheets/VitaminB12-DatosEnEspanol/>.

Redondo, Lucía, y Olga Cuevas Fernández, *Remedios naturales al alcance de todos*, RBA, 2018.

Rowland, Ian, *et al.*, «Gut microbiota functions: metabolism of nutrients and other food components», *European Journal of Nutrition*, 57, 9 de abril de 2017, pp. 1-24. Disponible en: <https://doi.org/10.1007/s00394-017-1445-8>.

Rutsch, Andrina, Johan B. Kantsjö y Francesca Ronchi, «The Gut-Brain Axis: How Microbiota and Host Inflammasome Influence Brain Physiology and Pathology», *Frontiers in Immunology*, 11, 10 de diciembre de 2020. Disponible en: <https://doi.org/10.3389/fimmu.2020.604179>.

Schade, Stanley G., Richard J. Cohen y Marcel E. Conrad, «Effect of hydrochloric acid on iron absorption», *The New England Journal of Medicine*, 279 (13), 26 de septiembre de 1968. Disponible en: <doi:10.1056/NEJM196809262791302>.

Serra, Jordi, «Microbiota intestinal [Intestinal microbiota]», *Atención Primaria*, 48 (6), junio-julio de 2016, pp. 345-346. Disponible en: <https://doi.org/10.1016/j.aprim.2016.04.003>.

Suárez, Juan Evaristo, «Microbiota autóctona, probióticos y prebióticos», *Nutrición Hospitalaria*, 31 (1), 2015, pp. 3-9. Disponible en: <https://www.redalyc.org/pdf/3092/309238517001.pdf>.

Tobar Soto, Leticia Cecilia, «Hipercortisolemia y estrés. Impacto en las funciones cognitivas», *Revista Científica UISRAEL*, 9 (1), 10 de enero de 2022, pp. 139-157. Disponible en: <https://doi.org/10.35290/rcui.v9n1.2022.497>.

Vancamelbeke, Maaike, y Séverine Vermeire, «The intestinal barrier: a fundamental role in health and disease», *Expert Review of Gastroenterology & Hepatology*, 11 (9), 26 de junio de 2017, pp. 821-834. Disponible en: <https://doi.org/10.1080/17474124.2017.1343143>.

Xu Longwei, *et al.*, «A Sedentary Lifestyle Changes the Composition and Predicted Functions of the Gut Bacterial and Fungal Microbiota of Subjects from the Same Company», *Current Microbiology*, 80 (368), 13 de octubre de 2023, pp. 1-13. Disponible en: <https://doi.org/10.1007/s00284-023-03480-0>.

Capítulo 8

Boudarene, M., J. J. Legros y M. Timsit-Berthier «Etude de la réponse de stress: rôle de l'anxiété, du cortisol et du DHEAs [Study of the stress response: role of anxiety, cortisol and DHEAs]», *L'Encephale*, 28 (2), abril de 2002, pp. 139-146. Disponible en: <doi: ENC-04-2002-28-2-0013-7006-101019-ART5>.

Casals, Gregori, *et al.*, «Recomendaciones para la medición de esteroides sexuales en la práctica clínica. Documento de posicionamiento SEQC/SEEN/SEEP», *Advances in Laboratory Medicine*, 4 (1), 24 de febrero de 2023, pp. 52-60. Disponible en: <https://doi.org/10.1515/almed-2023-0020>.

Erdélyi, Aliz, *et al.*, «The Importance of Nutrition in Menopause and Perimenopause-A Review», *Nutrients*, 16 (1), 21 de diciembre de 2023, pp. 1-21. Disponible en: <https://doi.org/10.3390/nu16010027>.

Luna de Oriente, «De la menopausia en adelante: La versión más sabia, fuerte y libre de ti», *Luna de Oriente*, 7 de junio de 2025. Disponible en: <https://lunadeoriente.com/blogs/noticias/de-la-menopausia-en-adelante-la-version-mas-sabia-fuerte-y-libre-de-ti#:~:text=La%20menopausia%20es%20una%20transici%C3%B3n%20natural%20que%20viene,nuevo%20equilibrio.%20Pero%20desde%20lo%20emocional%20y%20espiritual%E2%80%A6>.

Pacheco, Danielle, «Best temperature for sleep», *Sleep Foundation*, 29 de octubre de 2020. Disponible en: <https://www.sleepfoundation.org/bedroom-environment/best-temperature-for-sleep>.

Pasquali, Renato, *et al.*, «The hypothalamic-pituitary-adrenal axis activity in obesity and the metabolic syndrome», *Annals of the New York Academy of Science*, 1083 (1), 17 de noviembre de 2006, pp. 111-128. Disponible en: <https://doi.org/10.1196/annals.1367.009>.

Simon, James A., «Estrogen replacement therapy: effects on the endogenous androgen milieu», *Fertility and Sterility*, 77 (4), abril de 2002, pp. 77-82. Disponible en: <https://doi.org/10.1016/S0015-0282(02)02986-2>.

Wilson, Peter W. F., *et al.*, «Metabolic syndrome as a precursor of cardiovascular disease and type 2 diabetes mellitus», *Circulation*, 112 (20), 7 de noviembre de 2005, pp. 3066-3072. Disponible en: <https://doi.org/10.1161/CIRCULATIONAHA.105.539 528>.

Woods, Nancy Fugatd, Ellen Sullivan Mitchell y Kathleen Smith-Dijulio, «Cortisol levels during the menopausal transition and early postmenopause: observations from the Seattle Midlife Women's Health Study», *Menopause: The Journal of the Menopause Society*, 16 (4), julio de 2009, pp. 708-718. Disponible en: <10.1097/gme.0b013e318198d6b2>.

Xu, Haiyan, *et al.*, «Chronic inflammation in fat plays a crucial role in the development of obesity-related insulin resistance», *The Journal of Clinical Investigation*, 112 (12), 15 de diciembre de 2003, pp. 1821-1830. Disponible en: <10.1172/JCI19451>.

Capítulo 9

Akan, Otobong Donald, *et al.*, «Sirtfoods: New Concept Foods, Functions, and Mechanisms», *Foods*, 11 (19), 21 de septiembre de 2022, 2955. Disponible en: <https://doi.org/10.3390/foods11192955>.

Brusco, Herminia Alicia, *et al.*, *Histología Médico-práctica*, Editorial Médica Panamericana, 2025.

Buettner, Dan, y Sam Skemp, «Blue Zones: Lessons From the World's Longest Lived», *American Journal of Lifestyle Medicine*, 10 (5), 21 de marzo de 2016, pp. 318-321. Disponible en: <https://doi.org/10.1177/1559827616637066>.

Cantó, Carles, y Johan Auwerx, «Caloric restriction, SIRT1 and longevity», *Trends in Endocrinology & Metabolism*, 20 (7), septiembre de 2009, pp. 325-331. Disponible en: <10.1016/j.tem.2009.03.008>.

Clínica Universidad de Navarra, «La piel: capas, funciones y cuidados esenciales», *CUN*. Disponible en: <https://www.cun.es/escuela-salud/piel>.

Crowley, Emmet, *et al.*, «The Effect of Exercise Training Intensity on VO2max in Healthy Adults: An Overview of Systematic Reviews and Meta-Analyses», *Translational Sports Medicine*, 2022, 24 de febrero de 2022, pp. 1-10. Disponible en: <https://doi.org/10.1155/2022/9310710>.

Flor García, A., *et al.*, «Actualización en el tratamiento de la psoriasis», *Boletín Farmacoterapéutico de Castilla – La Mancha SESCAM*, 14 (1), 2013, pp. 1-8. Disponible en: <https://sanidad.castillalamancha.es/sites/sescam.castillalamancha.es/files/documentos/farmacia/psoriasis.pdf>.

Galiniak, Sabina, David Aebisher y Dorota Bartusik-Aebisher, «Health benefits of resveratrol administration», *Acta Biochimica Polonica*, 66 (1), 2019, pp. 13-21. Disponible en: <10.18388/abp.2018_2749>.

Graubard, Rachel, Ariadna Perez-Sanchez y Rajani Katta, «Stress and Skin: An Overview of Mind Body Therapies as a Treatment Strategy in Dermatology», *Dermatology Practical & Conceptual*, 1 (4), 28 de septiembre de 2021, pp. 1-7. Disponible en: <10.5826/dpc.1104a91>.

Guarente, Leonard, «Sirtuins, aging, and metabolism», *Cold Spring Harbor Symposia on Quantitative Biology*, 76, 2011, pp. 81-90. Disponible en: <10.1101/sqb.2011.76.010629>.

Hall, Larissa, y Robert Hart, «Role of corticosteroids in skin physiology and therapeutic potential of an 11β-HSD1 inhibitor: A review», *International Journal of Dermatology*, 63 (4), 25 de diciembre de 2023, pp. 443-454. Disponible en: <https://doi.org/10.1111/ijd.16967Z>.

Hussein, Ramadan S., *et al.*, «Influences on Skin and Intrinsic Aging: Biological, Environmental, and Therapeutic Insights», *Journal of Cosmetic Dermatology*, 24 (2), 27 de noviembre de 2024, pp. 1-9. Disponible en: <https://doi.org/10.1111/jocd.16688>.

Lee, Young Bok, Eun Jung Byun y Hei Sung Kim, «Potential Role of the Microbiome in Acne: A Comprehensive Review», *Journal of Clinical Medicine*, 8 (7) 987, 7 de julio de 2019, pp. 1-25. Disponible en: <https://doi.org/10.3390/jcm8070987>.

Polak, Karina, *et al.*, «Microbiome Modulation as a Therapeutic Approach in Chronic Skin Diseases», *Biomedicines*, 9 (10), 10 de octubre de 2021, 1436. Disponible en: <https://doi.org/10.3390/biomedicines9101436>.

Sandalova, Elena, *et al.*, «Alpha-ketoglutarate supplementation and BiologicaL agE in middle-aged adults (ABLE)-intervention study protocol», *GeroScience*, 45, 23 de mayo de 2023, pp. 2897-2907. Disponible en: <https://doi.org/10.1007/s11357-023-00813-6>.

Seko, Kazuki, y Michiyo Hirano, «Predictors and Importance of Social Aspects in Ikigai among Older Women», *International Journal of Environmental Research and Public Health*, 18 (16), 18 de agosto de 2021, 8718. Disponible en: <https://doi.org/10.3390/ijerph18168718>.

Selvarani, Ramasamy, Sabira Mohammed y Arlan Richardson, «Effect of rapamycin on aging and age-related diseases-past and future», *GeroScience*, 43, 10 de octubre de 2020, pp. 1135-1158. Disponible en: <https://doi.org/10.1007/s11357-020-00274-1>.

Sinha, Shivani, Gloria Lin y Katalin Ferenczi, «The skin microbiome and the gut-skin axis», *Clinics in Dermatology*, 39 (5), septiembre-octubre de 2021, pp. 829-839. Disponible en: <https://doi.org/10.1016/j.clindermatol.2021.08.021>.

Sociedad Española de Salud de Precisión, «mTOR: La Clave Molecular para prolongar la Salud durante el Envejecimiento», *SESAP*, 8 de enero de 2025. Disponible en: <https://sesap.eu/mtor-la-clave-molecular-para-prolongar-la-salud-durante-el-envejecimiento/>.

Soma, Mounica, y Satya Kumar Lalam, «The role of nicotinamide mononucleotide (NMN) in anti-aging, longevity, and its potential for treating chronic conditions», *Molecular Biology Reports*, 49,

20 de abril de 2022, pp. 9737-9748. Disponible en: <https://doi.org/10.1007/s11033-022-07459-1>.

Szlachcic, A., «The link between Helicobacter pylori infection and rosacea», *Journal of the European Academy of Dermatology & Venereology*, 16 (4), 28 de agosto de 2002, pp. 328-333. Disponible en: <https://doi.org/10.1046/j.1468-3083.2002.00497.x>.

Terao, Mika, *et al.*, «Local Glucocorticoid Activation by 11β-Hydroxysteroid Dehydrogenase 1 in Keratinocytes: The Role in Hapten-Induced Dermatitis», *The American Journal of Pathology*, 186 (6), junio de 2016, pp. 1499-1510. Disponible en: <https://doi.org/10.1016/j.ajpath.2016.01.014>.

Wang, Fang-Ying, y Ching-Chi Chi, «Rosacea, Germs, and Bowels: A Review on Gastrointestinal Comorbidities and Gut-Skin Axis of Rosacea», *Advances in Therapy*, 38, 28 de enero de 2021, pp. 1415-1424. Disponible en: <https://doi.org/10.1007/s12325-021-01624-x>.

Winer, Joseph R., *et al.*, «Sleep Disturbance Forecasts β-Amyloid Accumulation across Subsequent Years», *Current Biology*, 30 (21) 2 de noviembre de 2020, pp. 4291-4298. Disponible en: <https://doi.org/10.1016/j.cub.2020.08.017>.

Yaku, Keisuke, Keisuke Okabe y Takashi Nakagawa, «NAD metabolism: Implications in aging and longevity», *Ageing Research Reviews*, 47, noviembre de 2018, pp. 1-17. Disponible en: <https://doi.org/10.1016/j.arr.2018.05.006>.

Capítulo 10

Ferreri, Laura, *et al.*, «Dopamine modulations of reward-driven music memory consolidation», *Annals of The New York Academy of Sciences*, 1502 (1), 11 de julio de 2021, pp. 85-98. Disponible en: <https://doi.org/10.1111/nyas.14656>.

HealthDay, «El ejercicio produce un shock de dopamina que aumenta el estado de alerta y favorece el rendimiento cognitivo», *Infobae*, 17 de enero de 2024. Disponible en: <https://www.infobae.com/salud/2024/01/16/un-golpe-de-dopamina-podria-ser-el-impulsor-mental-del-ejercicio/>.

Traustadóttir, Tinna, Pamela R. Bosch y Kathleen S. Matt, «The HPA axis response to stress in women: effects of aging and fitness», *Psychoneuroendocrinology*, 30 (4), mayo de 2005, pp. 392-402. Disponible en: <https://doi.org/10.1016/j.psyneuen.2004.11.002>.

Capítulo 11

Agroempresario.com, «Las diferencias entre la carne de vaca de *feedlot* y pastoril: más allá del plato», *Agroempresario.com*. Disponible en: <https://agroempresario.com/publicacion/88413/las-diferencias-entre-la-carne-de-vaca-de-feedlot-y-pastoril-mas-alla-del-plato/>.

Andrade, C., *et al.*, «A double-blind, placebo-controlled evaluation of the anxiolytic efficacy ff an ethanolic extract of withania somnifera», *Indian Journal of Psychiatry*, 42 (3), julio de 2000, pp. 295-301. Disponible en: <https://pubmed.ncbi.nlm.nih.gov/21407960/>.

Bengmark, S., y A. Gil, «Productos finales de la glicación y de la lipoxidación como amplificadores de la inflamación: papel de los alimentos», *Nutrición Hospitalaria*, 22 (6), 2007, pp. 625-640. Disponible en: <http://scielo.isciii.es/scielo.php?script=sci_arttext&pid=S0212-16112007000800001&lng=es&nrm=iso>.

Bustamante, M. F., *et al.*, «Design of an anti-inflammatory diet (ITIS diet) for patients with rheumatoid arthritis», *Contemporary Clinical Trials*, 17, 21 de enero de 2020, 100524. Disponible en: <doi: 10.1016/j.conctc.2020.100524>.

Castellanos, Lyssia, y Rodriguez, Mauricio, «El efecto de omega 3 en la salud humana y consideraciones en la ingesta», *Revista Chi-*

lena de Nutrición, 42 (1), 2015, pp. 90-95. Disponible en: <https://www.scielo.cl/scielo.php?script=sci_arttext&pid=S0717-75182015000100012>.

Chandrasekaran, A., et al., «An Autoimmune Protocol Diet Improves Patient-Reported Quality of Life in Inflammatory Bowel Disease», Crohn's & Colitis 360, 1(3), 1 de octubre de 2019. Disponible en: <doi: 10.1093/crocol/otz019>.

Consigli, Ricardo I., y Gonzalo Aleu, «Calidad de carne bovina: ¿cómo influye la alimentación y nutrición del animal?», AgroGlobal. Disponible en: <https://agroglobalcampus.com/calidad-de-carne-bovina-como-influye-la-alimentacion-y-nutricion-del-animal/>.

Deyno, S., et al., «Efficacy and safety of cinnamon in type 2 diabetes mellitus and pre-diabetes patients: A meta-analysis and meta-regression», Diabetes Research and Clinical Practice, 156, octubre de 2019, 107815. Disponible en: <doi: 10.1016/j.diabres.2019.107815>.

Drago, Sandro, et al., «Gliadin, zonulin and gut permeability: Effects on celiac and non-celiac intestinal mucosa and intestinal cell lines», Scandinavian Journal of Gastroenterology, 41 (4), abril de 2006, pp. 408-419. Disponible en: <doi: 10.1080/00365520500235334>.

FACE, «¿Qué es el gluten?», FACE. Disponible en: <https://celiacos.org/enfermedad-celiaca/que-es-el-gluten/#:~:text=El%20gluten%20es%20una%20prote%C3%ADna%20que%20se%20encuentra,de%20avena%2C%20as%C3%AD%20como%20sus%20h%C3%ADbridos%20y%20derivados>.

Ford, T. C., et al., «The Effect of a High-Dose Vitamin B Multivitamin Supplement on the Relationship between Brain Metabolism and Blood Biomarkers of Oxidative Stress: A Randomized Control Trial», Nutrients, 10 (12), 1 de diciembre de 2018, 1860. Disponible en: <doi: 10.3390/nu10121860>.

Foster, Jane A., Linda Rinaman y John F. Cryan, «Stress & the gut-brain axis: Regulation by the microbiome», Neurobiology of

Stress, 7, diciembre de 2007, pp. 124-136. Disponible en: <doi.org/10.1016/j.ynstr.2017.03.001>.

França, K., y T. Lotti, «The gut-brain connection and the use of probiotics for the treatment of depression, anxiety and obsessive-compulsive disorders in dermatology», *Dermatologic Therapy*, 30 (5), septiembre de 2017. Disponible en: <doi: 10.1111/dth.12506>.

Gamma Knife Center Ecuador, «GABA, el neurotransmisor de la calma y la relajación». Disponible en: <https://gammaknife.com.ec/gaba-neurotransmisor/#:~:text=La%20presencia%20de%20GABA%20aumenta,la%20ansiedad%20(ondas%20beta)>.

Gómez-Zorita, S., y A. Urdampilleta, «El GLUT4: efectos de la actividad física y aspectos nutricionales en los mecanismos de captación de glucosa y sus aplicaciones en la diabetes tipo 2», *Avances en Diabetología*, 28 (1), 2012, pp. 19-26. Disponible en: <doi: 10.1016/j.avdiab.2012.02.003>.

Hepsomali, P., J. A. Groeger, J. Nishihira y A. Scholey, «Effects of Oral Gamma-Aminobutyric Acid (GABA) Administration on Stress and Sleep in Humans: A Systematic Review», *Frontiers in Neuroscience*, 14, 17 de septiembre de 2020, 923. Disponible en: <doi: 10.3389/fnins.2020.00923>.

Hung, S. K., R. Perry y E. Ernst, «The effectiveness and efficacy of Rhodiola rosea L.: a systematic review of randomized clinical trials», *Phytomedicine*, 18 (4), 15 de febrero de 2011, pp. 235-244. Disponible en: <doi: 10.1016/j.phymed.2010.08.014>.

Katz, D. L., y S. Meller, «Can we say what diet is best for health?», *Annual Review of Public Health*, 35, 2014, pp. 83-103. Disponible en: <doi:10.1146/annurev-publhealth-032013-182351>.

Kempinski, R., Arabasz, D., y Neubauer, K. «Effects of Milk and Dairy on the Risk and Course of Inflammatory Bowel Disease versus Patients' Dietary Beliefs and Practices: A Systematic Review», *Nutrients*, 16 (15), 3 de agosto de 2024, 2.555. Disponible en: <doi: 10.3390/nu16152555>.

Kransel, M. S. S., *et al.*, «Depresión, ansiedad y microbiota intestinal: mecanismos neurobiológicos», *Acta Neurológica Colombiana*, 40 (3), 23 de noviembre de 2024, e1341. Disponible en: <doi.org/10.22379/anc.v40i3.1341>.

Lim, In-Soo, «Effects of supplement L-theanine on cognitive anxiety, salivary alpha-amylase, and cortisol in archery competition», *Physical Activity and Nutrition*, 28 (4), diciembre de 2024, pp. 70-74. Disponible en: <doi: 10.20463/pan.2024.0034>.

Ma, X., *et al.*, «Phosphatidylserine, inflammation, and central nervous system diseases», *Frontiers in Aging Neuroscience*, 14, 3 de agosto de 2022, 975176. Disponible en: <doi: 10.3389/fnagi.2022.975176>.

Ma, Xiao, *et al.*, «Excessive intake of sugar: An accomplice of inflammation», *Frontiers in Immunology*, 13, 31 de agosto de 2022, 988481. Disponible en: <doi: 10.3389/fimmu.2022.988481>.

Mayo Clinic, «Dieta mediterránea para la salud del corazón», *Mayo Clinic*, 14 de noviembre de 2024. Disponible en: <https://www.mayoclinic.org/es/healthy-lifestyle/nutrition-and-healthy-eating/in-depth/mediterranean-diet/art-20047801>.

McCabe, D., K. Lisy, C. Lockwood y M. Colbeck, «The impact of essential fatty acid, B vitamins, vitamin C, magnesium and zinc supplementation on stress levels in women: a systematic review», *JBI Database of Systematic Reviews and Implementation Reports*, 15 (2), 2017, pp. 402-453. Disponible en: <doi: 10.11124/JBISRIR-2016-002965. PMID: 28178022>.

Mercier, Stephanie, «Recent Developments in Wheat Breeding», *AgWeb*, 6 de septiembre de 2022. Disponible en: <https://www.agweb.com/opinion/recent-developments-wheat-breeding>.

Moritz, B., *et al.*, «The role of vitamin C in stress-related disorders», *Journal of Nutritional Biochemistry*, 85, noviembre de 2020, 108 459. Disponible en: <doi: 10.1016/j.jnutbio.2020.108459>.

National Institutes of Health, «¿Cafeinado o cansado?», *NIH*, noviembre de 2020. Disponible en: <https://salud.nih.gov/recursos-de-salud/nih-noticias-de-salud/cafeinado-o-cansado>.

Noah, L., et al., «Effect of magnesium and vitamin B6 supplementation on mental health and quality of life in stressed healthy adults: Post-hoc analysis of a randomised controlled trial», *Stress and Health*, 37 (5), diciembre de 2021, pp. 1000-1009. Disponible en: <doi: 10.1002/smi.3051>.

Panossian, A., y G. Wikman, «Effects of Adaptogens on the Central Nervous System and the Molecular Mechanisms Associated with Their Stress-Protective Activity», *Pharmaceuticals (Basel)*, 3 (1), 19 de enero de 2010, pp. 188-224. Disponible en: <doi: 10.3390/ph3010188>.

Qiu, S., et al., «Impact of walking on glycemic control and other cardiovascular risk factors in type 2 diabetes: a meta-analysis», *PLoS One*, 9 (10), 17 de octubre de 2014, e109767. Disponible en: <doi: 10.1371/journal.pone.0109767>.

Ramos, Laura, María Vicario y Javier Santos, « Eje estrés-mastocito y regulación de la inflamación en la mucosa intestinal: desde la salud intestinal hasta el intestino irritable», *Medicina Clínica*, 129 (2), junio de 2007, pp. 61-69. Disponible en: <doi: 10.1157/13106939>.

Redondo Cuevas, Lucía, «Carne roja, ¿amiga o enemiga?», 2 de diciembre de 2023, *Lucía Redondo Cuevas*. Disponible en: <https://redondocuevas.com/blogs/articulos/carne-roja-amiga-o-enemiga?srsltid=AfmBOoqtv15JSmYoOdDFkr8UTvJkJA0KgkNvVe1vsQyqUTvNVxL3DqGX>.

Reyes, Andrea, «Tabla de proteínas diarias, según edad y peso: la cantidad que debes consumir realmente para tu caso», *Mundo Deportivo*, 26 de junio de 2025. Disponible en: <https://www.mundodeportivo.com/vidae/nutricion/20250624/1002487011/tabla-proteinas-diarias-edad-peso-cantidad-debes-consumir-realmente-caso.html>.

Righi, N. C., *et al.*, «Effects of vitamin C on oxidative stress, inflammation, muscle soreness, and strength following acute exercise: meta-analyses of randomized clinical trials», *European Journal of Nutrition*, 59 (7), octubre de 2020, pp. 2827-2839. Disponible en: <doi: 10.1007/s00394-020-02215-2>.

Soman, S., *et al.*, «Oxidative stress induced NMDA receptor alteration leads to spatial memory deficits in temporal lobe epilepsy: ameliorative effects of Withania somnifera and Withanolide A», *Neurochemical Research*, 37 (9), septiembre de 2012, pp. 1915-1927. Disponible en: <doi: 10.1007/s11064-012-0810-5>.

Wang, H., I. S. Lee, C. Braun y P. Enck, «Effect of Probiotics on Central Nervous System Functions in Animals and Humans: A Systematic Review», *Journal of Neurogastroenterology and Motility*, 22 (4), 30 de octubre de 2016, pp. 589-605. Disponible en: <doi: 10.5056/jnm16018>.

Whitten, Ari y Alex Leaf, *Comer energía*, Gaia, 2023.

Agradecimientos

Este libro no nació desde la calma, no te voy a mentir, sino desde una necesidad de entender(me). Desde el agotamiento disfrazado de vocación, desde el entusiasmo convertido en exigencia, desde noches sin dormir en las que confundía productividad con valor personal.

Amo profundamente lo que hago. Pero a veces se me escapa de las manos. Me cuesta parar, me cuesta decir «hasta aquí» y poner un límite. No quiero engañarte: hubo días en los que el cuerpo me gritó y no lo escuché. Días en los que estudiar, trabajar, hacer y hacer era una forma de tapar. Y así toqué fondo.

Entendí entonces que no podía seguir ayudando a otras mujeres si no aprendía primero a sostenerme a mí. Por lo que, ante todo, gracias a mi cuerpo. Por enfermarse, por agotarse, por mostrarme todo lo que no quería ver. Gracias por ser mi maestro más exigente y más fiel. Sin todo lo que atravesé físicamente, nunca habría estudiado lo que estudié, ni descubierto mi vocación, ni escrito una sola línea de este libro.

Gracias a mi familia, por ser un pilar incondicional en mi vida.

A mis amigas, por recordarme lo bonito y necesario de una amistad, y a quienes me acompañaron y aguantaron en momentos de crisis, cuando decidí frenar, cuestionar, escribir.

Gracias a todo mi equipo: a Cristina Martínez, por buscarme y ofrecerme esta oportunidad, y a Sofía Marlasca y María José Millón, coautoras, por convertir mis notas caóticas en algo legible, claro y bonito. Y a quienes leyeron, editaron, diseñaron y me ayudaron en cada detalle.

A cada una de las mujeres que acompaño en consulta, que forman parte de mi comunidad, que me leen, me siguen y me acompañan en este camino. Gracias por enseñarme todos los días que sanar no es lineal, pero sí posible.

Y gracias a ti, que estás leyendo estas palabras.

Ojalá este libro te haya dado un mapa.

Ojalá te haya devuelto un poco de calma, de claridad y de poder.

Porque del cortisol al equilibrio hay un puente.

Y empieza siempre por ti.

De todo corazón,
DRA. VALENTINA STAMATI

Este libro se terminó de imprimir
en el mes de octubre de 2025.